辽宁彭氏眼针流派临床经验全图解

国家中医药管理局厘定

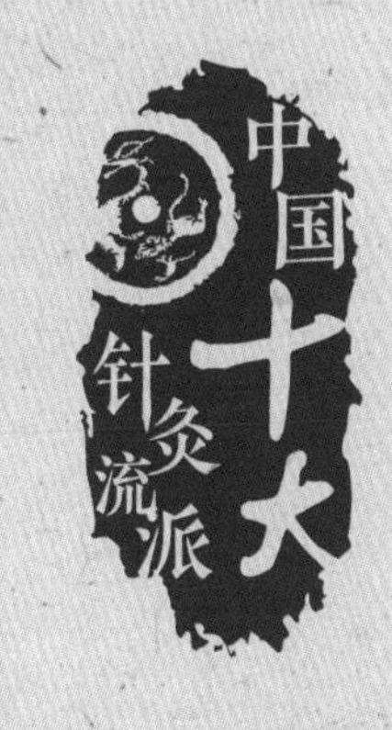

辽宁彭氏眼针流派临床经验全图解

主　编　王鹏琴　杨　森

副主编　鞠庆波　邵　妍　崔　聪

编　委（以姓氏笔画为序）

王东旭　王艺蓉　王鹤伊

刘盛辉　安太健　赵　霞

赵嘉勋　徐　辉　高　晨

高孟尧　郭　倩　康　健

程修平

人民卫生出版社

图书在版编目（CIP）数据

辽宁彭氏眼针流派临床经验全图解 / 王鹏琴，杨森主编．—北京：人民卫生出版社，2018

ISBN 978-7-117-26115-9

Ⅰ．①辽… Ⅱ．①王… ②杨… Ⅲ．①眼针疗法－中医临床－经验－图解 Ⅳ．①R246．82–64

中国版本图书馆 CIP 数据核字（2018）第 060285 号

辽宁彭氏眼针流派临床经验全图解

主　　编：王鹏琴　杨　森
出版发行：人民卫生出版社（中继线 010-59780011）
地　　址：北京市朝阳区潘家园南里 19 号
邮　　编：100021
E - mail：pmph @ pmph.com
购书热线：010-59787592　010-59787584　010-65264830
印　　刷：北京顶佳世纪印刷有限公司
经　　销：新华书店
开　　本：710 × 1000　1/16　　印张：20
字　　数：215 千字
版　　次：2018 年 4 月第 1 版　2018 年 4 月第 1 版第 1 次印刷
标准书号：ISBN 978-7-117-26115-9/R・26116
定　　价：88.00 元
打击盗版举报电话：010-59787491　E-mail：WQ @ pmph.com
（凡属印装质量问题请与本社市场营销中心联系退换）

序

针灸流派，是针灸实践发展与理论创新的土壤，也是针灸学术传承的阵地，人才培养的摇篮。我国五千年针灸发展史，也可谓是针灸流派不断出现又不断融合，进而推动针灸理论日臻完善、实践不断发展的历史。《素问·异法方宜论》云："北方者，天地所闭藏之域也。其地高陵居，风寒冰冽，其民乐野处而乳食，脏寒生满病，其治宜灸焫。故灸焫者，亦从北方来。南方者，天地所长养，阳之所盛处也。其地下，水土弱，雾露之所聚也。其民嗜酸而食胕，故其民皆致理而赤色，其病挛痹，其治宜微针。故九针者，亦从南方来。"可见，针灸本身即是南方针术与北方灸术两种流派的融合。

中医理论奠基之作《黄帝内经》，古今学者公认"殆非一时之言，其所撰述，亦非一人之手"，它的成书前后历经两三百年，汇集了众多医家的不同学术思想。如关于经脉气血循环，除我们所熟知的十二经首尾衔接循环理论外，还有阴阳表里循环、经水云雨循环、阴出阳入循环等理论。其他如经络、藏象、病机、诊法、治则，甚至阴阳、五行、藏府等中医筑基理论，也皆有不尽相同的理论表述。因此，《黄帝内经》可视为不同中医流派学术思想的荟萃。

秦汉以降，针灸流派层出。如南朝徐熙针灸世家相传七世，江西席氏针灸自南宋至明代传承十二世，凌云针派自明代传至清末光绪年间历十三世而不辍，以及东垣针法、南丰李氏、四明高氏补泻等针灸流派，尽皆载诸史册。魏稼、高希言教授以针灸学术发展脉络为纲，将秦汉以来针灸学术划分为经学派、穴法派、手法派等十八个流派，编著《针灸流派概论》，成为全国针灸专业研究生选用教材。

近百余年来，面对西方医学的挤迫，广大针灸业者发皇古义，融汇新知，躬耕实践，推陈出新，发掘、整理、创新了众多新的针灸流派，推动了针灸学术的繁荣与发展。刘炜宏研究员通过文献检索，结合诸家临床所长，将我国针灸临床流派分为针法派、灸法派、刺络放血派、拔罐派、刮痧派等，其中针法派又可分为手法派、经穴派、特殊针具派、特殊治疗部位派、针药结合派等。上述每个流派，又可再进一步地细分并有不同的代表性医家。当代针灸流派之繁荣，可见一斑。

为充分体现中医药发展以继承为基础，探索建立中医流派学术传承、临床应用、推广转化的新模式，2012 年国家中医药管理局公布了第一批 64 个全国中医流派传承工作室，澄江针灸学派、长白山通经调脏手法流派、辽宁彭氏眼针学术流派、管氏特殊针法学术流派、甘肃郑氏针法学术流派、广西黄氏壮医针灸流派、河南邵氏针灸流派、湖湘五经配伍针推流派、靳三针疗法流派、四川李氏杵针流派等针灸流派位列其中。同时，为推动针灸流派的研究与传承，2013 年，中国针灸学会批准成立针灸流派研究与传承专业委员会。遵循学术愈研而愈精的理念，上述针灸流派传承工作室在专业委员会的平台上，就流派研究内容、传承方式、推广途径等，彼此交流，相互切磋，共同探索，不仅保证了流派传承工作室的建设质量，而且通过共同举办继续教育学习班、交叉带徒等流派传承推广方式的创新，有效扩大了各流派的影响和相互间的融汇。

感谢人民卫生出版社对针灸流派研究工作的重视。在齐立洁老师的积极组织下，10 家全国第一批针灸流派传承工作室鼓桴相应，使这套具有时代气息的针灸流派系列丛书顺利面世。其内容，包含了上述针灸流派的历史源流、学术思想、临证精粹，展示了 10 家传承工作室近年来在流派资料整理、挖掘与研究中的最新成果；其形式，采用了二维码信息技术，既可收藏，也可利用手机等终端进行扫描，随身便携，随时学习与领悟，相信读者能够从中多有受益。

是为序。

中国针灸学会流派研究与传承专业委员会主任委员

夏有兵

2017 年 5 月

辽宁彭氏

眼针流派临床经验

全图解

前言

辽宁彭氏眼针学术流派传承工作室是国家中医药管理局首批 64 家中医学术流派传承工作室之一，学派宗师彭静山教授为著名中医临床专家、针灸临床专家、教育家。一生出版著作 16 部，发表学术论文 130 余篇，留下 300 余万字的文字资料。晚年集学术之精华创立了眼针疗法。该疗法于 1970 年开始研究，1982 年通过辽宁省卫生厅鉴定，授予辽宁省重大科技成果奖，1987 年通过国家中医药管理局的鉴定，1988 年获得辽宁省科技进步三等奖，1990 年获国家中医药管理局中医药科技进步二等奖，1990 年 11 月出版《眼针疗法》，至此眼针疗法从理论到临床形成相对完整的体系。之后经过几代人的传承与发展，临床疗效显著，科学研究不断深入，承担包括国家“973”课题在内的多项科研课题，获得多项科技奖励。

2012 年承担国家中医药管理局项目——“辽宁彭氏眼针学术流派传承工作室建设”，通过工作室的建设，凝练出眼针疗法的理论核心“眼针八区十三穴络脑通脏腑”，筛选出眼针疗法优势病种为中风病、功能性胃肠疾病、各种疼痛、神志病等。出版著作《彭静山眼针疗法研究》，建立“辽宁彭氏眼针学术流派网站”，微信平台，在全国建立11个彭氏眼针学术流派传承工作站。优化优势病种诊疗方案。尤其眼针治疗中风病可以用于急性期、恢复期、后遗症期等各个阶段。工作室建设过程中彭静山教授的亲传弟子王鹏琴教授带领眼针疗法传承团队将眼针疗法与现代康复技术有机融合，提出“眼针运动疗法”，即在眼针针刺留针期间行现代康复的各种康复训练。其带领的团队采用这种疗法治疗了大量中风恢复期患者，取得了显著疗效，大大提高了中风康复的效率。治疗中使用的“眼针运动疗法针具”，已获得实用新型专利。眼针运动疗法不仅用于中风病康复，也在其他神经系统疾病（如多系统萎缩、吉兰-巴雷综合征、脊髓空洞症等少见疾病）康复中发挥了重要作用。此外，由于中风后肩痛在临床中发病率较高，为康复带来了巨大的阻力，影响康复的预后，王鹏琴教授团队采用眼针疗法与中药熥疗同时进行，提出“眼针熥疗止痛技术”，用来缓解肩手综合征等导致的肩痛，收到了显著疗效，该技术为国家中医药管理局2014年中医药行业科研专项——“慢性疼痛中医止痛康复技术评价与推广研究”的一部分，不仅治疗中风后肩痛，用于其他慢性疼痛，也取得很好效果，正逐渐在临床推广。

本书按照国家中医药管理局的要求，原汁原味传承彭静山教授的学术思想和临床诊疗技艺。从眼针的理论基础、操作方法、眼针带针康复以及眼针熥疗止痛技术做详细的介绍，重点摘录大量临床病案，以供临床工作者应用该技术时参考。我们怀着对中医事业的忠诚和对彭静山教授的敬畏，践履薪火传承，造福更多的患者。

尽管我们尽职尽责地编写此书，但由于学识水平有限，错漏之处在所难免，敬请同道和读者朋友们不吝指教，以求本书日臻完善。

辽宁彭氏眼针流派传承工作室

2018 年元月

辽宁彭氏眼针流派临床经验全图解

目 录

第一章 彭氏眼针疗法概览

第二章　彭氏眼针学术流派的诊疗特色与技术

第三章 眼针疗法优势病种及典型验案

第四章　彭静山教授眼针疗法验案摘录

附：视频目录

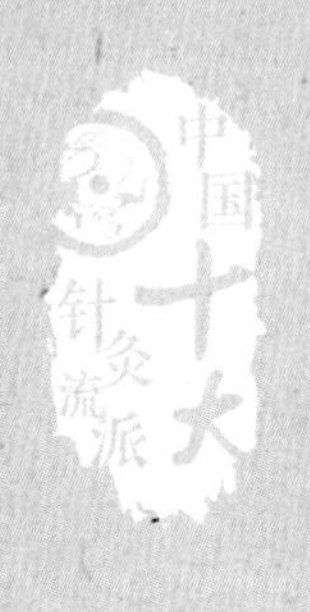

辽宁彭氏眼针流派临床经验全图解

第一章 彭氏眼针疗法概览

一、彭氏眼针疗法创立的渊源

（一）彭静山简介及其学术成就

1. 彭静山简介

彭静山（1909—2003年）是我国著名针灸临床家、教育家。奉天（今辽宁）开原人。15岁学医，受教于一代名医马二琴先生，22岁时开业行医，临证近70年，精通内、外、妇、儿、针灸，提倡针药并用，临床经验丰富。新中国成立后，历任中国医科大学、辽宁中医学院（今辽宁中医药大学）针灸教研室主任、副教授、教授和附属医院针灸科主任、副院长。在20世纪60年代，彭静山先生因遭受迫害而失去听力，在此后的临床实践中听诊受挫，他克服重重困难，突破望诊极限，根据《黄帝内经》“观眼察病”和《证治准绳》对眼的脏腑划分理论，于1970年代创眼针疗法。眼针疗法自1982年公布于世后，不少学者分别对眼针进行临床研究和实验研究，其临床和解剖学结果均肯定彭氏的眼针穴区划分和眼针疗法的临床价值，使眼针疗法得到推广应用，并在海内外针灸界产生较大影响。

2. 彭静山的学医经历

彭静山是孤儿，家里贫穷，由他的叔父供养上学，他的第一位老师刘景川先生是开原县的不第秀才，满腹经纶，创办“兴仁医学社”，彭静山被叔父送到这里学习，按照私塾的方法学习了《药性赋》《汤头歌诀》《濒湖脉学》《医学三字经》《药性歌括四百味》等中医入门书籍，还有刘先生自己编的《本草汇编》七言歌。而后再学《黄帝内经》《伤寒论》《金匮要略》《神农本草经》以及《医宗金鉴》的几种心法、《中西汇通选读》等。两年后彭静山发现这位刘景川先生只会理论，不会给人诊病，所以改投开原刘景贤先生，在他开设的“瑞霖医社”学习，虽然患者很多，可这位先生很少谈医理，让其颇感迷惑。此时，以针灸见长的唐云阁先生来到开原，彭静山和刘景贤都拜其为师，这样彭静山向刘景贤学中医，向唐云阁学习针灸。学习针灸第一步是调息吐纳，练气运指。然后是挂线循经，学习经络走行。第三步是点穴。此后开原便无名医可投，叔父将彭静山送到当时的奉天（沈阳），有幸拜大名鼎鼎的沈阳名士马英麟先生（自号“二琴”）为师，跟师学习 2 年，除了学习医学、文学、诗歌以外，受马先生影响最大的是高尚的情操和端正的医德品行。到了彭静山 22 岁时，开始行医，在一家叫“积盛和”的大药房里坐堂行医，一干就是 20 年。新中国成立后在中国医科大学任讲师，开辟了针灸室，后在辽宁中医学院继续临床工作，临证将近 70 年。

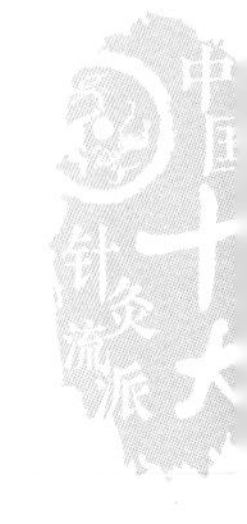

3. 彭静山的学术成就

（1）出版著作 16 部，撰写论文 130 余篇：彭老自 1954 年开始编著《简易针灸疗法》，一生著书 15 部，仙逝后，由其曾外孙王春月整理出版第 16 部。这 16 部书记载了彭老的学术思想和主张，反映彭老在不同时期的学术水平及学术贡献。1954 年彭老将其在中国医科大学时的教学笔记修订而成《简易针灸疗法》，作为当时学习针灸的工具书，对初期推广针灸起到一定作用。同年编著的《妇科病中药疗法》是彭老为沈阳市从业医务人员学习所编写的讲义，经过修订整理成书。全书采用中西对照形式，对妇人病之证治，均作重点提出，书末附载“处方篇”，以利检查。1955 年出版的《常见四种慢性病的中药及针灸疗法》对临床常见的四种慢性病（神经衰弱、肺结核、风湿性多发性关节炎和慢性胃肠炎）采用中药及针灸的治疗方法进行研究。总结以往的用药经验，简要介绍数十个常用穴位，十分实用。1959 年编著的《普及针灸手册》用通俗易懂的文字，简单明确地介绍针灸的基本知识、经络和穴位、治疗选穴、针和灸的操作方法及注意事项，作为初学针灸的入门向导，在全省卫生人员中普及针灸。1966 年，为便于赤脚医生自学针灸，彭老编著《普及针灸手册》增订本。1981 年点评《内照法》，1982 年点校《华佗神医秘传》。1983 年编著《药笼小品》，本书共收载有关中药知识方面的文章 30 篇，除了介绍中药外，还引用了有关的神话故事、典故及名人的诗词、歌赋等。同年点校《医学摘粹》。1985 年校注《脉度运行考》，这本书对子午流注、灵龟八法等定时取穴针法提出了新的课题。同年《针灸秘验》问世，该书记载彭老一生的针灸临床经验及心得感悟，具有很高的临床运用价值和学术影响。同年还著有《华佗先生内照图浅解》。1986 年，彭老著《针灸十绝招》，并由彭敏整理，本书介绍了 18 种治疗某些常见病的绝招，这些绝招均是笔者多年临床经验的积累。1990 年著《经络功法》，本书八种功法都和经络学说息息相关，深入浅出，一看就会，可无师自通。功法最长的 15 分钟，最短只需 3 分钟，节省时间，方便练习。1990 年，彭老著《眼针疗法》，这是我国第一部关于眼针的著述，对针灸教学、医疗、科研有重要的参考价值。2012 年，由王春月整理《彭静山医文养生集》，书中包括杏林钩沉、医理探讨、临证实录、药笼小品、静思庐随笔、养生心法等。

彭老在各类期刊发表学术论文 130 余篇，这些论文在医理、针灸经络、经络实验、中药、临床经验总结、中医古文献等方面的研究具有很高的学术价值。

（2）“静思庐”随笔 100 余篇：彭老晚年把自己的书房兼卧室称为“静思庐”，自称“静思庐主”，彭老有两本最珍贵的笔记本，一本为“静思庐诊余随笔”，一本为“静思庐诗集”，记录和剪贴着彭老写作的随笔和诗歌，从中可体味到彭老文学功底的深厚，为后人研究彭静山的学术思想提供了参考价值极高的素材。

（3）学术影响和社会兼职：彭老历任中国医科大学针灸讲师、辽宁中医学院针灸教研室主任暨附属医院副院长、沈阳市中医学会副理事长、辽宁省及沈阳市政协委员、辽宁中医学院副教授、医院技术顾问、北京中医学院（今北京中医药大学）名誉教授，曾被原卫生部邀请任《针灸学词典》编审委员，是《中医词典•针灸分册》审定人之一。

（二）彭氏眼针疗法创立的缘起及理论依据

1．眼针疗法创立的始因

彭老因耳聋无法进行问诊和部分闻诊，幸而拥有得天独厚的视力，所以希望在望诊方面有所创新，获得诊治疾病的新方法。王肯堂（1549—1613年）是明代著名医家，熟读文史，精于医理，其晚年广泛收集历代医学文献，著有《证治准绳》四十四卷，详述各种疾病的证候和治法。彭老在读《证治准绳》时注意到《证治准绳·杂病·七窍门上》关于五轮八廓的论述中引用华佗的一段话："华元化云：目形类丸，瞳神居中而前，如日月之丽东南而晚西北也。内有大络六，谓心、肺、脾、肝、肾、命门各主其一，中络八，谓胆、胃、大小肠、三焦、膀胱各主其一，外有旁支细络，莫知其数，皆悬贯于脑，下连脏腑，通畅血气往来，以滋于目。故凡病发，则有形色丝络显现，而可验内之何脏腑受病也……"彭老受此启发，并不断深入钻研，总结出观眼识病，又逐渐发展为眼针疗法。

2．五轮学说

中医学的五轮是指将眼球结构分为五部分，分属于五脏。由外向内，上、下眼睑属脾，为肉轮；眼内、外眦血络属心，为血轮；白睛属肺，为气轮；黑睛属肝，为风轮；瞳仁属肾，为水轮。目为肝之窍，心之使，五脏六腑之精气皆上注于目，在《灵枢·大惑论》中有相关记载："精之窠为眼，骨之精为瞳子，筋之精为黑眼，血之精为络，其窠气之精为白眼，肌肉之精为约束。"后世医家由此发展出五轮学说。北宋的王怀隐等人于淳化三年著成的《太平圣惠方》首先提到了五轮。之所以名之曰“轮”，是取其形圆如车轮，能灵活运动之意。王肯堂的《证治准绳》也对五轮进行了较为全面的论述。五轮学说阐明了眼与脏腑之间的联系，在中医诊疗系统中发挥着重要作用，它可以作为一种有效的诊治方法用以判断脏腑的病变。中医学认为轮为标，脏为本，轮之病多为脏腑失调所致。脏腑的病变能在眼部相对应的部位出现某些特征，用以作为诊断的参考。比如，心火旺则目两眦为赤色，故脏腑的生理、病理变化可反映于眼部的变化。

3．八廓学说

八廓学说是一种在脏腑学说基础上建立并发展起来的观眼诊病方法，是中医目诊的一部分。宋、明之际中医眼科发展迅速，五轮八廓学说日趋完善。眼科学专著《银海精微》据考证为宋代之后所著，首先提出了五轮八廓，关于八廓的论述为：“大抵目为五脏之精华，一身之要系。故五脏分五轮，八卦名八廓……至若八廓，无位有名。”可见虽首创八廓，却没有定位。明代傅仁宇所著的眼科专书《审视瑶函》中也有关于五轮八廓的论述，其首篇有云：“五轮者，五脏精华之所发，名之曰轮，其象如车轮圆转，运动之意也。八廓应乎八卦，脉络经纬于脑，贯通脏腑以达气血。”其中画了八廓的定位，明确说明了八廓是用来辨认眼病血丝的，可他并未深入说明，仅在图案上画出左右两眼，双眼上下胞各写出四个卦名，令人难以辨别，也就难以临症应用。王肯堂《证治准绳》中对八廓的论述颇为详细：

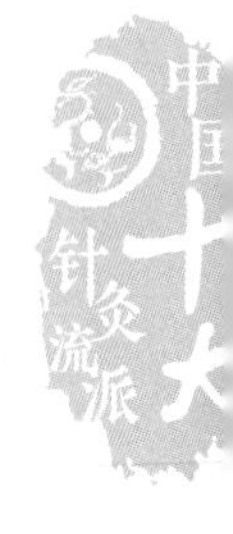

"八廓应乎八卦，脉络经纬于脑，贯通脏腑，以达血气，往来以滋于目。廓如城郭然，各有行路往来，而匡廓卫御之意也。"而且还记述了八廓与八卦的对应关系及其分布。"乾居西北，络通大肠之腑，脏属肺，肺与大肠相为阴阳，上连清纯，下输糟粕，为传送之官，故曰传导廓；坎正北方，络通膀胱之腑，脏属于肾，肾与膀胱相为阴阳，主水之化源，以输津液，故曰津液廓；艮位东北，络通上焦之腑，脏配命门，命门与上焦相为阴阳，分输百脉，故曰会阴廓；震正东方，络通胆腑，脏属于肝，肝胆相为阴阳，皆主清净，不受浊秽，故曰清净廓；巽位东南，络通中焦之腑，脏属肝络，肝与中焦相为阴阳，肝络通血，以滋养中焦，分气以化生，故曰养化廓；离正南方，络通小肠之腑，脏属于心，心与小肠相为脏腑，为诸阳受盛之胞，故曰胞阳廓；坤位西南，络通胃之腑，脏属于脾，脾胃相为脏腑，主纳水谷以养生，故曰水谷廓；兑正西方，络通下焦之腑，脏配肾络，肾与下焦相为脏腑，关主阴精化生之源，故曰关泉廓。脏腑相配，《内经》已有定法，而三焦分发肝肾者，此目之精法也。盖目专窍于肝而主于肾，故有二络之分焉。左目属阳，阳道顺行，故廓之经位法象亦以顺行。右目属阴，阴道逆行，故廓之经位法象亦以逆行，察乎二目两眦之分，则昭然可见阴阳顺逆之道矣。"

4. 眼与脏腑的关系

五脏中心和肝与眼的关系密切。《黄帝内经》有云："肝开窍于目，藏精于肝。""肝气通于目，肝和则目能辨五色矣。""心合脉。”“诸脉者皆属于目。”心、肝两经都和血有密切关系，血能营养眼睛，发挥视力，皆有赖于心、肝的功能正常。脾胃与眼的关系亦十分重要，李东垣强调治病以培补脾胃为要，主张五脏六腑的精气皆禀受于脾土而上贯于目。

5．眼与经络的关系

（1）经络是经脉和络脉的总称，经脉为主干，贯通上下，沟通内外，有一定的循行路径。络脉为经脉别出的分支，较经脉细小，纵横交错，遍布全身。经络系统包括十二经脉和奇经八脉，以及附属于十二经脉的十二经别、十二经筋、十二皮部。络脉包括十五络、浮络、孙络。

（2）经络的作用：经脉内属脏腑，外络肢节，将人体脏腑组织器官联系成一个有机的整体，并运行气血，营养全身各部，使人体各组织的功能活动能正常进行。

（3）眼与经络循行的关系：眼与脏腑通过经络的联系有着密切关系，在十二经脉中，除了肺、脾、肾、心包之外，其余八条经脉是以眼作为集散之处，而且肺与大肠、脾与胃、肾与膀胱、心包与三焦具有表里关系，可见，眼与十二经脉有着直接或间接的联系。现将眼周围的经络分布规律总结如下：

1）手少阴心经，其支者，系目系；足厥阴肝经直接连于目系。

2）手少阳三焦经的支脉至目眶下和目外眦；手太阳小肠经的支脉，一条至目内眦，一条至目外眦；手阳明大肠经的支脉

上行头面，终于鼻旁迎香穴；阴跷脉、阳跷脉均至目内眦和目外眦。

3）足太阳膀胱经起于目内眦睛明穴；足少阳胆经起于目锐眦瞳子髎穴；足阳明胃经起始于鼻旁，与足太阳膀胱经交会于睛明穴。

二、彭氏眼针疗法的学术思想

（一）彭氏眼针对华佗学术思想的继承和发展

1．华佗著作探源

彭老善于挖掘整理古籍和句读难懂的古文献，其中点校了3本华佗的著作，分别是《华佗神医秘传》《内照法》《华佗先生内照图浅解》。并撰写《有关华佗著作初探》介绍华佗著作的流传情况，对华佗著作的真伪加以论证。从相关古籍中，得知华佗有关的著作迄今早已失传。许多医家一致认为现在刊行于世的《中藏经》是后人伪托，疑是华佗弟子吴普、樊阿等依据华氏遗意录辑，而为后人修订流行，辗转传抄，不免杂以后世药名和剂量权量。《华佗列传》最早提出《中藏经》和《内照法》是华佗遗书。其中指出邓处中和他的次子邓思研究华佗之医术，后来邓思与吴普等人收集华佗遗方三卷，内照法一卷，合以中藏经四十八篇，共分八卷，修改整理后问世。明代大医学家王肯堂、张景岳、龚云林等人的著作中，引证华佗的学术理论，直书“华元化云”，其来源即出于《中藏经》。彭老认为人们之所以一提起华佗，便武断地说："那是伪书，华佗的书早就失传了。"是因为《后汉书》《三国志》的《华佗传》里都记载着华佗临死前已将自己的著作毁灭了。另外受罗贯中《三国演义》中的文学加工的影响也颇大。彭老认为华佗在狱中不可能带有大量书籍，销毁的只是其中一部分而已。而且华佗还有三个子弟，都有著作，华佗的学术由这些人可以流传。但《后汉书·华佗传》记载华佗弟子的著作亦皆失传。这个说法的正确性有待商榷。彭老所创立的眼针疗法，即在华佗"观眼识病"的基础上发展而创建的。彭老在论文中讨论过"观眼识病"的来源问题，其并未载于《中藏经》，可见明代还有华佗的其他著作在流传。王肯堂在《证治准绳》中仅转载了华佗观眼识病这段话，而没有说明出处，现在也就无可寻根觅蒂了。（彭静山．华佗学术讨论会论文选 [J]．安徽中医学院学报，1985（1））

眼针疗法的研究是从 1970 年开始，先是研究"观眼识病"，作为望诊的补充，在临床上已积累了一定的病例。1974 年发展为一种治疗技术，彭老在点校华佗这三本书时，眼针技术也已形成，在临床推广应用中，这些工作均在《眼针疗法》（1990 年）成书之前，因此，《眼针疗法》一书必定受这三本书学术思想的影响。

2．眼针疗法是对华佗"观眼识病"的继承和发展

（1）眼针的理论源于华佗"观眼识病"的学术思想：彭老从王肯堂《证治准绳》载有华佗关于目的论述中得到启示，其中描述了目的位置、运动、脉络分布等，并进一步阐述了脑和脏腑功能密切相关、通过脉络变化判断脏腑经络的虚实盛衰。《证治准绳》中倡导的八方配位法是各个方位与脏腑相联可以作为眼部分区的标志，进而为眼周穴位命名提供依据。八廓学说是建立在脏腑学说基础上，逐渐发展起来的观眼诊病方法，它明确了眼的八个方位与脏腑的关系，在临床上从眼睛的八个方位观察白睛上脉络的变化，判断五脏六腑及全身各部位的病变，为辨证论治提供依据。八廓与五轮学说互为补充，从分位法上来说八廓学说较五轮学说更细密，更为完善，两者结合起来辨证理论更加完整。上述理论的有机结合，对彭氏眼针的形成产生了深刻的影响。

（2）眼针疗法是对华佗“观眼识病”学术思想的发展

1）在穴区划分上的继承发展：王肯堂在《证治准绳》中对五轮八廓做了较全面的论述。彭静山教授又整理了历代中医眼科书籍对五轮八廓学说的认识，综合历代医家的学术主张，对王肯堂“八廓应乎八卦”的八方配位法稍做调整，形成眼针穴区划分的最初方案。1987年组织全国专家鉴定，针对专家提出眼针分区两眼不对称的问题，经临床进一步验证，将划分方案完善为左眼不变，右眼与左眼对称。

2）在观眼识病方面的继承与发展：如何观察“形色丝络显现”是一个技术核心问题。彭静山教授根据华佗的论述，以及王肯堂《证治准绳》和傅仁宇《审视瑶函》中对五轮八廓的论述来论证验目可以识病，王肯堂和傅仁宇的观点使得观眼识病有据可循。彭静山教授结合古人的论述及多年临床观察总结出眼睛形色丝络显现的规律与特征。

3）由“观眼识病”发展为眼针技术：“观眼识病”是对中医望诊内容的丰富和补充，彭静山教授将眼白睛分成“八区十三穴”与五脏六腑相对应是对中医望诊的一大贡献。而更大的贡献是将眼部的穴区延伸至眼眶，将单纯望诊扩大为治疗疾病的一种针刺技术，即眼针疗法，目前已在临床不断推广，形成相对完善的理论体系、技术标准、操作规范等。

（二）眼针疗法的中心思想源于眼和脏腑经络的密切联系

1．关于眼与脏腑关系的文献梳理

（1）眼与肝的关系：《灵枢·五阅五使》：“目者，肝之官也……肝病者，眦青。”《素问·金匮真言论》：“东方青色，入通于肝，开窍于目，藏精于肝。”《灵枢·脉度》：“肝气通于目，肝和则目能辨五色矣。”

（2）眼与心的关系：《素问·五脏生成》说：“诸血者，皆属于心”，“心之合脉也”，“诸脉者，皆属于目”。就是说“心主身之血脉”（《素问·痿论》），而“脉者，血之府”（《素问·脉要精微论》）即血脉为心所主，而脉与心相连，心气旺盛，则心血充足，血液循脉道运行全身，上输于目，使目得心血的濡养，发挥正常视觉。

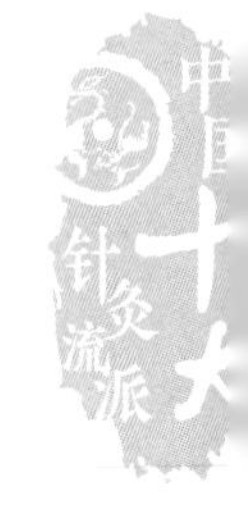

（3）眼与脾的关系：《兰室秘藏·诸脉者皆属于目论》中说：“夫五脏六腑之精气，皆禀受于脾，上贯于目。脾者，诸阴之首

也；目者，血脉之宗也。故脾虚则五脏之精气皆失所司，不能归明于目矣。”

（4）眼与肺的关系：《素问·六节脏象论》有云“肺者，气之本”。《灵枢·决气》所说：“气脱者，目不明。”

（5）眼与肾的关系：《仁斋直指方·眼目》说：“肝肾之气充，则精彩光明，肝肾之气乏，则昏蒙晕眩。”《灵枢·五癃津液别》说：“五脏六腑之津液，尽上渗于目。”《素问·逆调论》说：“肾者水脏，主津液。”

（6）眼与胆、胃的关系：《证治准绳·杂病·七窍门上》说：“神膏者，目内包涵膏液……此膏由胆中渗润精汁积而成者，能涵养瞳神，衰则有损。”这说明胆汁于目的作用十分重要。《脾胃论·脾胃虚实传变论》说：“九窍者，五脏主之，五脏皆得胃气乃能通利。”“胃气一虚，耳目口鼻俱为之病。”

综上所述，眼功能的正常发挥是五脏六腑协调作用的结果，历代医家关于眼与脏腑关系的论述各有侧重，有的偏于肝，有的强调脾胃，有的强调心、肾的作用。各脏腑对眼的作用是有一定差别的，《审视瑶函》说：“大抵目窍于肝，生于肾，用于心，润于肺，藏于脾。”总之，人体是一个有机整体，脏腑之间由经络互相联系，它们在生理上互相协调，互相依存，在病理上互相影响，互相传变。

2．眼与经络的关系

十二经脉，除肺、脾、肾、心包经以外，有八条经脉是以眼睛作为集散之处。经络具有表里关系：肺与大肠相表里，脾与胃相表里，肾与膀胱相表里，心包与三焦相表里，可以说十二经直接或间接地与眼有着联系。足三阳经之本经均起于眼或眼周，而手三阳经均有 1 ～ 2 条支脉止于眼或眼周。循行于锐眦部的经脉是手少阳三焦经、足少阳胆经和手太阳小肠经。手足少阳经交接于瞳子髎穴。循行于内眦部的经脉是足太阳膀胱经，还有足阳明胃经和手太阳小肠经。手足太阳经交接于内眦部的睛明穴。循行于两眦部的经脉是手太阳小肠经。循行于眼眶下部的经脉是手阳明大肠经和足阳明胃经，手足阳明经交接于迎香穴。此外，手少阳三焦经、手太阳小肠经和足少阳胆经也都有支脉循行于目眶下。与目系有联系者有足厥阴肝经、手少阴心经及足太阳膀胱经。其中足厥阴肝经为本经与目系相连。经络分布环绕于眼，在脏腑和眼之间搭起精密的联结，维系眼部的供养，发挥正常生理功能。而当脏腑功能失调，或是经络发生病变，就会引起眼疾。

（三）眼针疗法的核心思想

彭老利用五轮八廓理论创立了按八方配位的八区十三穴，在观眼识证的基础上，彭老创立了在穴区内针刺的眼针疗法。眼针从以下四个方面发展了八廓学说。第一，调整了八廓学说与脏腑的配属，舍去命门，保留五脏之络，并把三焦分成上中下三部分，共十三个脏腑。第二，眼针八区十三穴根据《证治准绳》的八方配位，并延伸至眼眶。第三，创新并规范了观眼识证诊断方法。历代医家多从某一种疾病或证候进行观眼辨证，

而彭老系统地将华佗的局部“形色丝络”变化与五脏六腑建立联系。第四，首创在八区十三穴上用针刺等方法防治全身疾病。眼针八区十三穴与眼周腧穴也有所不同，体现在如下方面：第一，眼针穴区与经穴分布规律不同，眼针穴区按八廓分布，经穴按经脉循行分布；第二，针刺方法不同。眼针是贯穿穴区起止的平刺，经穴按经脉循行方向直刺、斜刺或平刺；第三，眼针穴区内和传统经络穴位有重叠的地方，但两者的功能主治不同。

我们通过文献与理论渊源研究理清眼与脑及脏腑的联系，又经大量的临床实践，最终提出“眼针八区十三穴络脑通脏腑”的眼针核心理论。

三、彭氏眼针疗法理论与技术的不断发展与创新

彭老受《证治准绳》当中华佗关于人生病后眼白睛脉络形色变化的一段论述的启发，创立了“观眼识病”，基于一万余例的临床观察，疾病诊断准确率达90%。此后针刺眼眶内外穴区治疗疾病，形成“眼针疗法”，并于1982年经辽宁省卫生厅邀请专家鉴定，授予辽宁省重大科技成果奖；1988年“眼针疗法的深入研究”获辽宁省科技进步三等奖；1990年“彭静山老中医针刺眼周部位临床治疗经验”获国家中医药管理局科技进步二等奖；1990年《眼针疗法》一书问世，至此眼针疗法从理论到临床形成标志性成果。40年来眼针疗法得到继承和不断发展，形成了完整的理论体系及临床技术规范。

眼针疗法适应证广泛，目前已扩大至40余种，其中临床优势病种是中风、疼痛类疾病、消化系统疾病，疗效不断提高。尤其在中风病的治疗方面具有显著疗效。科研方面承担了以国家科技部“973”课题为代表各级各类科研课题10余项。2007—2011年承担“973”课题研究《基于“观眼识证”的眼针疗法证、术、效关系及作用机制研究》，课题运用传统和现代科学相结合的方法，从中医理论渊源、临床试验、动物实验等方面研究。通过眼针治疗急性缺血性中风和腹泻型肠易激综合征临床研究证实其疗效优于体针，并对机制深入研究。采用单光子发射计算机断层脑显像（SPECT）技术观察神经中枢脑血流量变化，证实眼针增加急性缺血性中风患者梗死灶周围脑血流量，减少腹泻型肠易激综合征患者丘脑、额叶血流量。眼针可以调节中风病患者急性期血浆ET、CGRP两者平衡，从而改善血管舒缩功能，改善缺血半暗带血流量，改善患者的临床症状。眼针可以调控腹泻型肠易激综合征血浆中血管活性肠肽（VIP）、P物质（SP）、5-羟色胺含量，从而降低肠道敏感性，改善腹痛腹泻腹胀的临床症状。通过基于动物实验的眼针疗法效应机制及生物学基础研究，制定了《大鼠眼针技术操作规范》，研制“大鼠眼针取穴仪”并申请专利，为以大鼠为载体的眼针作用机制研究提供技术支撑。揭示眼针的作用机制：针刺后首先启动疾病中枢响应部位，缺血性中风在梗死灶周围，腹泻型肠易激综合征在海马、下丘脑启动效应因子，激活效应信号分子，通过相关途径靶向性地调控靶标“脏腑”信息物质分泌与释放。这两个优势病种的中枢响应部位不同，效应因子，效应

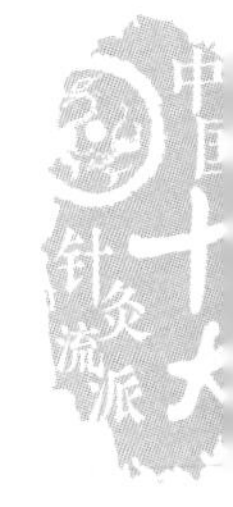

信号分子不同。证明眼针穴区具有相对特异性，其特异性依据疾病状态不同、穴区不同，中枢响应部位不同。基于此课题共发表论文63篇，申请专利一项，获辽宁省科技进步奖一项。推动眼针理论创新，扩大眼针学术影响，提升了眼针的学术地位。研究成果揭示了眼针的科学内涵，眼针研究水平上升到新高度，取得多项创新性成果。

2012年开始承担的“辽宁彭氏眼针学术流派传承工作室建设项目”系统整理挖掘了彭静山教授的学术思想。通过学术流派传承工作室建设，建设11个二级工作站，分布于广东、广西、湖南及辽宁省的各个城市的三级甲等中医院，并发表学术论文10余篇，申请实用型专利3项，建设辽宁彭氏眼针网站。扩大了眼针的学术影响，推动了眼针的临床普及。

2012年王鹏琴教授和她的团队创先开展了“眼针运动疗法”，即眼针带针康复，是指在眼针留针期间进行现代康复的运动疗法（PT）、作业疗法（OT）、语言治疗（ST）、智能和吞咽训练等。适用于中风后遗留有运动障碍、感觉障碍、言语障碍、吞咽障碍、认知障碍等功能障碍的患者。治疗中针对不同的功能障碍，辨证选取相应的眼针穴区，在眼针留针期间进行康复训练，眼针和康复训练产生协同作用或增强作用，创立了眼针与康复同步治疗的整体康复模式，增加了临床疗效。具有操作简便、安全易学、疗效迅速、运动规范的特点。

2013年由我院牵头，与锦州市中医院、阜新市中心医院、营口市中医院、沈阳市第二中医医院共同开展了“眼针烫熨止痛技术治疗中风后肩手综合征”的临床研究，即在眼针留针同时进行烫熨治疗，能明显缓解中风后肩手综合征的疼痛症状，有利于康复训练的顺利开展，提高中风康复的疗效。

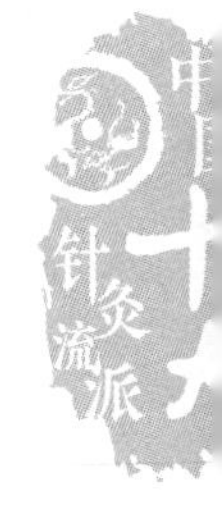

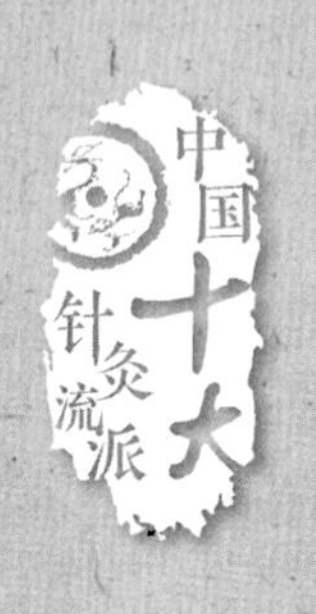

辽宁彭氏眼针流派临床经验全图解

第二章

彭氏眼针学术流派的诊疗特色与技术

一、眼针疗法

（一）观眼识病

1．观眼识病的起源

观眼识病是观察白睛络脉形状和颜色的变化以判断疾病的一种望诊方法，由彭静山先生首创，通过观察眼部“形色丝络显现”而“验内之何脏腑受病”，体现中医诊断见微知著的特色。彭老受到王肯堂《证治准绳》中的一段引文的启发，加之傅仁宇《审视瑶函》论述五轮八廓时也有同样的论述，由此可知验目可以识病，王肯堂引证于前，傅仁宇发扬于后，遂引起彭老对“观眼识病”的深入研究，终于总结出眼睛形色丝络显现的规律与特征以及与脏腑病变的关系。

2．眼区的划分

（1）眼区划分的根据：眼区划分利用了八廓理论，而八廓源于八卦，八卦由阴、阳两种符号变化而成。按《周易》其名称和序列为乾、兑、离、震、巽、坎、艮、坤，代表天、泽、火、

雷、风、水、山、地八种自然现象，是为先天八卦。北宋邵康节、周敦颐，南宋朱熹研究《周易》，把八卦的序列改为乾、坎、艮、震、巽、离、坤、兑，是为后天八卦。彭静山先生用后天八卦划分眼睛八区。

（2）眼区的划分方案：华佗说："目形类丸……有大络六……中络八……"包括五脏六腑、心包和命门，三焦又分成为上焦、中焦、下焦，去掉命门、心包，共计 13 个部位，与后天八卦划分的眼睛八区相对应，为了使用方便，将乾、坎、艮、震、巽、离、坤、兑改用 1、2、3、4、5、6、7、8 八个阿拉伯数字代表。

两眼向前平视，经瞳孔中心做一水平线并延伸过内、外眦，再经瞳孔中心做该水平线之垂直线，并延伸过上、下眼眶。于是将眼区分成 4 个象限，再将每一个象限分成两个相等区，即 8 个区域相等的象限，区域相等，这 8 个相等区就是 8 个经区。

划区时，人仰卧头向北、脚向南。以左眼为例，左眼的西北方恰当乾卦，正北为坎，东北为艮，正东为震，东南为巽，正南为离，西南为坤，正西为兑。与脏腑的关系，乾属金，肺与大肠属金；金生水，坎为水，肾、膀胱属水；水生木，正东方肝、胆属木；木生火，正南方心、小肠属火；火生土，西南方坤为地，脾、胃属土。东北艮为山，山是高峰，划为上焦；东南巽为风，画为中焦；正西兑为泽，划为下焦。如图 2-1 所示：

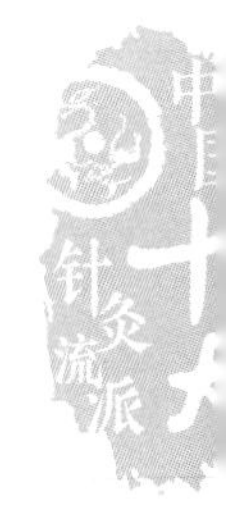

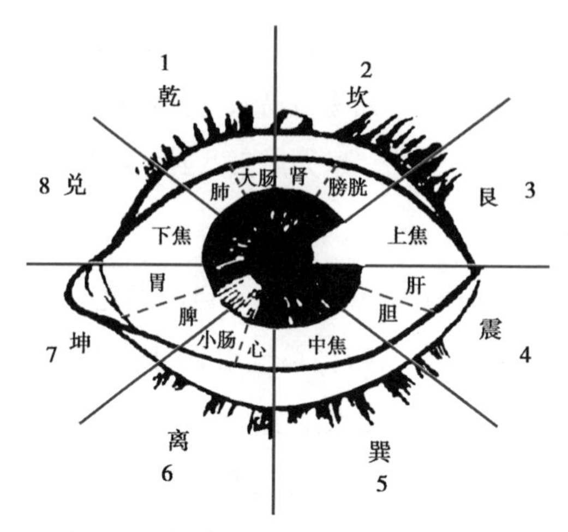

图 2-1 眼针穴区划分示意图（左眼）

把左眼图纸向右水平翻转，作为右眼的划区定穴，八区十三穴左右相同，如图 2-2 所示：

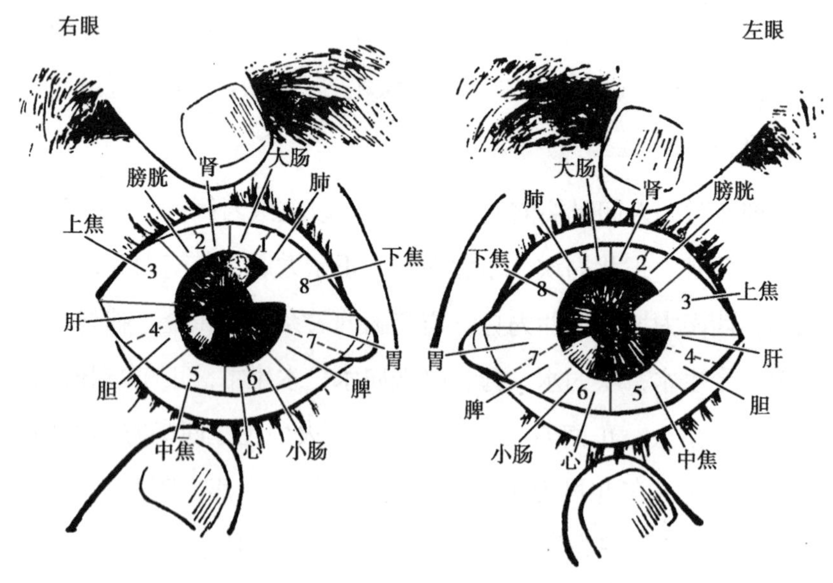

图 2-2 眼针穴区划分示意图（双眼）

3．络脉的形色变化及其临床意义

人眼的白睛上隐约可见纵横交错的络脉，正常人的络脉纤细而不明显，儿童如果没有生过大病，则白睛洁净，络脉不显。若是人生病后，因皮肤和脏腑通过经络相联系，五脏六腑又通过经络和表里关系与眼有着直接或间接的联系，所以无论某一经或几个经受病，都可以从白睛上显露出来。彭静山先生初创观眼识病，划定分区后，通过大量的临床实践，即在四诊之后，看眼对照，诊病的准确率颇高，增加了其研究“观眼识病”的信心，也逐渐找到了规律，归纳出络脉的形状和颜色变化的临床意义。

（1）络脉的形状及其临床意义：络脉的出现共有七种形状，包括根部粗大、曲张或怒张、延伸、分叉较多、隆起一条、模糊一小片和垂露。

1）根部粗大：由白睛边缘处脉络粗大，渐向前则逐渐变细。此种形状多属于顽固性疾病。

2）脉络曲张或怒张：络脉出现曲张，由根部延伸，中间转折曲张，以至于怒张。为病势较重。

3）延伸：络脉由某一经区传到另一经区，则出现延伸现象。以左眼肾区向下焦延伸为例，可以有两种情况，一是由肾病传入下焦；二是此种下焦疾病（如腰腿疼痛，生殖、泌尿系统疾病）由肾经而起，病源于肾。图中所示病例，络脉由肾区向下焦延伸，根部赤脉较浓，意味着病虽传入下焦而肾病未愈。如果肾区根部形色俱淡，则说明病已传入下焦，但肾经的疾病已逐渐减轻。

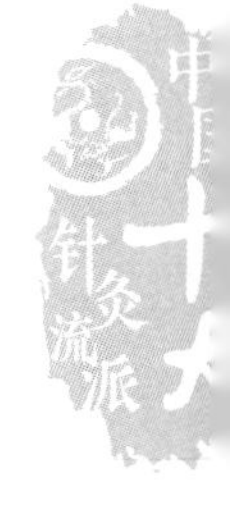

4）分岔较多：此种现象出现在眼球上部，眼球下部有时亦出现。说明病势不稳定，容易变化。

5）隆起一条：多属六腑病变。因巩膜与结膜的络脉深浅不同，五脏病变多出现于深层，好像络脉在玻璃板下面。六腑病变多在上层，好像在玻璃板的上面似的。图中所示病在胃区。

6）模糊一小片：此种络脉多发生在肝、胆区，见于肝郁症、胆石症。

7）垂露：写毛笔字讲“悬针”“垂露”。白睛络脉下端犹如垂着一颗露水珠。如见于胃肠，多属虫积，若见于其他经，多属郁症。

（2）络脉的颜色及其临床意义：白睛上络脉的颜色基本是红色，但有浓淡明暗之别。这些不同的色泽反映出病程长短，寒热虚实，预后转归，病情变化，可作为诊断和观察疗效的依据。络脉颜色的主要表现有8种。

1）络脉鲜红，为新发病，属于实热，提示病势正在发展。

2）络脉呈紫红色，为邪热炽盛。

3）络脉深红色，主于热病，且病势加重。

4）络脉红中带黑，主于热病入里。

5）络脉红中带黄，黄色与五行中的土、脏腑中的脾胃相对应，因“胃为后天之本”，“有胃气则生”，故红中带黄为胃气渐复，病势减轻之象。

6）络脉颜色淡黄，为疾病将愈之象。

7）络脉颜色浅淡，是气血不足或气血凝滞的表现，属于虚证或寒证。

8）络脉黯灰，属于陈旧性病灶，疾病早已痊愈，只是在白睛上留下的永久性痕迹，永不消失。如由黯灰转为淡红，则提示旧病复发。

4．观察方法

医生清洗双手，先看左眼，后看右眼。嘱患者放松眼皮，用拇、食两指扒开，让患者眼球向鼻梁方向转，由1区可以看到6区，然后再让患者眼球向外眦方向转，则由6区可以看到8区。如哪一经区出现络脉，须要仔细观察。两眼看完，只需一两分钟，患者无任何痛苦，检查也颇方便，只有偶尔会遇到患者眼睑发硬不易扒开，比如中风初起的患者，眼睑发硬，眼球不会转动，或神志不清的患者，或狂躁不安的精神病患者都不能看眼，诊脉也很困难，这类患者毕竟占少数。

5．临床展望

“观眼识病”诊断的优点在于它的“简、便、验、廉、捷”。无论多么复杂的病症，通过查看患者的眼像，就能快速地阐明主要的病理过程，因此，“观眼识证”诊断在临床应用、自我诊断方面具有重要的价值。随着现代化科学技术的发展，希望能借助数字化技术，实现“观眼识证”眼部图像数字化诊断。正如西方医学一样，使中医的研究实现微观化，实现真正意义上的推广与应用。最终克服诊断依赖个人经验和非量化的弱点，实现最终的、完整的实际应用系统，还有待进一步完善和开发。

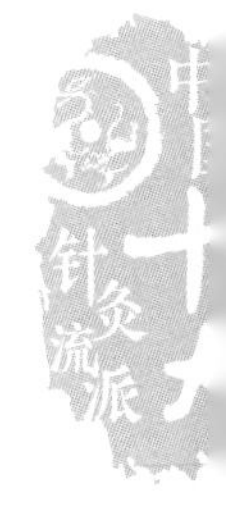

（二）眼针疗法技术内容

1．眼针穴区定位及主治病症

为了便于说明眼针的分区定位，我们利用钟表的取象比类方法。

【一区：肺、大肠两穴】

定位：位于西北方，在钟表的左眼相当于10时30分顺行至12时，右眼相当于由1时30分逆行至12时。在八卦属乾卦，在脏腑属肺与大肠，一区两穴，脏在前腑在后，即肺穴在前，大肠穴在后（图2-3）。

解剖：眼轮匝肌，眶上神经和额分支分布，并有眶上动脉网。

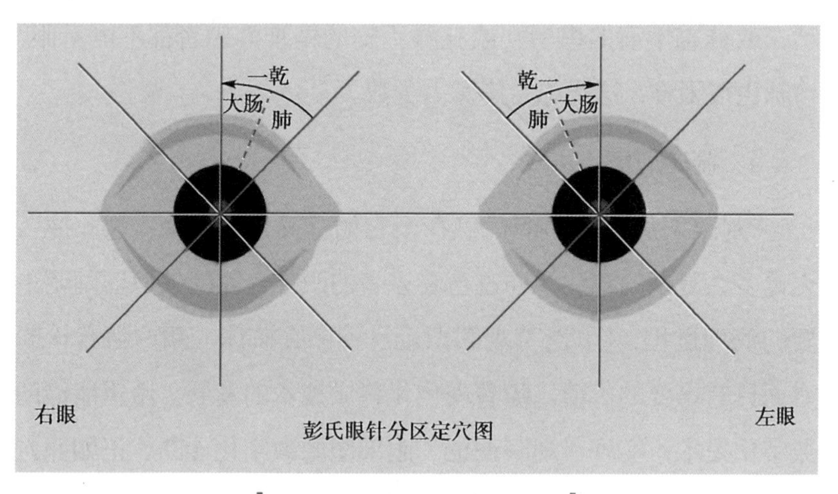

图2-3 一区（肺穴、大肠穴）

主治：肺和大肠有关疾病，包括感冒、发热、咳嗽、咳痰、气短、皮肤瘙痒、荨麻疹、皮疹等，腹泻、便秘等。

刺法：沿皮横刺法，刺穿过皮肤、筋膜、深筋膜，抵眼轮匝肌，刺入 7 ~ 8mm，或埋皮内针。

【二区：包括肾、膀胱两穴】

定位：位于正北方，在钟表的左眼相当于 12 时顺行至 1 时 30 分，右眼相当于由 12 时逆行至 10 时 30 分，在八卦属坎卦。在脏腑属肾与膀胱，一区两穴，脏在前腑在后，即肾穴在前，膀胱穴在后（图 2-4）。

解剖：眼轮匝肌，眶上神经分支和眶上动脉网。

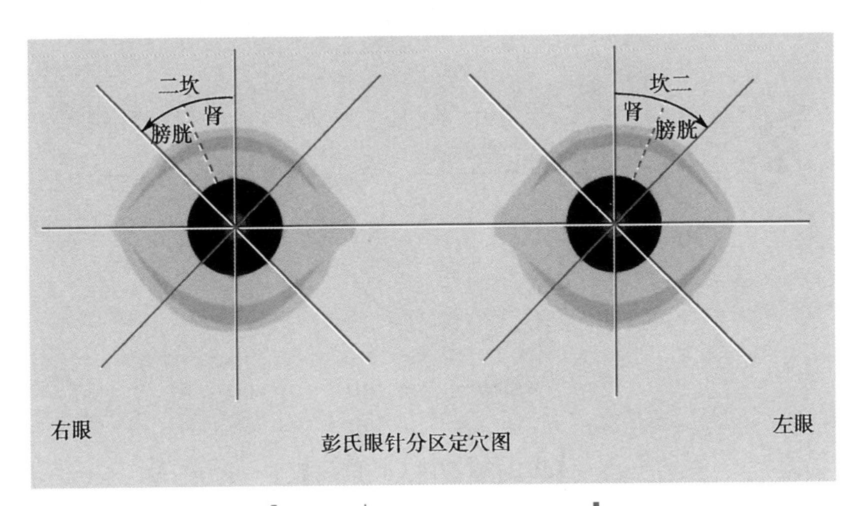

图 2-4　二区（肾穴、膀胱穴）

主治：肾和膀胱相关疾病，包括腰膝酸软或痛，耳鸣耳聋，齿摇发脱，男子阳痿、遗精、精少、不育，女子经少、经闭、不孕，及水肿、虚喘、尿频、尿急、尿痛、尿闭、遗尿、小便失禁等。

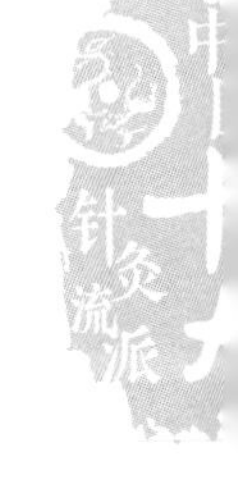

刺法：沿皮横刺法，刺穿过皮肤、筋膜、深筋膜，抵眼轮匝肌，刺入 7 ~ 8mm，或埋皮内针。

【三区：上焦区】

定位：位于东北方，在钟表的左眼相当于 1 时 30 分顺行至 3 时，右眼相当于由 10 时 30 分逆行至 9 时。在八卦属艮卦，属于上焦区，一区一穴（图 2-5）。

解剖：眶上神经和泪腺神经分支，并有泪腺动脉和眼浅动脉的（额支、颧眶动脉）血管网。

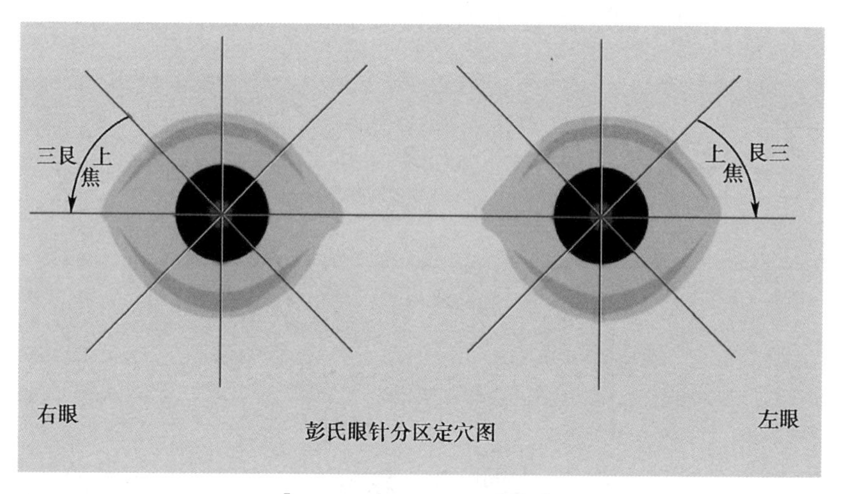

图 2-5 三区（上焦区）

主治：膈以上部位的脏腑经络疾病，包括心系、肺系、头面五官、上肢等相关部位的疾病。

刺法：沿皮横刺法，刺穿过皮肤、筋膜、深筋膜，抵眼轮匝肌，刺入 7 ~ 8mm，或埋皮内针。

【四区：包括肝、胆两穴】

定位：位于东方，在钟表的左眼相当于 3 时顺行至 4 时 30 分，右眼相当于由 9 时逆行至 7 时 30 分。在八卦属震卦，在脏腑属肝与胆，一区两穴，脏在前腑在后，即肝穴在前，胆穴在后（图 2-6）。

解剖：眶下神经睑支分布，并有眶下动脉和眼浅动脉的（颧眶动脉、面横动脉）血管网。

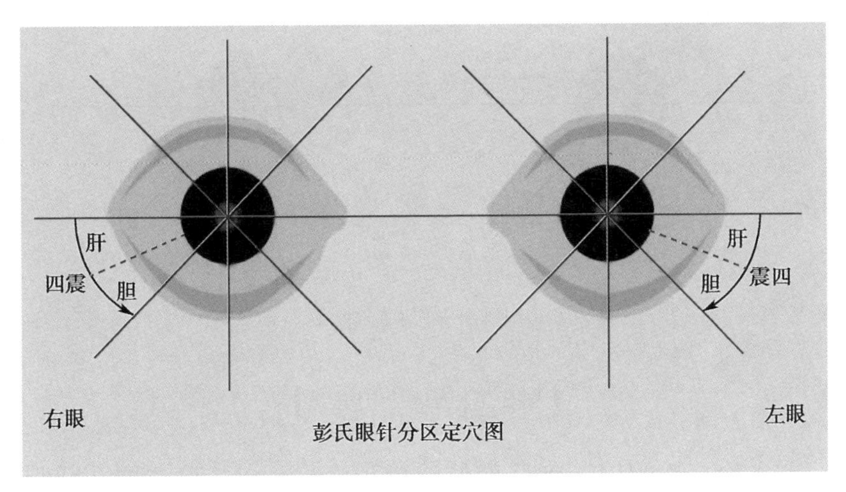

图 2-6　四区（肝穴、胆穴）

主治：肝胆有关疾病，包括精神抑郁或急躁易怒、胸胁少腹胀痛、眩晕、肢体震颤、抽搐、目疾、月经不调、疝痛、口苦、呕胆汁、黄疸、惊悸、胆怯、失眠等。

刺法：沿皮横刺法，刺穿过皮肤、筋膜、深筋膜，抵眼轮匝肌，刺入 7 ~ 8mm，或埋皮内针。

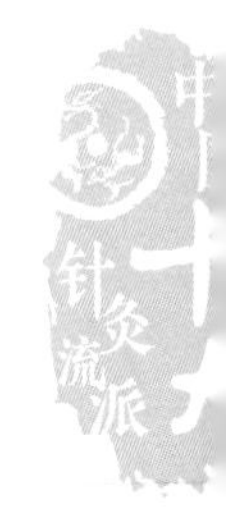

【五区：中焦区】

定位：位于东南方，在钟表的左眼相当于4时30分顺行至6时，右眼相当于由7时30分逆行至6时，在八卦属巽卦，属于中焦区，一区一穴（图2-7）。

解剖：眶下神经下睑支和眼下动脉血管网。

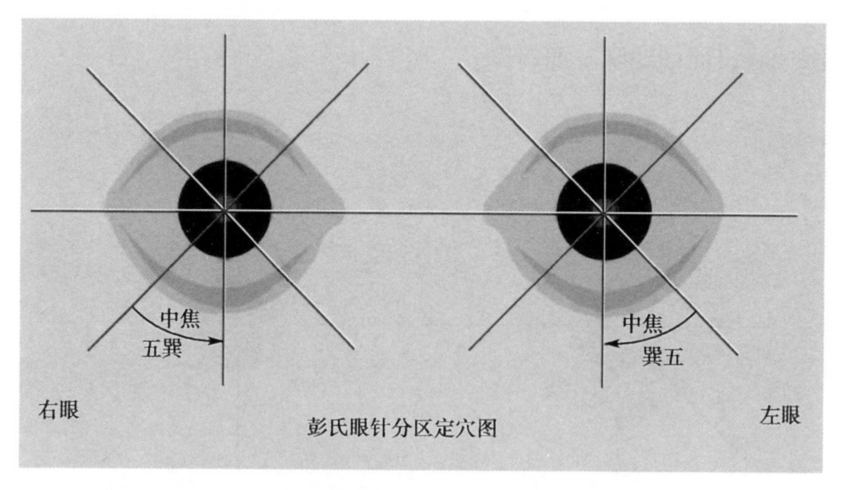

图2-7 五区（中焦区）

主治：横膈以下到脐部位的相关疾病，包括脾、胃、肝胆脏腑及经络疾病，如胃脘痛、呕吐、泛酸、胁痛、口苦、咽干等。

刺法：沿皮横刺法，刺穿过皮肤、筋膜、深筋膜，抵眼轮匝肌，刺入7～8mm，或埋皮内针。

【六区：包括心、小肠两穴】

定位：位于南方，在钟表的左眼相当于6时顺行至7时30

分，右眼相当于由6时逆行至4时30分。在八卦属离卦，在脏腑属心与小肠，一区两穴，脏在前腑在后，即心穴在前，小肠穴在后（图2-8）。

解剖：眶下神经下睑支和眶下动脉分布。

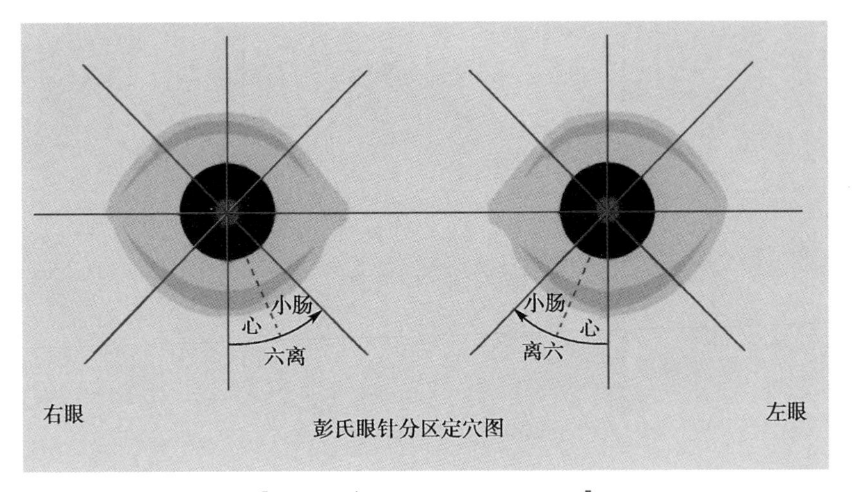

图2-8 六区（心穴、小肠穴）

主治：心、小肠相关疾病，包括心悸、怔忡、心烦、心痛、失眠多梦、口舌生疮、狂乱、神昏谵语、小便赤涩灼痛、尿血等。

刺法：沿皮横刺法，刺穿过皮肤、筋膜、深筋膜，抵眼轮匝肌，刺入7～8mm，或埋皮内针。

【七区：包括脾、胃两穴】

定位：位于西南方，在钟表的左眼相当于7时30分顺行至9时，右眼相当于由4时30分逆行至3时。在八卦属坤卦，在

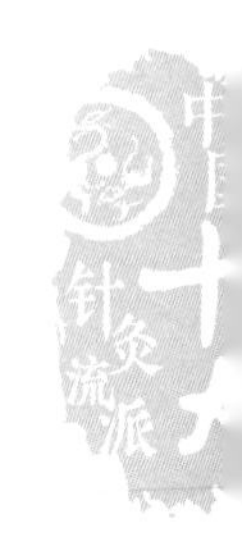

脏腑属脾与胃，一区两穴，脏在前腑在后，即脾穴在前，胃穴在后（图 2-9）。

解剖：眶下神经下睑支和滑车下神经的分支，并有内眦动脉和眶下动脉血管网。

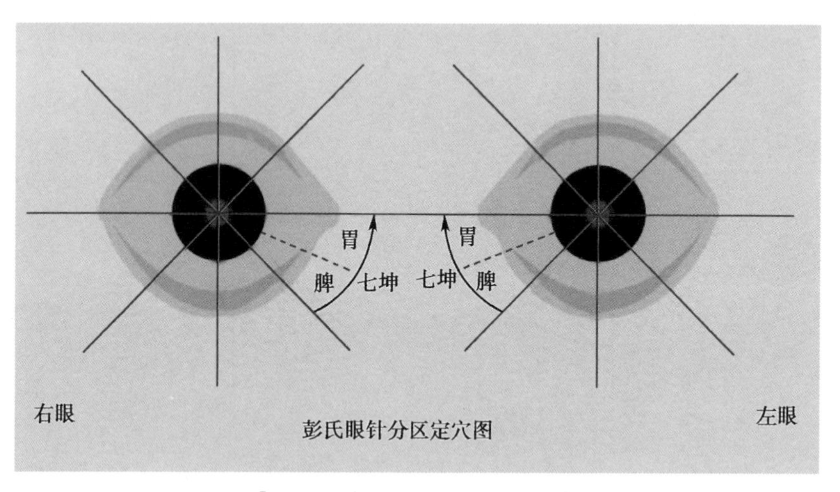

图 2-9 七区（脾穴、胃穴）

主治：脾胃相关疾病，包括腹胀、腹痛、食少、纳呆、便溏、浮肿、内脏下垂、胃脘胀痛、恶心、呕吐、嗳气、呃逆等。

刺法：沿皮横刺法，刺穿过皮肤、筋膜、深筋膜，抵眼轮匝肌，刺入 7 ~ 8mm，或埋皮内针。

【八区：下焦区】

定位：位于西方，在钟表的左眼相当于 1 时 30 分顺行至 3 时，右眼相当于由 11 时 30 分逆行至 9 时。在八卦属兑卦，属于下焦区，一区一穴（图 2-10）。

解剖：额支和滑车上神经分支，并有眶上动脉和额动脉血管网。

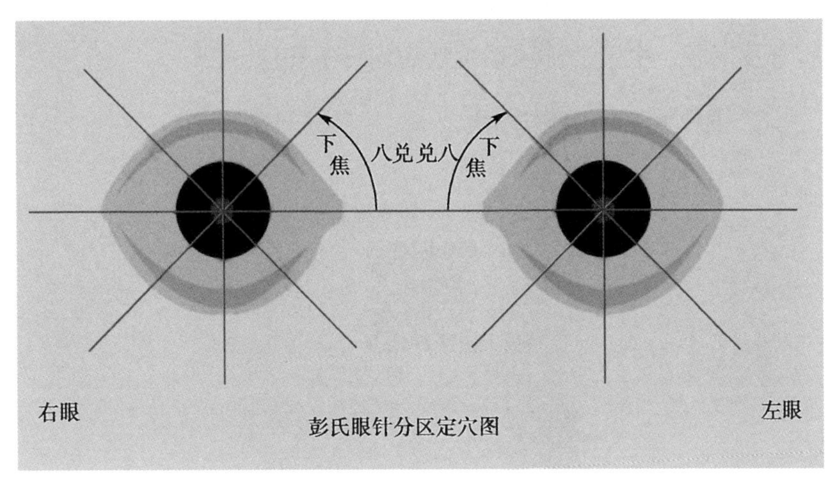

图 2-10　八区（下焦区）

主治：脐以下部位脏腑经络疾病，包括大肠、小肠、膀胱、肾、肝、二阴、下肢相关部位的病变。

刺法：沿皮横刺法，刺穿过皮肤、筋膜、深筋膜，抵眼轮匝肌，刺入 7 ~ 8mm，或埋皮内针。

2．眼针疗法的取穴原则

眼针疗法取穴有三种方法：

（1）循经取穴：根据四诊分析，确定病属于哪一经即取哪一经区穴位，或同时对症取几个经区。

（2）看眼取穴：根据观眼识病，辨别哪个经区络脉的形状、颜色最明显，即取哪一经区穴位。

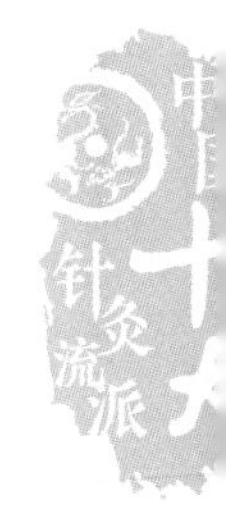

（3）病位取穴：将疾病按上、中、下三焦划分，病在哪里即针所属上、中、下哪个区。例如头痛项强、不能举臂、胸痛等均针上焦区；胃痛、胀满、胁痛等针中焦区；脐水平以下，小腹，腰臀及下肢，生殖、泌尿系统疾病均针下焦区。

3．眼针疗法的操作方法

眼针疗法最初采用眶内直刺，虽然有效但往往引起针后出血。眼睛出血不同于其他部位，血未流出而淤积在球结膜下就会引起眼珠赤红或肿胀，数日乃至十余日才能恢复。彭静山先生想出一个方法，针刺之前，先用纱布冷敷使眼球的血管收缩然后针刺，这样行针，出血的事故减少了，但也不能完全避免。此后多针刺眶外穴位，大大减少了出血的事故。

（1）进针法：眼针进针要稳、准、快。一手持针，另一手按住眼睑，把眼睑紧压在手指下面，右手拇、食两指持针迅速准确刺入。在眶外的穴位均距离眶缘 2mm，眶上四穴在眉毛下际，眶下四穴与眼睑相接，如不把眼睑按在手指下边而且按紧就有皮下出血的可能。

（2）刺法

1）眶内直刺法：在眶内紧靠眼眶眼区中心刺入，均用直刺，针尖向眼眶方面刺入，进针 5 ~ 8mm。眶内针刺是无痛的，但要手法熟练，刺入准确，手法不熟时，切勿轻试。

2）沿皮横刺法：应用在眶外，眶外穴距眼眶边缘 2mm。在选好的经区，找准经区界限，向应刺的方向沿皮刺入，可刺入真皮达到皮下组织中，不可再深。每区两穴的不可超越两穴间的界限。

3）双刺法：不论直刺、横刺，刺入一针之后可在针旁沿同一方向再刺入一针，能够加强疗效。

4）眶内外配合刺法：在选好的眼穴上，眶内、眶外各刺一针，效果更好。

5）点刺法：在选好的穴位上，一手按住眼睑，患者自然闭眼，在穴区轻轻点刺 5 ~ 7 次，以不出血为度。

6）压穴法：用手指压迫选好的眼区穴位，以患者感到酸麻为度。也可用火柴棒、点眼棒、三棱针柄压穴代替针刺，效果相同。这样就方便患者自行在家中操作。针刺的效果是有时间性的，比如患疼痛证的患者，在医院针刺已止痛，夜间在家又发生疼痛，可嘱其于疼痛发作时，手压医生针过的地方，效果亦佳。儿童、畏针的患者以及不方便来医院的患者都可以使用压穴法。

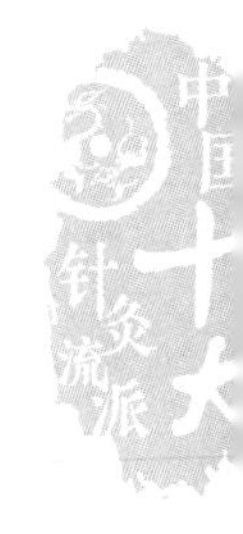

7）眼区埋针法：对疗效不巩固的患者，在眼区穴位埋王不留行、皮内针均可。

（3）针具：眼针疗法针具体包括以下三种：

1）眼针平刺针：0.35mm×25mm 毫针，用于眶外平刺法；

2）眼针直刺针：0.35mm×13mm 毫针，用于眶内直刺法；

3）眼针运动疗法针具：0.25mm×10mm 皮内针，用于需要埋针的患者，比如中风患者采用眼针运动疗法时。

（4）针刺手法：眼针的手法不同于其他针法，快速刺入以后，不用提插、捻转、开合任何手法。刺入以后患者感觉有麻酸胀重或温热、清凉等感觉直达病所，是得气的现象。如未得气，可以把针提出 1/3 改换一个方向再刺入。或用手刮针柄，或用双刺法。有的人怎么也不得气，或因经络麻痹，或因病程较久，病势较重，多针几次，亦可生效。

（5）起针：学习眼针应先学起针，后学扎针。起针时用右手两指捏住针柄活动几下，缓缓拔出 1/2，稍停几秒钟再慢慢提出，立即用干棉球压迫针孔，因眼部周围血运丰富，结缔组织疏松，故按压止血时间宜长，否则容易造成皮下出血，影响美观，甚至造成不必要的医患矛盾。

（6）留针：可留针 20 ~ 30 分钟。如果采用眼针与其他疗法配合治疗，比如眼针留针的同时进行各种康复训练，则可长时间带针，但需应用专门的针具。

（7）禁忌证：除病势垂危，抢救期间，精神错乱，气血虚脱已见绝脉者外皆可用之；对震颤不止，躁动不安，眼睑肥厚（俗名肉眼胞）可以不用。

二、眼针治疗中风病的一般方案

（一）概述

1. 中风病概述

中风病是临床常见的急性疾病，多见于中老年人，目前有发病年轻化的趋势。以猝然昏仆、不省人事、半身不遂、语言不利、口角㖞斜等为主症。因起病急骤，症见多端，变化迅速，与自然界之风善行数变的特性相似而名中风，又因发病突然亦称“卒中”。古代文献又有“厥证”“偏枯”等名称。西医学的脑血管病，如脑梗死、脑出血、脑栓塞等均归属中医的“中风”范畴。

2. 中风的辨证要点

临床主要根据意识状态、全身兼症等进行辨证。主症为半身不遂，舌强语謇，口角㖞斜。

（1）辨中经络与中脏腑：症见意识清楚，手足麻木，口眼㖞斜，语言不利，病位浅，病情轻者为中经络；症见突然昏仆，不省人事，或神志恍惚、嗜睡，兼见半身不遂，口眼㖞斜，病位深，病情重者为中脏腑。

（2）中经络者辨兼证：面红目赤，眩晕头痛，口苦，舌红或绛，苔黄，脉弦有力者为肝阳上亢；肢体麻木或手足拘急，头晕目眩，苔腻，脉弦滑者为风痰阻络；口黏痰多，腹胀便秘，舌红，苔黄腻或灰黑，脉弦滑大者为痰热腑实；肢体软弱，偏身麻

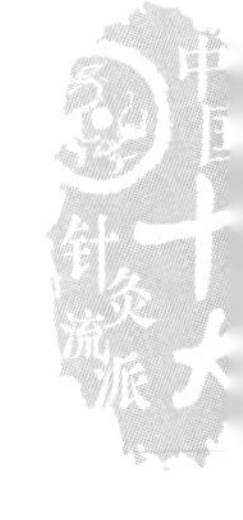

木，面色淡白，气短乏力，舌黯，苔白腻，脉细涩者为气虚血瘀；肢体麻木，手足拘挛，眩晕耳鸣，舌红，苔少，脉细数者为阴虚风动。

（3）中脏腑者辨闭证与脱证：神昏，牙关紧闭，口噤不开，两手握固，肢体强痉，大小便闭者为闭证，属实证；昏聩无知，目合口开，四肢瘫软，手撒肢冷，汗多，二便失禁，脉微细欲绝者为脱证，属虚证。

（二）眼针疗法治疗中风病的一般方案

1．治则与选穴

（1）治则：通经活络，平肝息风，醒脑开窍。

（2）穴位选择

主穴：上焦区、下焦区。

配穴：肝肾阴虚，风阳上扰：肝区、肾区；

痰热腑实：脾区、中焦区；

气虚血瘀：心区、脾区；

舌强语謇：心区；

中脏腑闭证：心区；

中脏腑脱证：脾区。

取穴依据：根据眼针的取穴原则，按部位取穴，偏瘫上肢、下肢分别属于上焦部位和下焦部位，故取上焦区、下焦区为主穴，以通经活络，活血化瘀；根据不同证型，配以相关脏腑的穴区，如肝肾阴虚，风阳上扰配肝区、肾区以平肝潜阳，滋补肝肾。

2. 针具选择

采用 0.35mm×13mm 一次性毫针，或 0.35mm×25mm 毫针。0.25mm×10mm 眼针运动疗法针具。

3. 体位选择

侧卧位或仰卧位。

4. 针刺方法

（1）眶外刺法：眶外刺法分为毫针平刺和埋皮内针法。对于不能主动活动的患者采用毫针平刺，对于有主动运动能力的患者，则应用埋皮内针法，目的是方便进行眼针运动疗法。这里采用的是毫针平刺法，操作者持针在距眼眶内缘 2mm 的穴区部位，进行平刺操作，刺入真皮，达至皮下组织，进针 7 ~ 8mm，保持针体处于该穴区内。进针后不需行针，无需提插、捻转；如果进针后针感不明显，可施以刮柄法或将针体提出 1/3，稍改变方向后再行刺入。留针 5 ~ 15 分钟，留针同时可嘱患者试着活动患侧肢体。

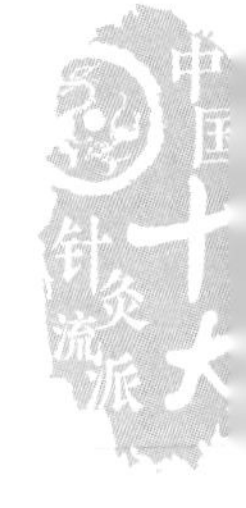

（2）眶内刺法：在眶内紧靠眼眶眼区中心刺入，眶内针刺是无痛的，但要手法熟练，刺入准确。进针要迅速，出针应缓慢。眶内都用直刺，针尖向眼眶方面刺入。进针 0.5 寸。

5. 注意事项

（1）留针不宜过久，一般 5 ~ 15 分钟。

（2）初次做好思想工作，消除恐惧心理，以防晕针。

（3）下眼睑肿眼胞的应注意，易于出血。

（4）眼部皮肤感染或破溃的禁刺。

（5）起针时用右手两指捏住针柄活动几下，缓缓拔出 1/2，稍停几秒钟再慢慢提出，急用干棉球压迫针孔，或交给患者自己按压，按压时间宜长，避免出血。

三、眼针运动疗法

（一）概述

脑卒中康复是降低致残率最有效的方法，也是脑卒中组织化管理模式中不可缺少的关键环节。现代康复理论和实践证明，有效的康复训练能够减轻脑卒中患者的各种功能障碍，加速脑卒中的康复进程，降低潜在的护理费用，节约社会资源。脑卒中康复的根本目的是最大限度地减轻障碍和改善功能，提高日常生活活动能力（ADL），预防废用综合征、误用综合征以及各种并发症，最终使患者回归家庭，回归社会。眼针疗法作为微针疗法治疗中风病已经40余年，疗效确切，2012年，王鹏琴教授首先提出眼针运动疗法对中风患者进行康复治疗。此后我院康复中心将该疗法广泛应用于中风恢复期患者，取得满意疗效。该疗法既发挥了眼针的治疗作用，又融入了现代康复训练的治疗作用，使两者有机结合，提高了患者的运动功能和生活质量，减轻了社会和家庭的经济负担。眼针运动疗法主要包括眼针带针运动疗法和眼针带针作业疗法，也就是将眼针疗法与运动疗法（PT）和作业疗法（OT）相结合，在完成眼针治疗后留针，然后由PT师和OT师进行康复训练。下面详细介绍眼针带针康复的具体操作规范。

（二）眼针运动疗法操作规范

1．针具选择

根据不同的针刺方法选用0.25mm×10mm毫针（埋皮内针法）或0.35mm×13mm的一次性毫针（毫针平刺）。

2．体位选择

卧位或坐位。

3．穴位选择与治则

主穴：上焦区、下焦区；

配穴：风阳上扰证、阴虚风动证加肝区、肾区；

痰热腑实加大肠区、中焦；

痰瘀阻络加脾区、心区；

气虚血瘀加心区、脾区。

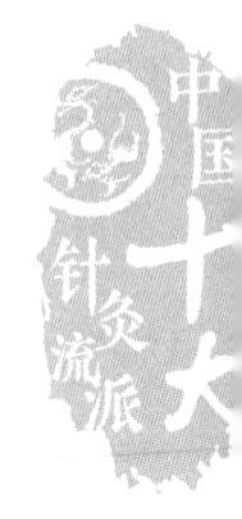

4．眼针操作

（1）如患者不能主动运动，可用毫针平刺，在相应眼穴区距眶内缘 2mm 处，平刺，由该区始点向该区终点方向，刺入 5 ~ 7mm，每穴轻刮针柄 10 次，以寻求得气。如患者有主动运动，可用埋皮内针法。先常规消毒皮肤，以左手拇、食指固定眼针穴区皮肤，右手用小镊子夹住针柄，由该区始点向该区终点方向，沿皮下将针刺入，刺入 5 ~ 8mm，针刺后不必行针，在露在外面的针身和针柄下的皮肤表面之间，粘贴一小块胶布，然后再用一条较前稍大的胶布覆盖在针上，这样可以保护针身固定在穴区内，以免康复训练时刮碰针柄或针体脱落。

（2）针刺 10 分钟后行运动疗法 45 分钟和（或）作业疗法 45 分钟，也可进行言语治疗、认知功能训练和吞咽训练。带针康复结束后 5 分钟起针，起针时按压针孔，以防出血。

（3）治疗时间及疗程：每日 1 次，4 周为 1 个疗程。

5．运动疗法操作

针对处于不同时期的患者，采取不同形式的运动疗法，如下具体操作均在眼针针刺 10 分钟后带针进行，治疗时间 45 分钟，每日 1 次，4 周 1 个疗程。

（1）软瘫期：此期患者没有随意的肌肉收缩，也不出现联合反应，机体基本处于全面松弛状态；相当于 Brunnstrom 1 ~ 2 期，康复训练的目的是防止日后会严重影响康复进程的并发症，如肿胀、肌肉萎缩、关节活动受限等；争取功能得到尽早的改善，预防并发症。具体训练内容如下：

1）指导患者和家属良肢位摆放：包括仰卧位，健侧卧位和患侧卧位的方法，要求每2小时翻身1次，并拍背数下。

2）翻身练习及自我辅助练习：双手交叉前平举，分别向两侧转动，双足撑床；双手交叉前平举，上举过头，侧举，指鼻，双腿屈曲撑床抬臀，双脚交叉侧移等。

3）床头抬高及坐位平衡训练：床头渐抬高，如果每个位置患者能维持30分钟，则增加10°再训练，直至能床边坐起，无靠位平衡练习。

4）床边被动活动：被动活动上肢的肩胛带、肩关节、肘关节及腕指关节；下肢的髋关节、膝关节及踝趾关节；躯干牵拉，背肌挤压刺激。

5）促进肌肉收缩的方法：利用对肌肉的突然牵张，引起肌肉收缩。

6）床到轮椅（或椅）的转移。

（2）痉挛期和分离运动期：此期患者肢体和躯干的肌张力逐渐升高，表现出上肢的屈肌协同运动和下肢的伸肌协同运动，并逐渐可做到某些肌肉关节的独立运动，相当于Brunnstrom分期的3～5期。此期的康复治疗目的是抑制协同运动模式，尽快诱发肌肉关节的随意运动，提高各关节的协调性，逐渐恢复患者的运动能力。具体训练内容如下：

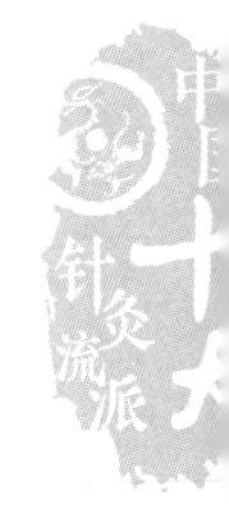

1）双手抱膝左右晃动身体以控制上下肢痉挛。

2）抑制躯干的紧张和痉挛。

3）卧位下患肢的运动控制能力训练：肩关节屈曲下用患手触摸治疗者手再触摸自己前额，然后再触摸自己对侧肩以训练肘关节随意屈伸功能；在患手活动期间，指示其在任意一个角度停止，并保持在此位置片刻以提高患侧上肢的运动控制能力；肩关节各方向关节自主运动，包括肩前平举、肩外展、肩外旋；肘关节各方向自主运动，包括肘伸展、前臂旋后；腕指的自主运动，包括腕背伸及侧偏、拇指外展、对指等；肩胛带的活动，包括向上、向外、向下；髋关节伸展及内、外展控制训练；膝关节屈伸控制训练；俯卧位屈患膝训练；髋伸展位下膝关节的屈伸控制训练。

4）坐位下的训练：患侧上肢支撑训练；患侧上肢做小范围屈伸肘关节；患手向前推物或双手交叉拾物；手背推移物体；患侧下肢屈髋运动；手指夹拾小物体（越过中线）；健侧下肢肌力训练；患侧下肢屈伸膝运动。

5）站立位训练：左右前后移动重心的站立平衡训练；坐站控制训练，及分解练习；双手支撑墙面做肘关节屈伸运动以促进肘关节伸展或患手独立支撑；双腿前后站立，重心移动以小范围屈伸患膝；髋伸展位下屈膝；屈髋屈膝准备迈步；患侧下肢内收、外展和下降骨盆训练；扶持下单腿分别站立；双杠内步行训练；持拐杖步行训练。

6. 作业疗法操作

（1）日常生活活动（ADL）训练：包括进食、穿衣、修饰、如厕、转移、大小便等，在训练时可利用一般的生活用品和必要的辅助用具。比如利用改造后的餐具进食。

（2）手功能训练：这是作业疗法最核心的内容。通过功能性活动的练习，提高手的抓握力量。通过手的协调训练来提高手的控制能力、稳定性和灵活性。手功能训练的工具十分广泛，日常生活中的常用品均可利用，包括握力计、橡皮泥、积木、木钉板、插件、弹力带、水龙头、门把手等。

（3）强制性使用运动治疗（CIMT）：通过手套或夹板限制健侧手和上肢的活动，强制患者使用患侧的手反复进行与日常生活活动相关的功能性活动，从而达到促进上肢运动功能恢复的目的。这种训练方法只适用于有一定随意运动能力的偏瘫患者，要求其患侧腕背伸大于10°，拇指和至少另外一个手指伸展10°以上。

（4）认知知觉功能训练：知觉功能训练是采用拼图、照片、图片、纸、笔、日常用品和计算机辅助系统来改善触觉、偏侧空间忽略等知觉功能障碍。认知训练包括注意力训练和记忆力训练。

7. 注意事项

（1）眼针穴区有皮肤感染、破溃、瘢痕等不适应此法。

（2）过于疲劳、精神高度紧张、饥饿者不宜针刺。

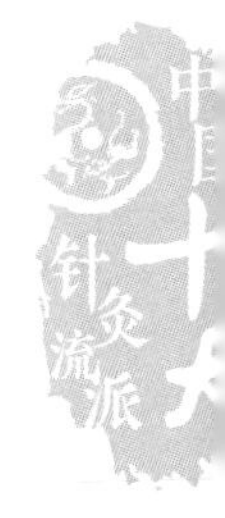

（3）针刺角度为15°～45°，不宜过深，沿眼眶平刺，针尖不宜向眼球方向。

（4）年老体弱者针刺应尽量采取卧位，取穴宜少，手法宜轻。

（5）眼睑肥厚或眼睑上青色静脉很明显者，宜特别慎重，应轻刺、浅刺。

8．意外情况及处理

（1）如发生晕针应遵照晕针的处理方法，立即起针，嘱患者去枕平卧，停止运动疗法，给予对症处理。

（2）带针运动过程中如患者出现心慌、心前区憋闷疼痛、晕厥、昏迷、抽搐等突发症状，应停止治疗，结合病史考虑是否有低血糖、急性心梗、突发房颤、心源性栓子脱落造成脑栓塞、下肢深静脉血栓脱落等急性并发症，进行临床处置。

（三）眼针运动疗法适应证及禁忌证

1．适应证

（1）脑血管病：包括脑梗死、脑出血、蛛网膜下腔出血、脑静脉血栓形成、脑淀粉样血管病等急性期、恢复期、后遗症期伴有肢体运动功能障碍的患者。

（2）其他原因：如颅内动脉瘤破裂、脑动静脉畸形、颅内肿瘤等引起的颅内病变遗留有肢体功能障碍的患者。

（3）颅脑外伤所致肢体运动功能障碍的患者。

（4）生命体征平稳，原发疾病无进行性加重，能耐受针刺治疗，家属积极配合。

2．禁忌证

（1）病情不稳定，患有颅内压升高、严重高血压、冠心病、心功能不全失代偿期、严重心律失常、严重肝肾功能不全的患者；生命体征不平稳，原发疾病仍进行性加重的患者。

（2）患有出血性疾病，或有自发性出血，出血后不易止血者。

（3）有动脉瘤破裂危险，下肢深静脉血栓形成，精神疾病的患者。

（4）体温大于38℃；脉搏加快，安静时脉搏大于100次/分；血压升高，收缩压高于160mmHg，舒张压高于100mmHg。

（5）严重的晕针患者。

四、眼针熥疗止痛技术

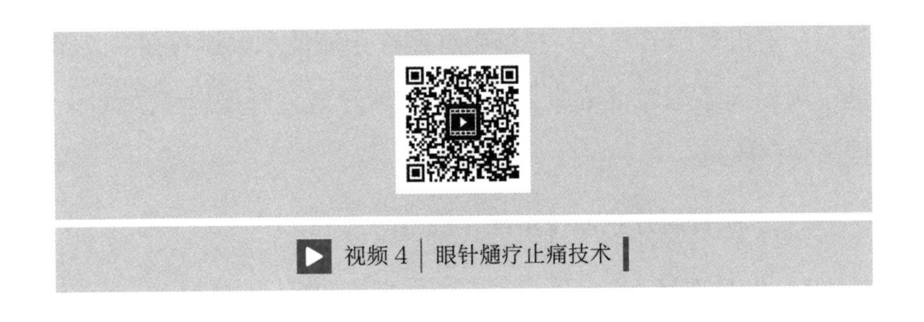

（一）概述

熥疗是将装有二十多味中药的药袋放入蒸锅内蒸熥加热，然后置于体表特定部位进行持续加温的一种中药外治疗法，它能使腠理疏松、气血流畅，有祛风散寒、温经通络、镇痛消肿等作用。可以通过皮肤直接给药，且热效应持久，药力和热力联合作用于肌表，内传经络脏腑起到治病调理的作用。眼针熥疗止痛技术是将眼针疗法和熥疗相结合的一种具有止痛作用的综合疗法，临床上主要用于治疗中风后肩手综合征。在眼针带针的过程中进行熥疗，针药结合，作用叠加，能提高止痛效果，以免因肩痛导致康复训练受阻，保证康复训练的质量，提高中风后肩手综合征患者的康复效果。

中风后肩手综合征（shoulder-hand syndrome，SHS）又称作反射性交感神经营养不良综合征（reflex sympa thetic dystrophy），指的是中风后并发肩手疼痛及其肢体运动障碍。常在患中风后 1 ~ 3 个月内出现，在中风后继发的各种并发症中其发病率占 12.5% ~ 70%，若不及时治疗，将影响患者进行全面康复，甚至导致永久性手指畸形，影响患者的生活质量。因此，我们通过文献整理、循证医学的思维方法，运用多中心、大样本、随机对照的方法，总结眼针熥疗止痛技术治疗方案，以促进中风后肩手综合征的康复，提高临床疗效，降低患者致残率，提高生存质量。

（二）眼针熥疗止痛技术操作规范

1. 针具选择

0.35mm×13mm 的一次性毫针，所选择的毫针针身应光滑、无锈蚀，针尖应锐利、无倒钩。

2. 体位选择

侧卧位。

3. 穴位选择

双眼上焦区、下焦区、肝区、肾区。

4. 针刺手法

采用眶外平刺法，持针在距眼眶内缘 2mm 的穴区部位进行平刺，刺入真皮达皮下组织，进针 7 ~ 8mm，保持针体处于该穴区内。进针后不需行针，无需提插、捻转。如果进针后针感不明显，可施以刮柄法或将针体提出 1/3，稍改变方向后再行刺入。留针 30 分钟，起针以刺手的拇、食两指捏持针柄，轻轻转动后缓慢出针 1/2，然后慢慢拔出，拔针后即刻用干棉球按压针孔。

5. 熥疗技术操作

（1）器械准备：双层蒸锅、持物钳、隔热手套。

（2）药物组成：

海桐皮 30g	透骨草 30g	乳香 40g
没药 40g	当归 10g	川椒 20g
川芎 30g	红花 30g	威灵仙 30g
炙甘草 15g	防风 40g	白芷 40g
皂角刺 5g	牵牛子 10g	泽泻 20g

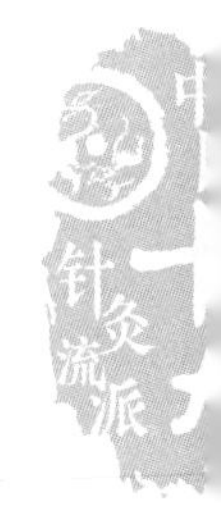

（3）操作步骤：将装好药的药袋置于蒸锅内蒸透后取出晾至 45±2℃，在患者可耐受的温度下放置于患处，再在此包上叠加

另一刚从锅里取出的热药包，之后用治疗单覆盖于其上，15分钟后两包位置互换，共30分钟后治疗结束。

（三）眼针熥疗止痛技术适应证及禁忌证

1．适应证

脑血管病及各种颅脑损伤所致肩痛的患者，如肩手综合征、肩关节半脱位。

2．禁忌证

（1）原发病仍持续进展、生命体征不平稳者。

（2）严重的高血压、冠心病、心功能不全，难以控制的心律失常，严重的肝肾功能不全，颅内压严重增高者。

（3）有严重出血倾向者。

（4）体温大于38℃，安静时脉搏大于100次/分，血压偏高，舒张压高于100mmHg，或（和）收缩压高于160mmHg。

（5）严重的痛温觉障碍，如糖尿病伴有周围神经病者。

第三章

眼针疗法优势病种及典型验案

一、中风病急性期

（一）对中风病急性期的认识

中风病是以猝然昏仆、不省人事、半身不遂、语言謇涩、口角㖞斜等为主症的病证。因起病急骤，症状多变，病情发展迅速，与自然界之风善行数变的特性相似而名中风。中风多是因内伤积损，加之劳逸失调、情志不遂、暴饮暴食等诱因，导致脏腑阴阳失调，气血逆乱而发病。病位在心脑，与肝肾关系密切。中风为本虚标实之证，肝肾阴虚、气血虚衰为本，风、火、痰、气、瘀等病理因素为标。故中风的病机不外乎风、火、痰、气、瘀、虚六端，治疗上以恢复气血阴阳平衡为要务。中风的急性期指的是发病 2 周以内，中脏腑为 1 个月。此时病情变化迅速，极为凶险，应持续关注患者的生命体征，对于病情持续加重而危及生命的患者，应及时救治。同时，此时也是治疗中风的关键时期，这个时期患者刚刚出现阴阳失调，及早地进行有效治疗，可使失调的气血阴阳易于恢复平衡，收效显著。眼针作为一种安全、操作简便的治疗方法，可在病床边施治，便于中风急性期的临证应用。在眼针辨证治疗方面遵从中医的整体观念，偏侧肢体分属于上、下焦，故取穴时以上焦区、下焦区为主穴。在此基础上辨证配穴。

（二）眼针治疗中风病急性期的方案和操作要求

详见“眼针治疗中风病的一般方案”。

（三）典型验案

【验案一】

患者范某，女，72岁，退休工人，右利手，以“左半身不遂伴言语謇涩13天”为主诉于2017年7月30日入院。患者入院13天前晨起时出现左侧肢体无力，言语不清，当时尚能行走，偶有饮水呛咳，急送辽宁省人民医院，诊断为脑梗死，收住院治疗，入院后患者不能独立步行，上肢不能持物，行抗血小板聚集、稳定斑块、改善脑循环、营养脑神经等对症治疗。出院后患者仍有行走困难，上肢抬举抓握无力，为求进一步中西医结合康复治疗来我院，收入我疗区。患者既往高血压病史20年，最高达200/110mmHg，自服马来酸左旋氨氯地平片5mg/日，血压控制平稳。

入院时左侧肢体无力，不能独立行走，上肢抬举无力，左手抓握无力，活动笨拙，语笨。查体见神志清楚，语笨，记忆力、计算力减退，左鼻唇沟略浅，伸舌左偏，无舌肌萎缩及纤颤。左上肢近端肌力3-级，远端肌力3-级，左下肢近端肌力3-级，远端肌力2-级。左踝关节僵硬挛缩。左侧指鼻试验、轮替试验、跟膝胫试验笨拙BCR（L+++，R++），TCR（L+++，R++），PTR（L+++，R++），ASR（L+++，R++），Babinski征（L+，R-）。舌质黯红，苔白腻，脉滑无力。入院后中医诊断为中风-中经络（气虚血瘀证），西医诊断为脑梗死、高血压3级（极高危）。入院时存在的主要功能障碍为左侧肢体运动功能障碍、构音障碍、日常生活活动能力障碍、左踝关节肌张力障碍。康复评

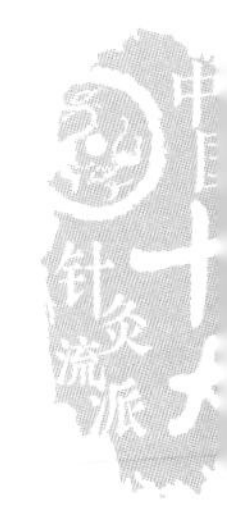

定的具体评分：改良Barthel指数40分（二便20分、修饰5分、如厕0分、吃饭5分、转移5分、活动5分、穿衣0分、洗澡0分、上楼梯0分）；Berg平衡量表：36分；Fugl-Meyer运动功能评分：上肢42分，下肢22分。左踝Ashworth评分2分。Brunnstrom分期：左上肢Ⅱ期，手Ⅱ期，下肢Ⅲ期。

入院后行眼针、体针相结合的综合针刺治疗及眼针运动疗法每日1次。体针取血海、曲池、太冲、足三里、三阴交（均双侧），眼针运动疗法具体操作方法如下：眼针取双侧上焦区、下焦区、肾区、肝区，确定眼针穴位后，常规消毒皮肤，以左手拇、食指固定穴区皮肤，右手用小镊子夹住针柄，在穴区距眶内缘2mm处由该区始点向该区终点方向，沿皮下将针刺入5～8mm，轻按针柄，患者有酸麻胀重的得气感后，在露在外面的针身和针柄下的皮肤表面之间，粘贴一小块胶布，然后再用一块较前稍大的胶布覆盖在针上以保护针身固定在皮内，避免因运动将针刮碰。随后在眼针留针同时进行如下康复训练。康复评定后嘱患者保持良肢位摆放，行运动疗法日2次、偏瘫肢体综合训练日2次以改善上下肢运动功能。主要应用Bobath技术，因患肢有一定的主动运动能力，故力量训练采用助力运动和主动运动为主，同时训练患者的坐站转移训练和站立位平衡训练。行作业疗法日1次、关节松动训练日1次、手功能训练日1次以改善患者上肢的精细活动和协调能力。具体采用渐进的抗阻训练和离心收缩训练。对左踝关节采用等速肌力训练日2次以维持并扩大关节活动度，缓解痉挛。行减重支持系统训练日2次以减轻下肢的负重，使得患者能早期接受步行训练，更快地改善下肢运动功能。在康复训练的过程中予抗血小板聚集（阿司匹林肠溶片 0.1g/ 日口服）、降脂（阿托伐他汀钙片 20mg/ 日口服）、降压（马来酸左旋氨氯地平片 5mg/ 日口服）、中药益气活血通络（消栓肠溶胶囊 0.4g，3 次 / 日口服）等对症治疗。行雷火灸以培补气血（取双侧风池、足三里）。患者治疗 1 个月后运动功能及日常生活活动能力均有所改善，Barthel 指数 50 分（二便 20 分、修饰 5 分、如厕 5 分、吃饭 5 分、转移 5 分、活动 5 分、穿衣 5 分、洗澡 0 分、上楼梯 0 分）；Berg 平衡量表：42 分；Fugl-Meyer 运动功能评分：上肢 50 分，下肢 28 分；左踝 Ashworth 评分 1 分；Brunnstrom 分期：左上肢Ⅳ期，手Ⅳ期，下肢Ⅳ期。后经随访了解到患者仍在家中行家庭康复，目前日常生活基本自理，有坚持进行康复治疗的意愿。

医案解读

患者晨起时无明显诱因出现肢体无力，言语謇涩。不伴猝然昏倒、不省人事。起病突然，符合中风之“如矢石之中的，若暴风之急速”的病势特点，结合影像学检查，中西医诊断明确。患者老年女性，肝肾阴虚，气血不足为本，气虚无力行血则血瘀，肝肾亏虚，风阳内动，风痰瘀阻经络，则见偏身不用，言语謇涩，舌质黯红，气血不充，脉虚无力。入院后西医予常规治疗，中医予消栓肠溶胶囊口服（主要组成为补阳还五汤）。予针刺结合康复治疗方案。头针、体针均留针 30 分钟。应用眼针运动疗法，穴区内留针延长针刺时间，在康复运动中加强刺激，促进患

者肢体功能恢复。因患者刚渡过急性期，属于早期康复的范畴，这个时期要着重强调良肢位的摆放，做好并发症的预防，为接下来的康复治疗打好基础，当患者的功能有一定恢复，肢体可以抬离床面后，就应该强调主动康复，比如强制性使用患侧肢体完成一些力所能及的日常活动，只有让患者脱离对他人和辅助器具的依赖，才能更迅速地恢复功能。左侧踝关节的痉挛对步行能力的预后影响较大，故应尽快缓解痉挛，等速肌力训练是一种以不变的角速度进行关节活动的运动方式，通过被动缓慢的等速运动，使踝关节得到了牵伸，并减轻了关节周围的肌张力。通过治疗患者的改良 Barthel 指数、Berg 平衡量表及 Fugl-Meyer 运动功能评分均增加。对减轻其家庭负担意义重大。因患者有高血压病史，血管条件较差，随时有再次卒中的可能，患者在康复过程中要严格管控血压，加强二级预防，平时避免情绪过激，多饮水，保持大便通畅，避免卒中复发。

【验案二】

患者王某，男，77 岁，以“左侧半身不遂，语言謇涩 13 天”为主诉于 2016 年 11 月 9 日入院。该患者于 10 月 27 日无明显诱因出现左侧半身不遂，语言謇涩症状。当时无意识障碍症状，就诊于营口当地经济技术开发区第二人民医院，查头 CT 提示两侧基底节及侧脑室旁见多个点状和小片状低密度影，提示多发性脑梗死。后就诊于沈阳军区总医院，经抗血小板聚集、营养脑细胞治疗病情稳定并出院。今日为求系统化中西医结合治疗来我院门诊，由门诊收入我疗区。现症见：左侧半身不遂，语言謇涩，偶有饮水呛咳，脾气暴躁，饮食可，睡眠可，二便正常。患者既往高血压病病史 20 年，血压最高 210/110mmHg，近期口服苯磺酸氨氯地平片，血压控制可，冠心病病史 20 年，2014 年行心脏搭桥手术，现仍口服欣康以扩冠。否认糖尿病病史。

入院时左侧半身不遂，语言謇涩，偶有饮水呛咳，脾气暴躁，饮食可，睡眠可，二便正常。查体：生命体征平稳，记忆力、计算力减退，语言不利，左侧上肢近端肌力 2 级，远端肌力 2 级，肌张力略减低，左侧下肢近端肌力 3 级，远端肌力 3 级，肌张力正常，双侧腱反射正常，踝阵挛阴性，双侧痛觉正常，双侧深感觉正常。入院诊断：中医诊断为中风 - 中经络（风阳上扰证）。西医诊断为脑梗死、高血压病 3 级（极高危）、冠状动脉粥样硬化性心脏病。入院康复评定：改良 Barthel 指数：45 分；MMSE：30 分；Fugl-Meyer 运动功能评分：上肢 27 分，下肢 22 分；偏瘫侧上田敏式评价：上肢 1 ~ 5 充分，6 ~ 10 不充分；下肢 1 ~ 8 充分，9、10 不充分；Brunnstrom 分期：左侧上肢Ⅳ期，手Ⅴ期，下肢Ⅳ期；偏瘫上肢能力评价：3 级；Berg 平衡量表：30 分；Hoffer 步行能力：4 级；洼田饮水试验：Ⅲ级。

入院后，行运动疗法每日 1 次，偏瘫肢体综合训练每日 1 次，采用 Bobath 技术进行训练。以被动运动和助力运动为主。作业疗法每日 1 次，手功能训练每日 1 次，关节松动训练每日 1 次，治疗以增强力量的练习为主，诱发上肢和手的分离运动以改善手功能和日常生活能力。等速肌力训练每日 2 次，主要针对下肢进行髋、膝、踝关节的助力活动。减重支持系统训练每日 1 次用来

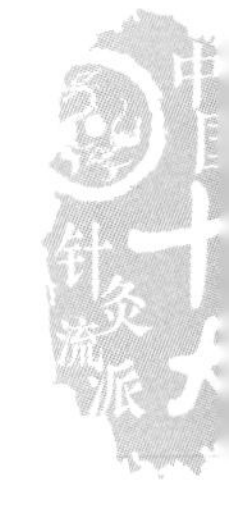

抵消重力的负担，让下肢更早地进行步行训练。行吞咽功能训练每日 1 次，电子生物反馈疗法每日 2 次以改善吞咽功能。针刺治疗每日 1 次，采用眼针、体针相结合的综合治疗方法。其中眼针取穴：双侧上焦区、下焦区、心区。体针取廉泉、百会、双合谷、双足三里、双三阴交。体针留针 30 分钟，继续保留眼针，同时进行上述康复训练。予抗血小板聚集治疗（阿司匹林肠溶片 0.1g 晚 1 次口服），降压治疗（苯磺酸氨氯地平片 5mg 日 1 次口服），扩冠治疗（单硝酸异山梨酯 40mg 日 1 次口服）。

治疗后患者左侧半身不遂情况好转，能在保护下缓慢步行，语言沟通能力明显好转，能正常进行日常交流。偶有饮水呛咳，但可安全地缓慢进食进水，可保证营养摄入的充足。饮食可，睡眠可，二便正常。查体：生命体征平稳，记忆力、计算力减退，语言不利，左侧上肢近端肌力 3 级，远端肌力 3 级，肌张力略减低，左侧下肢近端肌力 4+ 级，远端肌力 4 级，肌张力正常，双侧腱反射正常，踝阵挛阴性，双侧痛觉正常，双侧深感觉正常。左侧指鼻试验欠稳准，Babinski 征（左 + 右 -）。改良 Barthel 指数：60 分；MMSE：40 分；Fugl-Meyer 运动功能评分：上肢 37 分，下肢 28 分；偏瘫侧上田敏式评价：上肢 1 ~ 5 充分，6 ~ 10 不充分；下肢 1 ~ 8 充分，9、10 不充分；Brunnstrom 分期：左侧上肢Ⅴ期，手Ⅴ期，下肢Ⅳ期；偏瘫上肢能力评价：3 级；Berg 平衡量表：40 分；Hoffer 步行能力：4 级；洼田饮水试验：Ⅱ级。

患者治疗 1 个月后病情好转出院，后随访了解到患者保守治疗后病情恢复稳定。

医案解读

患者为基底节梗死患者，中风后影响到语言、吞咽及肢体运动功能，既往基础疾病较多，早期行眼针带针康复，患者在治疗中对于眼针的得气状态较敏感，自述眼针施针后感觉到酸麻感，并觉得如触电感从眼睛传到腿部，便感觉腿部力量增加，且家属在带针康复过程中经常按摩针刺部位，不断地持续刺激穴位，因此康复的效果很明显。患者发病初期，尚属于软瘫状态，运动疗法的重点是尽快诱发正常肌张力的恢复和肌力的提高，使患者尽快进行主动活动，避免痉挛状态的出现，通过早期积极地康复，患者并没有出现联合反应和共同运动，直接过渡到分离运动的出现，大大缩短了康复的时间，实现了快速康复。患者的言语不利表现为构音障碍，并伴有吞咽障碍，是由于双侧大脑半球多发梗死导致的假性球麻痹引起的。在进行吞咽训练的同时，配合电子生物反馈疗法，也大大提高了疗效。

【验案三】

患者付某，男，51 岁，以“左侧肢体活动不利 13 天”为主诉，由门诊以“中风”之诊断收入我疗区。患者于 2016 年 5 月 12 日无明显诱因出现左侧肢体活动不利，小便失禁，呕吐 1 次，呕吐物为胃内容物。急送陆军总院查头 CT 示右侧基底节区脑出血，经住院手术治疗后病情平稳。为求中西医结合康复治疗来我院门诊就诊，由门诊收入我疗区。患者既往高血压病病史 10 余年，血压最高 220/150mmHg，现口服拜新同、傲坦。糖尿病

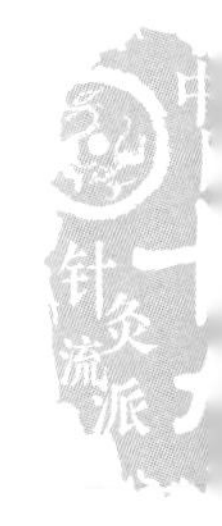

病史 10 余年，现口服二甲双胍、格列美脲，血糖控制尚可。

入院时左侧肢体活动不利，查体见神志清楚，语言流利，理解力、定向力、计算力、记忆力正常，视力、听力粗测正常，双眼睑无下垂，双侧眼球向各方向运动充分，无眼震，双侧瞳孔等大正圆，直径约 3mm，对光反射灵敏。颈强（-），Kernig 征（-），Brudzinski 征（-）。左上肢肌力 2 级，左下肢肌力 3 级，右上肢肌力 5 级，右下肢肌力 5 级。四肢肌张力、肌容积正常。右侧肢体指鼻试验、跟膝胫试验稳准，左侧不能完成。BCR（L++，R++），TCR（L++，R++），PTR（L++，R++），ASR（L++，R++），Babinski 征（L-，R-）。舌质红，苔黄，脉弦。入院诊断：中医诊断：中风 - 中经络（风阳上扰证），西医诊断：①脑出血；②高血压病 3 级（极高危）；③ 2 型糖尿病。入院时存在的主要功能障碍是左侧运动功能障碍、日常生活活动能力障碍。入院时康复评定的具体评分：MMSE：29 分；改良 Barthel 指数：30 分；Fugl-Meyer 运动功能评分：上肢 20 分，下肢 22 分；Berg 平衡量表：4 分；Brunnstrom 分期：左侧上肢 I 期，手 I 期，下肢 I 期。

行眼针、体针相结合的综合针刺治疗及眼针运动疗法每日 1 次。体针取头维、肝俞、脾俞、足三里、血海（均双侧），留针 30 分钟后起针。眼针运动疗法具体操作方法如下：眼针取双侧上焦区、下焦区，确定眼针穴位后，常规消毒皮肤，以左手拇、食指固定眼区穴位皮肤，右手用小镊子夹住针柄，采用平刺法在眼针穴区距眶内缘 2mm 处由该区始点向该区终点方向，沿皮下将针刺入 5 ~ 8mm，不必行针，在露在外面的针身和针柄下的皮肤表面之间，粘贴一小块胶布，然后再用一条较前稍大的胶布覆盖在针上以保护针身固定在皮内，避免因运动将针刮碰，随后进行各项康复训练。康复治疗包括行运动疗法日 1 次、偏瘫肢体综合训练日 1 次、作业疗法日 1 次、关节松动日 1 次、等速肌力训练日 2 次、电动起立床日 1 次。做运动疗法时上肢以主动辅助运动为主，用来增强肌力和改善肢体功能。下肢以主动运动和抗阻运动为主。作业疗法训练手的抓握、上肢的控制，诱发分离运动。康复治疗的同时给予降压（奥美沙坦酯片 20mg，每日 1 次）、降糖（盐酸二甲双胍片 0.5g，每日 3 次，格列美脲片 2mg，每日 3 次）药物治疗。

患者治疗后运动功能及日常生活活动能力均有所改善，能在一人辅助下行走，能独立进食、少量帮助下穿衣，独立坐站转移。出院时康复评定的具体评分：MMSE：29 分；改良 Barthel 指数：60 分；Fugl-Meyer 运动功能评分：上肢 32 分，下肢 26 分；Berg 平衡量表：18 分；Brunnstrom 分期：左侧上肢 I 期，手 I 期，下肢Ⅳ期。

医案解读

患者为脑出血，病情刚刚平稳即进行早期康复，此时的训练重点在保持关节活动度，避免肌肉萎缩，经眼针带针康复治疗，左侧运动功能障碍较前恢复、日常生活活动能力障碍较前改善。患者早期恢复迅速，在颅内血肿吸收并保证血压的稳定后，可逐渐增加康复训练量，鼓励多进行主动运动，训练重点应放在增强

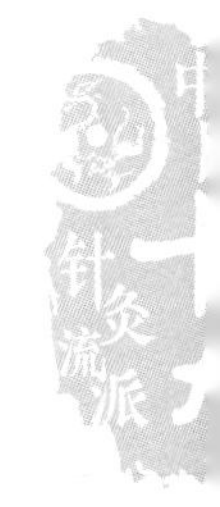

肌力，通过增加作业活动的频率来增强耐力，训练中避免跌倒。患者目前应做好脑卒中的二级预防，监测血压，保持排便通畅，避免情绪激动，避免因高血压而再次出现脑出血。

【验案四】

患者高某，男，49岁，以“右半身不遂13天”为主诉，由门诊以“中风”之诊断收入我疗区。患者于2016年5月28日和2016年6月1日无明显诱因2次突发言语不能，当时无肢体活动不利症状，无头晕头痛，无意识不清，无恶心呕吐，无二便失禁，症状持续约3～5分钟，未治疗，自行缓解。2016年6月5日、6月6日患者再次出现语言不利伴右上肢活动不利，经彰武县医院、阜新市中心医院诊断为脑梗死，静点药物治疗（具体药物不详）。患者6月7日—6月9日于沈阳市第二中医院治疗过程中症状较前加重，出现右手持物不能，行走不能，转入沈阳军区总医院治疗，经住院对症治疗（具体药物不详），出院后遗有右侧肢体活动不利，言语不利，为求中西医结合治疗来我院。患者高血压病病史10余年，收缩压最高180mmHg，现口服玄宁，血压控制稳定。

入院时吐字不清，右侧肢体活动不利，上肢不能持重物，行走不稳，查体见神志清楚，言语不清，属构音障碍，理解力、定向力、记忆力、计算力正常，视力、听力粗测正常，双眼睑无下垂，双侧眼球向各个方向运动充分，无眼震，双侧瞳孔等大正圆，直径约3mm，对光反射灵敏。颈软，无抵抗，Kernig征（-），Brudzinski征（-）。左侧肢体肌力5级，右上肢近端肌力 4 级，远端肌力 4 级，右下肢近端肌力 4 级，远端肌力 4 级。四肢肌张力、肌容积正常。右侧指鼻试验、轮替试验、跟膝胫试验欠稳准，左侧稳准。BCR（L++，R++），TCR（L++，R++），PTR（L++，R++），ASR（L++，R++），Babinski 征（L-，R+）。舌质红，苔黄，脉弦。入院诊断：中医诊断：中风 - 中经络（风阳上扰证），西医诊断：①脑梗死；②高血压病 3 级（极高危）。入院时存在的主要功能障碍是右侧运动功能障碍、日常生活活动能力障碍、构音障碍。康复评定的具体评分：改良 Barthel 指数：75 分；Fugl-Meyer 运动功能评分：上肢 40 分，下肢 22 分；Berg 平衡量表：40 分；Brunnstrom 分期：左侧上肢Ⅳ期，手Ⅳ期，下肢Ⅳ期。

康复评定后予运动疗法日 1 次、偏瘫肢体综合训练日 1 次以改善运动功能。训练内容以诱发分离运动，增强力量及耐力为主。行作业疗法日 1 次、关节松动日 1 次、手功能训练日 1 次以改善上肢功能和日常生活活动能力。训练内容以上肢及手指的精细运动和日常活动为主。行平衡训练日 1 次、减重治疗日 2 次、等速肌力训练日 2 次以改善平衡能力和下肢步行能力。训练内容包括平衡训练仪上的重心转移和控制训练，抵消重力时的步行训练，右侧上下肢的等速肌力训练。行构音训练日 1 次、电子生物反馈疗法日 1 次以改善构音障碍。行眼针、体针相结合的综合针刺治疗及眼针运动疗法每日 1 次。体针取：太阳、肝俞、三阴交、足三里、太冲（均双侧），留针 30 分钟后起针。眼针运动疗法具体操作方法如下：眼针取双侧上焦区、下焦区，确定眼针穴位

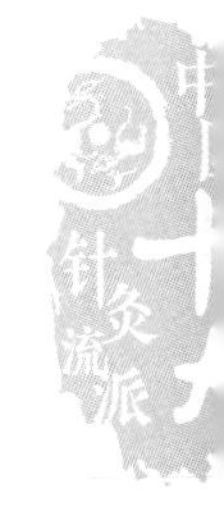

后，常规消毒皮肤，以左手拇、食指固定眼区穴位皮肤，右手用小镊子夹住针柄，采用平刺法在眼针穴区距眶内缘 2mm 处由该区始点向该区终点方向，沿皮下将针刺入 5 ~ 8mm，不必行针，在露在外面的针身和针柄下的皮肤表面之间，粘贴一小块胶布，然后再用一条较前稍大的胶布覆盖在针上以保护针身固定在皮内，避免因运动将针刮碰，随后进行各项康复训练。康复治疗期间给予控制血压（马来酸左旋氨氯地平片 2.5mg，每日 1 次）、抗血小板聚集（硫酸氢氯比格雷片 75mg，每日 1 次；阿司匹林肠溶片 0.1g，每日 1 次）、稳定斑块（阿托伐他汀钙片 20mg，每日 1 次）药物治疗。

患者治疗后运动功能及日常生活活动能力均有所改善，能安全地独立行走，能完成进食、穿衣、梳洗、如厕等日常活动，生活基本自理。出院时康复评定的具体评分：改良 Barthel 指数：80 分；Fugl-Meyer 运动功能评分：上肢 56 分，下肢 28 分；Berg 平衡量表：48 分；Brunnstrom 分期：左侧上肢Ⅳ期，手Ⅳ期，下肢Ⅳ期。

医案解读

患者刚刚渡过脑梗死急性期，按照恢复早期的康复原则进行系统康复训练，再经眼针带针康复治疗，右侧运动功能障碍较前恢复、日常生活活动能力障碍较前明显改善，日常交流无障碍，生活基本自理，做到了以较快的速度让患者获得最大程度的功能恢复。这都得益于康复及时介入，准确地评定，综合治疗和患者的积极配合。患者目前应做好脑卒中的二级预防，监测血压，保持排便通畅，控制训练强度，避免情绪激动，回家后可逐渐投入日常生活和职业生活。针对职业特点进行有目的的职业训练，不仅能减轻家庭和社会的负担，还能继续实现社会价值。

（四）诊后絮语

上述中风病例均为发病2周以内的急性期患者，经过早期的康复治疗和眼针针刺，在短时间内最大程度地恢复了功能，用事实证明了早期康复的重要性和眼针对于急性期患者的神奇疗效。现代康复的理念不仅强调早期康复，现在更加突出快速康复的重要性，对康复医师的要求不仅要治得好，还得让患者好得快，眼针疗法的早期介入就做到了这点，也为患者家庭和社会减轻了大量的经济负担。

二、中风病恢复期

（一）对中风病恢复期的认识

中风病恢复期是指发病2周（中脏腑可为1个月）至半年内，这个时期患者已经脱离生命危险，神志转清，气血平复，能稍进饮食，但仍遗留有半身不遂、肢体麻木不仁、口舌歪斜、言语謇涩等症，影响患者的生活质量，给家庭和社会带来沉重的负担。此期患者的证型以风痰瘀阻、气虚血瘀和肝肾亏虚为主，中医治疗应采用针药结合的方法，可以提高疗效。中药处方原则为标本兼治或先治标，再治本。治标应以搜风化痰，行瘀通络为主。治本应以培补气血，滋养肝肾为主。在进行眼针治疗时，除了基础

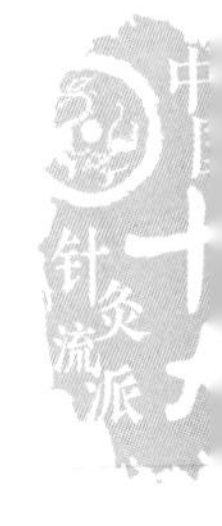

的穴位上焦区、下焦区外，还应选用肝区、肾区。

（二）眼针运动疗法治疗中风病恢复期的方案和操作要求

参考眼针运动疗法操作规范部分。

（三）典型验案

【验案一】

脑干出血术后 2 个月康复。

患者李某，男，60 岁，退休工人，右利手，以“右半身不遂、左面部麻木板滞伴言语謇涩 2 个月”为主诉于 2017 年 7 月 14 日入院。2 个月前患者突发呕吐，呕吐物为胃内容物，随即意识不清，此后呕吐咖啡色胃内容物，发病 6 个小时后被送往沈阳医学院附属奉天医院救治，当时中度昏迷，GCS 评分 7 分，患者不能睁眼，口中能发出声音，但无意义，双侧瞳孔等大正圆，直径 2mm，对光反射消失，双侧 Babinski 征阳性。头 CT 示脑干出血，脑内梗死及缺血性改变，脑白质疏松，脑萎缩。诊断为“脑干出血、应激性溃疡”，予以止血、脱水、降颅压、营养脑神经等对症治疗，发病第 6 天在局麻下行气管切开术，发病 10 天后复查头 CT 示脑干出血破入脑室，继续对症治疗及翻身叩背吸痰处理。治疗 44 天后患者病情趋于稳定，意识逐渐恢复，予以拔除气管插管及胃管，但仍遗留有右侧肢体运动功能障碍、构音障碍，日常生活活动能力较差，为求进一步中西医结合康复治疗来我院。患者既往有高血压病史 5 年，最高 160/100mmHg，平时口服替米沙坦片 80mg/ 日以控制血压，血压控制平稳。

入院时右侧肢体活动不利，上肢不能持物，不能下地行走，左侧周围性面瘫，左面部无汗，痛觉减退，右侧肢体及躯干痛觉减退，双眼视物成双，左眼向鼻侧凝视，说话吐字不清。查体见神志清楚，构音欠清，左眼睑不能闭合，左眼球外展运动受限，左鼻唇沟浅，伸舌右偏，右侧上肢肌力 3 级，右侧下肢肌力 3-级，右侧肱三头肌肌张力 2 级，双下肢肌萎缩。右侧指鼻试验、轮替试验、跟膝胫试验笨拙，左面部、右侧肢体及躯干痛温觉差，左侧膝反射、踝反射活跃，双侧 Babinski 征阳性。舌质黯红，苔薄白，脉细。入院后中医诊断为中风 - 中经络（阴虚风动证），西医诊断为脑干出血恢复期、高血压病 2 级（极高危）。入院时存在的主要功能障碍是右侧运动功能障碍、构音障碍、左面部及右侧肢体躯干痛觉障碍、日常生活活动能力障碍。康复评定的具体评分：改良 Barthel 指数 40 分（二便 20 分、修饰 5 分、如厕 0 分、吃饭 5 分、转移 5 分、活动 5 分、穿衣 0 分、洗澡 0 分、上楼梯 0 分）；Berg 平衡量表：3 分；Fugl-Meyer 运动功能评分：上肢 8 分，下肢 13 分；Brunnstrom 分期：左侧上肢Ⅲ期，手Ⅲ期，下肢Ⅳ期。

入院康复评定后行运动疗法每日 1 次，训练包括抗痉挛体位摆放，床上翻身、坐起训练，当患者运动能力提高后，进行坐位平衡训练。等速肌力训练日 1 次以改善下肢过高的肌张力；行电动起立床训练日 1 次使患者逐渐适应站立体位，同时可预防骨质流失、肌肉萎缩和下肢静脉血栓形成；行作业疗法日 1 次、手

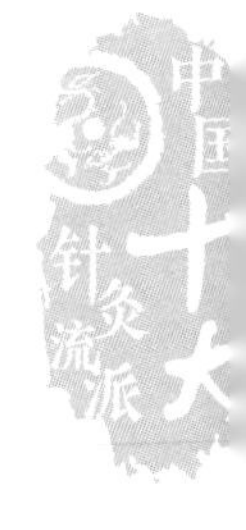

功能训练日 1 次以诱发上肢分离运动，促进手的精细活动恢复，提高日常生活活动能力；予构音训练及 Vatastim 治疗仪刺激局部发音器官以改善构音障碍。行眼针、体针相结合的综合针刺治疗及眼针运动疗法每日 1 次。体针取百会、廉泉、左侧阳白、左侧地仓、双侧合谷、神门、阴陵泉，留针 30 分钟后起针。眼针运动疗法具体操作方法如下：眼针取双侧上焦区、下焦区、心区、肝区，确定眼针穴位后，常规消毒皮肤，以左手拇、食指固定眼区穴位皮肤，右手用小镊子夹住针柄，采用平刺法在眼针穴区距眶内缘 2mm 处由该区始点向该区终点方向，沿皮下将针刺入 5 ~ 8mm，不必行针，在露在外面的针身和针柄下的皮肤表面之间，粘贴一小块胶布，然后再用一条较前稍大的胶布覆盖在针上以保护针身固定在皮内，避免因运动将针刮碰。随后进行各项康复训练。治疗期间给予降压（替米沙坦片 80mg/ 日）治疗。

患者治疗 1 个月后运动功能及日常生活活动能力均有所改善，改良 Barthel 指数 50 分（二便 20 分、修饰 5 分、如厕 5 分、吃饭 5 分、转移 5 分、活动 5 分、穿衣 5 分、洗澡 0 分、上楼梯 0 分）；Berg 平衡量表：3 分；Fugl-Meyer 运动功能评分：上肢 15 分，下肢 13 分；Brunnstrom 分期：左侧上肢Ⅳ期，手Ⅳ期，下肢Ⅳ期。但在出院前夕，患者自觉无力，反应迟钝，查头 CT 提示脑干左侧脑桥出血，紧急将患者转往沈阳军区总医院继续治疗。后经随访了解到患者采取保守治疗病情稳定，有再次进行康复治疗的意愿。

医案解读

患者为脑干出血恢复期，症状呈交叉性肢体瘫及痛温觉障碍，伴有构音障碍，经眼针带针康复治疗，患者肢体运动功能恢复较明显，左侧面瘫、痛温觉障碍及构音障碍仍较顽固，是康复过程中的难点。但与二级预防相比，这并非重点。因患者有高血压病史，血管条件较差，随时有再次卒中的可能，即使平时已经将血压控制达标，也不可避免的再次发生脑干出血，本人也深感遗憾。由此可见，再积极有效的康复治疗，也要以成功的二级预防作为基础，否则一切努力都是徒劳。脑出血患者在康复过程中要严格管控血压，训练强度不宜过大，平时避免情绪过激，保持大便通畅，这样才能尽可能地避免出血复发。

【验案二】

青年分水岭区梗死恢复期康复。

患者张某，男，27岁，以“右半身不遂、言语謇涩17天”为主诉于2015年1月3日收入院。入院18天前大量饮酒，并呕吐，17天前（2014年12月28日）夜间出现右侧上肢抬举费力，吐字不清，休息后无缓解，16天前（2014年12月29日）清晨步行到中国医科大学盛京医院行头CT示脑梗死，入院后出现右下肢无力，不能步行，并逐渐加重，完全不能活动，经抗血小板聚集等对症治疗后（具体药物及剂量不详）病情稳定，但仍遗留有右侧肢体活动不利，言语不利，为求中西医结合康复治疗来我院，收入我疗区系统治疗。发现高血压病17天，最高达170/120mmHg，目前口服拜新同30mg每日1次，代文

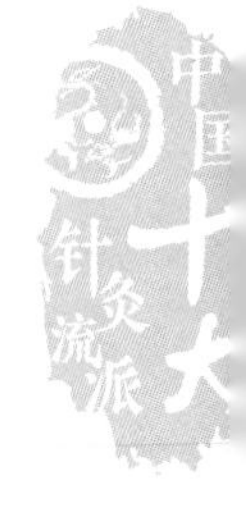

80mg 每日 1 次控制血压。否认糖尿病、冠心病病史，否认药物及食物过敏史。

入院时右侧肢体活动不利，呈软瘫状态，上肢完全不能抬举，手不能抓握，下肢不能抬起，不能独自站立，吐字不清，言语缓慢，偶有找词费力，饮食尚可、睡眠可、二便正常。查体见神志清楚，语言欠流利。听力可，复述可，偶有找词费力，理解力、定向力正常，记忆力、计算力减退，双侧视力、听力粗测正常，双眼睑无下垂，双侧眼球向各个方向运动充分，无眼震，双侧瞳孔等大正圆，直径约 3mm，对光反射灵敏。双鼻唇沟对称，软腭抬举有力，悬雍垂居中，伸舌居中，无舌肌萎缩及纤颤。颈软，无抵抗，Kernig 征（-），Brudzinski 征（-）。右上肢近端肌力 1 级，远端肌力 0 级，右下肢近端肌力 1 级，远端肌力 0 级，左侧肢体肌力 5 级。右侧肌张力 0 级，双下肢肌容积正常。右侧指鼻试验、轮替试验、跟膝胫试验不能完成，左侧正常。双侧面部、肢体、躯干浅感觉正常，右侧深感觉减退。BCR（L++，R+++），TCR（L++，R+++），PTR（L++，R+++），ASR（L++，R+++），Babinski 征（L-，R-）。舌质黯红，苔滑腻，脉弦滑。头 MRI 示（2014 年 12 月 30 日于中国医科大学盛京医院）：左侧分水岭区多发梗死灶。入院后中医诊断为中风 - 中经络（风阳上扰证），西医诊断为脑梗死恢复期、高血压病 3 级（极高危）。入院时存在的主要功能障碍是右侧肢体运动功能障碍、言语障碍、认知功能障碍。康复评定具体评分：Barthel 指数：20 分；改良 Ashworth：右侧上肢 1+ 级，下肢 0 级；Fugl-Meyer：

8分; Brunnstrom分期：右侧上肢Ⅰ期，手Ⅰ期，下肢Ⅱ期; Berg平衡量表: 3分；洼田饮水试验：Ⅰ级。

入院康复评定后行运动疗法日1次，偏瘫肢体综合训练日1次以改善肢体运动功能。治疗内容包括良肢位摆放，肌张力的诱发，关节被动活动。作业疗法日1次，手功能训练日1次以改善上肢的功能，提高日常生活能力。行电动起立床每日1次使患者尽早适应站立位，角度从30°开始逐渐增加，直至85°。行低频电治疗（右肩、右上臂伸肌群、右前臂背伸肌群、右足背屈肌群）每日1次以促进患肢的肌群被动收缩。行言语治疗每日1次，认知知觉功能障碍训练每日1次，电子生物反馈疗法每日1次以促进语言功能及认知功能恢复。行眼针、头针、体针相结合的综合针刺治疗及眼针运动疗法每日1次。体针取百会、神庭、本神（双侧）、右侧肩髃、曲池、手三里、外关、合谷、通里、梁丘、足三里、上巨虚、下巨虚、昆仑、解溪、申脉、三阴交、太冲、地机，留针30分钟后起针。头针：顶颞前斜线、枕旁线，留针30分钟后起针。眼针运动疗法具体操作方法如下：眼针取双侧上焦区、下焦区、心区、脾胃区。确定眼针穴位后，常规消毒皮肤，以左手拇、食指固定眼区穴位皮肤，右手用小镊子夹住针柄，采用平刺法在眼针穴区距眶内缘2mm处由该区始点向该区终点方向，沿皮下将针刺入5 ~ 8mm，不必行针，在露在外面的针身和针柄下的皮肤表面之间，粘贴一小块胶布，然后再用一条较前稍大的胶布覆盖在针上以保护针身固定在皮内，避免因运动将针刮碰。随后进行各项康复训练。予中药汤剂平肝潜阳，引

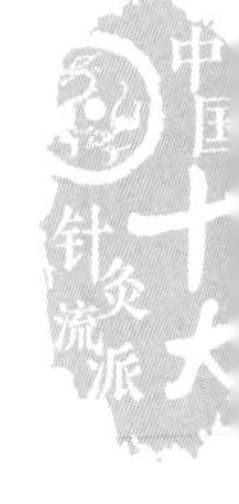

血下行，处方如下：

钩藤 15g	菊花 15g	桑叶 10g	牛膝 30g
石决明 20g	黄芩 15g	桑枝 10g	伸筋草 15g
鸡血藤 30g	赭石 20g	鸡内金 15g	炙甘草 10g

予抗血小板聚集（阿司匹林肠溶片 100mg/ 日），控制血压（硝苯地平控释片 30mg 每日 1 次，缬沙坦胶囊 80mg 每日 1 次），稳定斑块（阿托伐他汀钙片 20mg 每日 1 次），改善微循环（丁苯酞软胶囊 0.2g 每日 2 次）药物治疗。

患者经治疗后右侧肢体肌张力已引出，右肩可触及肌肉收缩，肘关节被动伸展有轻微阻力，下肢可微微屈膝，可保持屈膝位立于床面，吐字较前清晰，言语缓慢，偶有找词费力，易出汗，饮食、睡眠、二便正常。查体：BP：120/80mmHg，神志清楚，自发言语欠流利，听力可，复述可，偶有找词费力，记忆力、计算力减退，右上肢近端肌力 1 级，远端肌力 0 级，右下肢近端肌力 2- 级，远端肌力 0 级。右侧屈肘肌群肌张力 1 级，双下肢肌容积正常。右侧指鼻试验、轮替试验、跟膝胫试验不能完成。右侧深感觉减退。BCR（L++，R+++），TCR（L++，R+++），PTR（L++，R+++），ASR（L++，R+++），Babinski 征（L-，R-）。舌质淡红，边有齿痕，苔薄黄，脉弦。出院时再次进行康复评定，具体评分为：Barthel 指数：40 分；改良 Ashworth：右侧上肢 1 级，下肢 0 级；Fugl-Meyer：20 分；Brunnstrom 分期：右侧上肢Ⅱ期，手Ⅱ期，下肢Ⅱ期；Berg 平衡量表：8 分；洼田饮水试验：Ⅰ级。

医案解读

患者为青年分水岭脑梗死。脑分水岭梗死（CWSI），是指相邻血管供血区之间分水岭区或边缘带的局部缺血。多由脑动脉狭窄并出现血流动力学异常所致。最常见的发病部位是大脑中动脉与后动脉之间的分水岭区，其次为大脑前、中动脉之间，大脑前、中、后动脉之间，偶见于基底节、侧脑室旁白质及小脑。皮质前型：是大脑前与大脑中动脉供血区的分水岭脑梗死，位于额中回，呈带状或楔形。临床表现为以上肢为主的中枢性偏瘫及偏身感觉障碍，一般无面舌瘫，可有情感障碍、强握反射和局灶性癫痫。主侧病变可出现经皮层运动性失语，双侧病变出现四肢瘫及智能障碍或痴呆等。皮质后型：是大脑中与大脑后动脉或大脑前中后动脉皮层之间的分水岭区。病灶位于顶枕颞交界区，以偏盲最常见，多以下象限盲为主。皮质性感觉障碍、偏瘫轻微或无。约 1/2 病例有情感淡漠，可有记忆力减退和 Gerstmann 综合征（角回受损）。主侧病变出现认字困难和经皮层感觉性失语，非主侧偶见体象障碍。皮质下型：是大脑前中后动脉皮层支与深穿支间或大脑前动脉回返支（Heubner 动脉）与大脑中动脉的豆纹动脉间的分水岭区。梗死病灶位于大脑深部，白质壳核、尾状核等处，可出现纯运动性轻偏瘫或（和）感觉障碍、不自主运动等。头 CT 常可见梗死灶呈带状或楔形低密度影，底边靠外，尖端朝内。头 MRI 的 T_1 呈低信号，T_2 呈高信号，并能明确显示梗死部位和形状。对于脑分水岭梗死的治疗与血栓性脑梗死相同，并要积极治疗原发病，治疗过程中需密切关注血压波动，避免血压过高或过低。

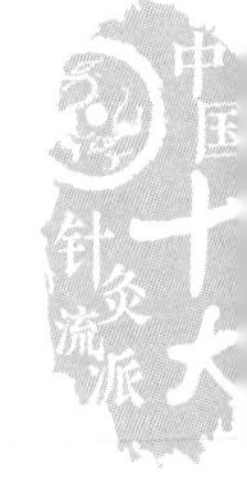

患者突发半身不遂，舌强语謇，舌质红，苔薄黄，脉弦滑。四诊合参，证属平素熬夜，耗伤阴血，肝血亏虚，阴虚不能制阳，肝阳化风，上扰头窍，气血上攻于脑，而致半身不遂，言语謇涩等症。病为中风－中经络，证属风阳上扰。病位在脑，与肝相关。治宜平肝潜阳，滋阴息风。中风的形成有多种原因，但基本病机总属阴阳失调，气血逆乱。《中风斠诠·中风总论》："《素问》之言中风，非不明析，然皆外因之病。景岳所谓风邪中人，本皆表证，《内经》诸风，皆指外邪，故无神魂昏愦、痰壅僵仆、瘫痪抽搐等证……若内因之昏愦猝仆者，《素问》自有大厥、薄厥等条，而并不谓之中风……不谓《甲乙经》以击仆偏枯、猝然暴死指为偏中邪风，而《金匮》之中风篇，又以㖞僻不遂、身重不仁、昏不识人、舌强吐涎指为贼邪之在经、在络、入腑、入脏，于是内风暴动之病，皆指为外感之邪风，乱《素问》之例……盖至是而中风之病名，乃专属于㖞僻不遂、昏愦暴仆之证。"中风为眼针治疗的优势病种之一，包括针刺同时或针刺之后或在针刺之前运动患部。眼针操作取穴为主穴（上焦区、下焦区）；配穴：肝肾阴虚型加肝区、肾区，痰瘀阻络型加脾区、心区，言语障碍加心区，抑郁加肝区等。针具选用毫针或眼针疗法针具。刺法多选用平刺，即在相应眼穴区距眶缘内缘 2mm 处平刺，由该区始点向该区终点方向，刺入 5 ~ 7mm。治疗每日 1 次，4 周为 1 个疗程。康复治疗初期的目的是促进肌张力和肌力的恢复，维持关节活动度，预防肌萎缩、下肢静脉血栓、压疮等并发症的出现，为下一步的康复治疗奠定基础。电动起立床训练可使患者适应立位，防止体位性低血压和骨质疏松，并能提高患者的自信心，缓解刚发病时的焦虑。早期良肢位的正确摆放，还能防止异常的肌张力升高，形成正确的运动模式。眼针运动疗法在早期康复治疗中发挥着重要作用。而且眼针针刺部位在眼部，对肢体无任何不良的刺激，不会诱发异常运动的出现。是安全、有效的疗法。

【验案三】

脑卒中后左侧偏侧忽略合并肩－手综合征。

患者王某，男，74岁，以“左半身不遂1个月”为主诉，于2014年9月12日收入我院。1个月前坐火车时突发左半身不遂，口角麻木，当时无意识障碍，无头痛，无恶心呕吐，症状进行性加重，急送“新民市医院”查头CT排除出血性卒中，后转往中国医科大学附属第一医院行头CT示右侧脑梗死，经住院对症治疗（具体治疗过程不详），病情好转后出院，为求进一步治疗来我院。患者既往舌咽癌术后10余年；否认高血压病病史、糖尿病病史、冠心病病史。

入院时左侧肢体活动不利，偶有饮水呛咳，吐字不清，偶有头晕，偶有咳嗽、咳白痰，睡眠可，二便正常。查体见神志清楚，吐字不清，理解力、定向力正常，记忆力减退，视力、听力粗测正常，双眼睑无下垂，双侧眼球向各个方向运动充分，无眼震，双侧瞳孔等大正圆，直径约3mm，对光反射灵敏。鼻唇沟对称，软腭抬举无力，悬雍垂居中，伸舌左偏，左侧舌系带缩短，左侧无舌肌萎缩及纤颤。颈软，无抵抗，Kernig征（－），Brudzinski征（－）。右上肢近端肌力5级，远端肌力5级，右

下肢近端肌力5级，远端肌力5级，左上肢近端肌力1级，远端肌力1级，左下肢近端肌力1级，远端肌力1级。右侧肌张力、肌容积正常，左侧肌张力减低。左侧指鼻试验、轮替试验、跟膝胫试验不能完成，右侧稳准。左侧面部、肢体、躯干痛温觉减弱，左侧位置觉减弱。BCR（L+++，R++），TCR（L+++，R++），PTR（L+++，R++），ASR（L+++，R++），Babinski征（L+，R-）。舌红少苔，脉弦。头CT示（2014年8月于中国医科大学附属第一医院）：右侧脑梗死。入院后中医诊断为中风-中经络（风阳上扰），西医诊断为脑梗死（恢复期）、舌咽癌术后。

入院后行运动疗法每日1次，包括床上翻身坐起训练，坐位平衡训练，后期进行床轮椅转移训练和下肢负重练习。作业疗法每日1次，手功能训练每日1次以改善上肢及手的精细运动。电动起立床每日1次以使其适应站立位，予气压治疗（左上、下肢）、低频电疗（左上臂、左前臂、左小腿、左大腿）每日1次以促进肢体运动，增强肌力并防止肌肉萎缩和下肢深静脉血栓形成。行眼针、头针、体针相结合的综合针刺治疗及眼针运动疗法每日1次。头针取右侧运动区，留针30分钟后起针。体针取风池（双）、血海（双）、合谷（双）、足三里（双）、太冲（双），留针30分钟后起针。眼针运动疗法具体操作方法如下：眼针取双侧肝区、肾区、上焦区、下焦区，确定眼针穴位后，常规消毒皮肤，以左手拇、食指固定眼区穴位皮肤，右手用小镊子夹住针柄，采用平刺法在眼针穴区距眶内缘2mm处由该区始点向该区终点方向，沿皮下将针刺入5～8mm，不必行针，在露在外面的针身和针柄下的皮肤表面之间，粘贴一小块胶布，然后再用一条较前稍大的胶布覆盖在针上以保护针身固定在皮内，避免因运动将针刮碰。随后进行各项康复训练。治疗期间予抗血小板聚集（阿司匹林肠溶片 100mg/ 日口服）、稳定斑块（阿托伐他汀钙片 20mg/ 日口服）等治疗。

治疗过程中出现肩 - 手综合征，患者经治后左侧肢体活动不利减轻，上肢有肌肉收缩，下肢可在床上平移，可自行翻身。左肩疼痛略减轻，左手背肿胀减轻，偶有饮水呛咳，吐字不清，左偏身忽略减轻，可注意到左侧的言语刺激。无咳嗽，睡眠可，二便正常。查体：神志清楚，吐字不清，理解力、定向力正常，记忆力减退，视力、听力粗测正常，双眼睑无下垂，双侧眼球向各个方向运动充分，无眼震，双侧瞳孔等大正圆，直径约 3mm，对光反射灵敏。鼻唇沟对称，软腭抬举无力，悬雍垂居中，伸舌左偏，左侧舌系带缩短，左侧舌体后部缺如，左侧无舌肌萎缩及纤颤。颈软，无抵抗，Kernig 征（-），Brudzinski 征（-）。右上肢近端肌力 5 级，远端肌力 5 级，右下肢近端肌力 5 级，远端肌力 5 级，左上肢近端肌力 1 级，远端肌力 1 级，左下肢近端肌力 2- 级，远端肌力 1 级。右侧肌张力、肌容积正常，左侧肌张力减低。左侧指鼻试验、轮替试验、跟膝胫试验不能完成，右侧稳准。左侧面部、肢体、躯干痛温觉减弱，左侧位置觉减弱。BCR（L+++，R++），TCR（L+++，R++），PTR（L+++，R++），ASR（L+++，R++），Babinski 征（L+，R-）。舌淡红，苔白，脉细。

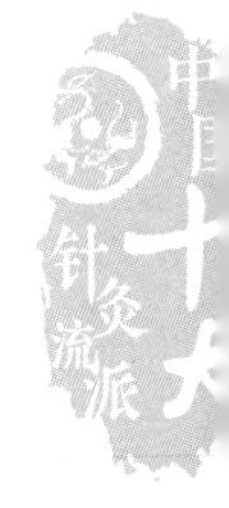

医案解读

患者为脑梗死恢复期，症状为左侧肢体活动不利，左肩略疼痛，左手背肿胀，偶有饮水呛咳，吐字不清，左偏身忽略。其中吐字不清属构音障碍，为舌咽癌术后所遗留。偏身忽略是中风的常见症状，由简单的偏侧视觉忽略到躯体失认或目光不到中线。单侧忽略：是脑损伤患者常见的一种行为综合征。它不是由于感觉或运动缺陷引起的，对病损半球对侧空间未知的或有意义的刺激不能报告、反应和定向，是脑损伤后常见的并发症之一。常表现为偏瘫患者对他瘫痪的半身不承认是自己的，而认为是别人的，如当把患者的左手放在他保留着的右侧视野中或放在他的右手上时，患者却说成是他人的手等。单侧忽略和同向偏盲不同，单侧忽略在视线随意活动时，对脑损害对侧的刺激忽略，视野检查可以正常或有缺损。而同向偏盲在固定视线时，不可能看到单侧视野。如左侧忽略和左侧同向偏盲都表现出看不见左边的事物，但两者是性质不同的障碍。左侧忽略患者无视野缺损，在视线能够自由移动的条件下对一侧的刺激表现出“视而不见”，左侧同向偏盲所表现出的视野缺损是由于视束和视中枢受损所致。为了能够看见缺损视野内的目标，左侧同向偏盲患者会主动将头转向左侧，左侧忽略的患者并不意识到问题的存在，因而无主动的转头动作。大部分研究认为单侧忽略与非优势半球的顶叶有关。也可由顶－枕－颞叶的交界部引起，此外额叶、枕叶、皮质下、基底节或丘脑均可发生。经过综合的康复训练，患者症状缓解，体现了眼针运动疗法的优势。

患者肩－手综合征早期，目前西医治疗主要以口服止痛药物为主，常用药物有：皮质类固醇激素、二甲硫氧化物、Calcitonin（降钙素）、非甾体类抗炎药、三环抗抑郁药等。星状神经节阻滞治疗和高位胸交感神经切断术及物理治疗均可用于缓解症状，仅对于有无功能的肢体、可怕的炎症或不可忍受的疼痛的RSD患者可进行截肢治疗。越来越多的研究表明，眼针结合康复训练可以缓解中风后肩－手综合征（Ⅰ期）患者的上肢疼痛且可以扩大中风后肩－手综合征（Ⅰ期）患者肩关节活动度并促进中风后肩－手综合征（Ⅰ期）患者上肢运动功能恢复，有效提高中风后肩－手综合征的临床疗效。

【验案四】

脑出血后1个月康复。

患者胡某，女，44岁，个体经营者，右利手，以“左侧半身不遂伴言语謇涩27天”为主诉于2014年7月8日入院。患者入院27天前无明显诱因出现左侧半身不遂伴言语謇涩症状。当时无意识障碍，无头痛、恶心呕吐等症状，当时就诊于成都军区总医院，诊断为“脑出血”，给予脑保护等保守治疗，出院后仍遗留左侧半身不遂、言语謇涩症状。为求系统化中西医结合康复治疗来我院。入院时症见：左侧半身不遂，言语謇涩，神疲乏力，倦怠懒言，腰部酸痛，记忆力减退，饮食可，睡眠差，小便可，大便干。既往高血压病病史2年，最高血压240/140mmHg，自服硝苯地平缓释片30mg日1次，血压控制尚可。

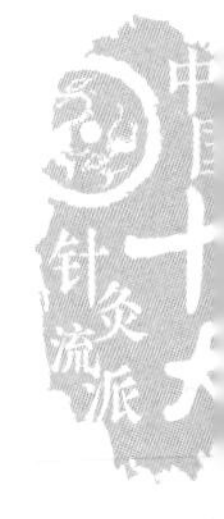

入院时神经系统查体见意识清楚，智能正常，语言欠流利，双侧瞳孔等大正圆，直径：左 3mm，右 3mm，对光反射存在，双侧眼球向各个方向运动灵活，无眼震，左侧鼻唇沟变浅，伸舌左偏。右侧上肢、下肢肌力 5 级，左侧上肢肌力 1 级，左侧下肢肌力 3 级，BCR（L+++，R++），TCR（L+++，R++），PTR（L+++，R++），ASR（L+++，R++），右侧指鼻试验、轮替试验、跟膝胫试验稳准，左侧不能完成。Babinski 征（左 +，右 -），Hoffmann 征（左 +，右 -），脑膜刺激征（-）。舌质黯有瘀斑，苔白，脉沉。入院后中医诊断：中风 - 中经络（气虚血瘀证），西医诊断：脑出血恢复期、高血压病 3 级（极高危）。入院时主要存在的功能障碍是左侧运动功能障碍，构音障碍，日常生活活动能力障碍。康复评定的具体评分：Barthel 指数：45 分；改良 Ashworth：左侧上肢 1+ 级，下肢 0 级；Fugl-Meyer 运动功能评分：上肢 10 分，下肢 22；偏瘫侧上田敏式评价：上肢 2 充分，3、4 不充分，5 不可能；下肢 1、2 充分，5 不充分，3 不可能；Brunnstrom 分期：左侧上肢Ⅱ期，手Ⅰ期，下肢Ⅱ期；Berg 平衡量表：3 分；Hoffer 步行能力：1 级；洼田饮水试验：1 级。

入院康复评定后行运动疗法每日 1 次，训练内容包括上肢的肌力诱发训练，下肢的主动运动和抗阻运动，提高负重能力，练习床轮椅转移，诱发分离运动。等速肌力训练每日 2 次以改善患肢运动功能，电动起立床每日 1 次，减重支持系统训练每日 1 次，使患者逐渐适应站立体位，同时预防骨质流失，肌肉萎缩和下肢静脉血栓形成，作业疗法每日 1 次，手功能训练每日 1 次，关节松动训练每日 1 次以改善上肢精细活动，提高日常生活活动功能，予电按摩每日 2 次以改善肌张力。行眼针、体针相结合的综合针刺治疗及眼针运动疗法日 1 次。体针取：曲池、合谷、内关、足三里、太冲（均双侧），留针 30 分钟后起针。眼针运动疗法具体操作方法如下：眼针取双侧肝区、肾区、上焦区，确定眼针穴位后，常规消毒皮肤，以左手拇指、食指固定眼区穴位皮肤，右手用小镊子夹住针柄，采用平刺法在眼针穴区距眶内缘 2mm 处由该区始点向该区终点方向，沿皮下将针刺入 5 ~ 8mm，不必行针，在露在外面的针身和针柄下的皮肤表面之间，粘贴一小块胶布，然后再用一条较前稍大的胶布覆盖在针上以保护针身固定在皮内，避免因运动将针刮碰。随后进行各项康复训练。训练期间给予降压（硝苯地平控释片 30mg 每日 1 次口服）、营养神经（0.9% 氯化钠注射液 250ml，单唾液酸四己糖神经节苷脂 80mg 每日 1 次静点）、降脂（阿托伐他汀钙片 20mg 每日 1 次口服）等药物治疗。

患者治疗 1 个月后运动功能及日常生活活动能力均有所改善。可在辅助下长时间站立，重心转移能力提高，已诱发出足背屈，为下一步的步行做好了准备。Barthel 指数：50 分；改良 Ashworth：左侧上肢 1 级，下肢 0 级；Fugl-Meyer 运动功能评分：上肢 18 分，下肢 28 分；偏瘫侧上田敏式评价：上肢 2 充分，3、4 不充分，5 不可能；下肢 1、2、3 充分，4、5 不充分；Brunnstrom 分期：左侧上肢Ⅱ期，手Ⅰ期，下肢Ⅲ期；Berg 平衡量表：19 分；Hoffer 步行能力：2 级；洼田饮水试验：1 级。

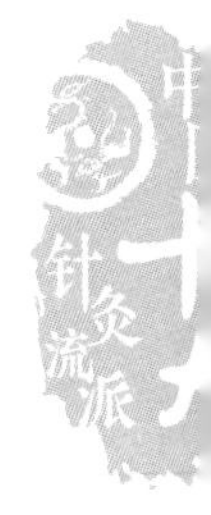

医案解读

患者为脑出血恢复期，入院时病情稳定，符合康复的标准，功能障碍以左侧运动功能障碍、构音障碍、日常生活活动能力障碍为主，上肢的运动功能障碍较重，治疗重点在上肢。经眼针带针康复治疗，患者肢体运动功能恢复较前明显，构音障碍仍较顽固，是康复治疗过程中的难点，需要出院后仍坚持长时间的社区康复及家庭康复，患者既往有高血压病病史，血管条件较差，随时有再次卒中的可能，即使平时已经将血压控制达标，也不能避免再次发生脑出血。并且脑出血患者在康复治疗过程中要严格控制血压，训练强度不宜过大，平时避免情绪过激，保持大便通畅，这样才能尽可能避免脑出血复发。

【验案五】

脑梗死 1 个月康复。

患者庞某，男，43 岁，以“右侧半身不遂伴言语謇涩 1 个月”为主诉于 2016 年 1 月 3 日入院。患者 1 个月前无明显诱因出现右侧半身不遂伴言语謇涩症状。当时无意识障碍，无头痛、恶心呕吐等症状，当时就诊于中国医科大学盛京医院，诊断为“脑梗死”，给予改善循环等对症治疗，出院后仍遗留右侧半身不遂伴言语謇涩症状。为求系统化中西医结合康复治疗来我院。入院时症见：右侧半身不遂，言语謇涩，神疲乏力，倦怠懒言，记忆力减退，饮食可、睡眠可、小便可，大便 2 日一行。否认既往高血压、糖尿病、冠心病病史。

入院时神经系统查体：意识清楚，智能正常，语言欠流利，双侧瞳孔等大正圆，直径：左 3mm，右 3mm，对光反射存在，双侧眼球向各个方向运动灵活，无眼震，伸舌右偏，右侧鼻唇沟变浅，余颅神经检查未见明显异常。左侧上肢、下肢肌力 5 级，右侧上肢肌力 2 级，右侧下肢肌力 3 级，右侧肌张力增强，BCR（L++，R++），TCR（L++，R++），PTR（L++，R++），ASR（L++，R++），左侧指鼻试验、轮替试验、跟膝胫试验稳准，右侧不能完成。Babinski 征（左 -，右 +），双侧 Hoffmann 征（-），脑膜刺激征（-）。舌红，少苔，脉细。入院诊断：中医诊断：中风 - 中经络（阴虚风动），西医诊断：脑血管病恢复期。入院时主要存在的功能障碍是右侧运动功能障碍、肌张力障碍、构音障碍、日常生活活动能力障碍。康复评定的具体评分：Barthel 指数：25 分；MMSE：24 分；改良 Ashworth：右侧上肢 2 级，下肢 2 级；Fugl-Meyer 运动功能评分：上肢 12 分，下肢 12 分；偏瘫侧上田敏式评价：上肢 1 ~ 5 充分，6、7、9、10 不充分，8 不可能；下肢 1 ~ 3、5 充分，4、6 ~ 8 不充分，9、10 不可能；Brunnstrom 分期：右侧上肢Ⅲ期，手Ⅱ期，下肢Ⅳ期；Berg 平衡量表：3 分；Hoffer 步行能力：1 级；洼田饮水试验：Ⅰ级。

入院康复评定后行运动疗法每日 1 次，治疗内容包括痉挛肌的被动牵伸，上肢的助力运动和下肢的主动运动，促进分离运动。行等速肌力训练以调节肌张力，改善患肢关节活动度，行减重支持系统训练每日 1 次，在减重下进行步行训练，纠正异常步态。行踏步起立床，使患者逐渐适应站立体位，防止骨质疏松、肌肉萎缩和下肢静脉血栓形成，并适应步行模式。作业疗法每

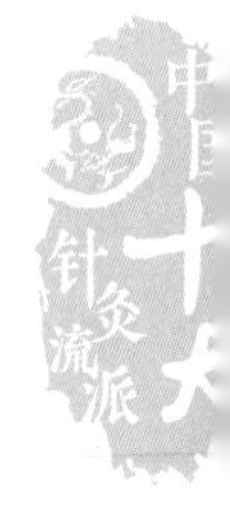

日 1 次，手功能训练每日 1 次，关节松动训练每日 1 次以改善上肢肌张力异常升高，促进精细活动恢复，提高日常生活活动功能。低频脉冲电治疗（右肩）每日 2 次以提高患肩周围肌力，防止肩关节半脱位和肩手综合征。行平衡功能训练每日 1 次，电子生物反馈疗法每日 1 次以改善平衡功能。气压疗法（右上肢、下肢）每日 2 次以改善右侧上肢下肢血液循环，防止下肢深静脉血栓形成。行眼针、体针相结合的综合针刺治疗及眼针运动疗法每日 1 次。体针取曲池、内关、合谷、足三里、三阴交、肩髃、外关、血海、解溪、照海，留针 30 分钟后起针。眼针运动疗法具体操作方法如下：眼针取双侧肝区、肾区、上焦区，确定眼针穴位后，常规消毒皮肤，以左手拇指、食指固定眼区穴位皮肤，右手用小镊子夹住针柄，采用平刺法在眼针穴区距眶内缘 2mm 处由该区始点向该区终点方向，沿皮下将针刺入 5 ~ 8mm，不必行针，在露在外面的针身和针柄下的皮肤表面之间，粘贴一小块胶布，然后再用一条较前稍大的胶布覆盖在针上以保护针身固定在皮内，避免因运动将针刮碰。随后进行各项康复训练。给予抗血小板聚集（阿司匹林肠溶片 0.1g 每日 1 次口服）、降脂（瑞舒伐他汀钙片 10mg 每日 1 次口服）药物治疗。

患者治疗 1 个月后运动功能及日常生活活动能力均有所改善。上、下肢异常增高的肌张力得到缓解，关节活动度正常，上肢可自如地抬举，手能持物，可独立步行。能独立进食、穿衣、转移，在辅助下可上、下楼梯。Barthel 指数：85 分；MMSE：24 分；改良 Ashworth：右侧上肢 1 级，下肢 1 级；Fugl-

Meyer 运动功能评分：上肢 40 分，下肢 28 分；偏瘫侧上田敏式评价：上肢 1 ~ 6、8、9 充分，7，10 不充分；下肢 1 ~ 5 充分，6 ~ 10 不充分；Brunnstrom 分期：右侧上肢Ⅳ期，手Ⅳ期，下肢Ⅲ期；Berg 平衡量表：39 分；Hoffer 步行能力：3 级；洼田饮水试验：Ⅰ级。

医案解读

患者为脑梗死恢复期，主要功能障碍为右侧肢体运动功能障碍、肌张力障碍和构音障碍，严重影响日常生活活动能力。经眼针带针康复治疗，患者肢体运动功能恢复较前明显，日常生活基本自理，肌张力的恢复尤为明显，正常运动模式的诱发和异常肌张力的控制是患者恢复的基础。针对较高的肌张力，常规的针刺治疗有时易导致肌张力增高，应用眼针就可以避免这种情况。眼针的刺激较轻，而且作用部位远离肢体，不会造成因针刺引起的肌张力增高，在缓解肌张力方面发挥了重要作用。但构音障碍相对恢复较慢，是康复治疗过程中的难点，出院后仍需进一步家庭康复。患者否认既往高血压、糖尿病、冠心病病史，但患者既往抽烟、饮酒，血管条件较差，随时有再次卒中的可能，患者需长期口服抗血小板聚集药物，但需注意有无消化道出血、皮下皮肤出血、牙龈出血等并发症出现，若出现上述症状，立即就医。

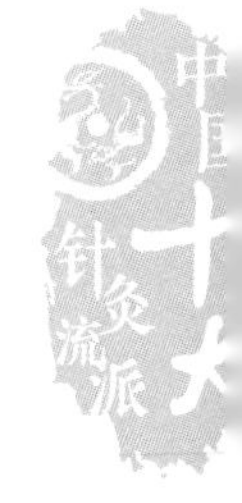

【验案六】

脑出血半个月康复。

患者赵某，男，43 岁，以“左半身不遂伴言语謇涩半个月”

为主诉于2016年11月19日入院。患者半个月前情绪激动后出现左侧半身不遂伴言语謇涩。当时无意识障碍，无头痛，无恶心呕吐等症状，当时就诊于沈阳军区总医院，诊断为“脑出血”，给予营养神经、止血等保守治疗。为求系统化中西医结合康复治疗来我院。入院时症见：左半身不遂，言语謇涩，腰部疼痛，偶有胸闷，饮食差，偶有呛咳，睡眠可，便秘。既往高血压病半年，最高血压达180/100mmHg，未系统服药，血压控制欠佳。

入院时神经系统查体：意识清楚，智能正常，构音障碍，双侧瞳孔等大正圆，直径：左3mm，右3mm，对光反射存在，双侧眼球向各个方向运动灵活，无眼震，伸舌左偏，左侧鼻唇沟变浅，余颅神经检查未见明显异常。左侧上肢肌力2级，下肢肌力2级，右侧上肢肌力5级，右侧下肢肌力5级，左侧肌张力增高，右侧肌张力正常，BCR（L+++，R++），TCR（L+++，R++），PTR（L+++，R++），ASR（L+++，R++），右侧指鼻试验、轮替试验、跟膝胫试验稳准，左侧不能完成。Babinski征（左+，右-），Hoffmann征（左-，右-），脑膜刺激征（-）。舌红，苔黄，脉弦。入院诊断：中医诊断：中风-中经络（风阳上扰）。西医诊断：①脑出血恢复期；②高血压病3级（极高危）。入院时主要存在的功能障碍是左侧运动功能障碍、构音障碍、吞咽障碍、日常生活活动能力障碍。康复评定的具体评分：Barthel指数：20分；改良Ashworth：左侧上肢2级，下肢2级；Fugl-Meyer运动功能评分：上肢8分，下肢8分；偏瘫侧上田敏式评价：上肢1、2充分，3～10不可能；下肢1、2

充分，3 ~ 10 不可能；Brunnstrom 分期：左侧上肢Ⅱ期，手Ⅰ期，下肢Ⅱ期；偏瘫上肢能力评价：0 级；Berg 平衡量表：3 分；Hoffer 步行能力：1 级；洼田饮水试验：Ⅱ级。

入院康复评定后行运动疗法每日 1 次，训练内容包括缓解过高肌张力的牵伸手法治疗，关节被动活动，上下肢的助力运动。针对异常运动模式采用 Bobath 理论指导的神经生理学治疗。行等速肌力训练每日 2 次以改善患肢运动功能，电动起立床每日 1 次，减重支持系统训练每日 1 次，使患者逐渐适应站立体位，同时预防骨质流失，肌肉萎缩和下肢静脉血栓形成。作业疗法每日 1 次，手功能训练每日 1 次，关节松动训练每日 1 次以改善上肢精细活动，提高日常生活活动功能。上肢的作业疗法主要包括滚筒、木钉板和训练球的练习。气压疗法（左上肢、下肢）每日 2 次以改善患侧上肢下肢血液循环，预防下肢静脉血栓形成。吞咽功能训练每日 1 次，电子生物反馈疗法每日 2 次以促进语言功能、吞咽功能恢复，低频脉冲电治疗（左侧上肢、下肢）每日 2 次以尽快诱发肌张力出现。行眼针、体针相结合的综合针刺治疗及眼针运动疗法每日 1 次。体针取三阴交（双）、合谷（双）、足三里（双）、太溪（双）、太冲（双），留针 30 分钟后起针。眼针运动疗法具体操作方法如下：眼针取双侧肝区，肾区，上焦区，确定眼针穴位后，常规消毒皮肤，以左手拇指、食指固定眼区穴位皮肤，右手用小镊子夹住针柄，采用平刺法在眼针穴区距眶内缘 2mm 处由该区始点向该区终点方向，沿皮下将针刺入 5 ~ 8mm，不必行针，在露在外面的针身和针柄下的皮肤表面

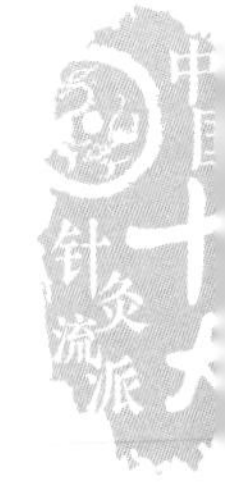

之间，粘贴一小块胶布，然后再用一条较前稍大的胶布覆盖在针上以保护针身固定在皮内，避免因运动将针刮碰。随后进行各项康复训练。同时给予降压（苯磺酸氨氯地平片 5mg 每日 1 次口服）药物治疗。

患者治疗 1 个月后运动功能及日常生活活动能力均有所改善。上肢的痉挛模式缓解较明显，诱发出来充分的分离运动，从而日常生活能力大大提高。下肢痉挛也有所改善，步行能力提高。可在无他人帮助下借助助行器行走，可独立移乘。Barthel 指数：45 分；改良 Ashworth：右侧上肢 1 级，下肢 1+ 级；Fugl-Meyer 运动功能评分：上肢 14 分，下肢 18 分；偏瘫侧上田敏式评价：上肢 1、2 充分，3 ~ 10 不充分；下肢 1 ~ 2 充分，3 ~ 10 不充分；Brunnstrom 分期：左侧上肢Ⅲ期，手Ⅱ期，下肢Ⅲ期；Berg 平衡量表：15 分；Hoffer 步行能力 2 级；洼田饮水试验：Ⅱ级。

医案解读

患者为脑出血恢复期，伴有肢体运动功能障碍、构音障碍、吞咽障碍等。患者处于痉挛期，康复训练以控制异常肌张力增高、促进肌肉收缩为目的，经眼针带针康复治疗，患者肢体运动功能恢复明显，步行能力和日常生活能力提高。构音障碍及吞咽障碍也有一定程度的恢复。患者证属风阳上扰，治疗以滋养肝肾之阴为主，滋阴以息风。故眼针取肝区、肾区、上焦区，眼针带针下的各项康复训练较单纯的康复训练效率更高，疗效更好。患者既往高血压病史，血管条件较差，随时有再次卒中的可能，即使平时已经将血压控制达标，也不能避免再次发生脑出血。并且脑出血患者在康复治疗过程中要严格控制血压，训练强度不宜过大，平时避免情绪过激，保持大便通畅，这样才能尽可能避免脑出血复发。

【验案七】

脑梗死后半个月康复。

患者景某，男，49岁。以“右侧肢体活动欠灵、语言謇涩半个月”为主诉，于2017年8月7日，由门诊以“中风”之诊断收入院。该患者半个月前出现双侧肢体活动不灵症状，右侧为主，伴有语言不清、饮水呛咳、吞咽困难。就诊于当地医院，查头CT示双侧基底节腔隙性梗死。为求系统化中西医结合治疗来我院门诊，由门诊以“中风，脑血管病恢复期”之诊断收入我疗区。现症见：右侧肢体活动不利，伴有语言不清，饮水呛咳，神疲乏力，饮食可、睡眠可、二便正常。病来无意识不清，无发热、咳嗽，无胸闷、气短等症状。患者既往高血压病史2年，最高血压200/120mmHg，自服拜新同控制血压，血压控制尚可。患者2015年9月患脑梗死，20天后出现脑出血，遗留左侧肢体活动不利。否认冠心病、糖尿病病史，否认药物及食物过敏史。

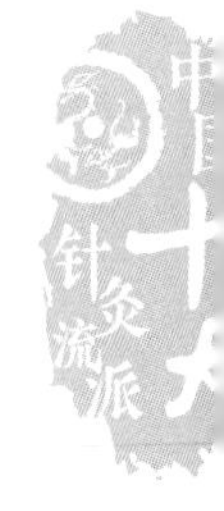

入院时右侧肢体活动不利，上肢持物不稳，不能独立行走，神经系统查体：意识清楚，记忆力、计算力减退，语言不清，双侧瞳孔等大正圆，直径：左3mm，右3mm，对光反射存在，双侧眼球向各个方向运动灵活，无眼震，伸舌居中，余颅神经检

查未见明显异常。左侧肢体肌力4级，右侧上肢肌力3级，右下肢肌力3级，肌张力正常，BCR（L++，R++），TCR（L++，R++），PTR（L++，R++），ASR（L++，R++），Babinski征（左+，右+），双侧Hoffmann征（-），脑膜刺激征（-）。舌质黯红，苔白，脉沉。入院诊断：中医诊断：中风-中经络（气虚血瘀证），西医诊断：①脑血管病恢复期；②高血压病3级（极高危）。入院时主要存在的功能障碍是右侧运动功能障碍、构音障碍、吞咽障碍、日常生活活动能力障碍。康复评定的具体评分：Barthel指数：45分；改良Ashworth：右侧上肢0级，下肢0级；Fugl-Meyer运动功能评分：上肢26分，下肢18分；偏瘫侧上田敏式评价：上肢2充分，3、4不充分，5不可能；下肢1、2充分，5不充分，3不可能；Brunnstrom分期：左侧上肢Ⅱ期，手Ⅰ期，下肢Ⅱ期；Berg平衡量表：26分；Hoffer步行能力：1级；洼田饮水试验：3级。

入院康复评定后行运动疗法每日1次，训练以步行训练为主，患者从辅助步行向独立步行过渡。开始给患者配备手杖，进行两点步行及三点步行。然后在看护下行独立步行。行功率自行车训练以提高肌力和运动协调能力。行减重支持系统训练每日1次，使患者在减轻重力的影响下进行步行训练。行作业疗法每日1次，手功能训练每日1次以改善上肢和手的精细活动，提高日常生活活动功能，行构音训练和吞咽功能训练以改善构音障碍和吞咽障碍。行眼针、体针相结合的综合针刺治疗及眼针运动疗法每日1次。眼针取肝区、肾区、上焦区（双侧）。体针取曲池、合谷、内关、足三里、太冲（均双侧）。留针 30 分钟后起针。眼针运动疗法具体操作方法如下：眼针取双侧肝区、肾区、上焦区，确定眼针穴位后，常规消毒皮肤，以左手拇指、食指固定眼区穴位皮肤，右手用小镊子夹住针柄，采用平刺法在眼针穴区距眶内缘 2mm 处由该区始点向该区终点方向，沿皮下将针刺入 5 ~ 8mm，不必行针，在露在外面的针身和针柄下的皮肤表面之间，粘贴一小块胶布，然后再用一条较前稍大的胶布覆盖在针上以保护针身固定在皮内，避免因运动将针刮碰。随后进行各项康复训练。同时予阿司匹林肠溶片 0.1g 每日 1 次口服抗血小板聚集，阿托伐他汀钙片 20mg 每日 1 次口服稳定斑块，硝苯地平控释片 30mg 每日 1 次口服控制血压。

患者治疗 1 个月后可以缓慢独立步行，活动范围增大，能独自完成进食、穿衣，日常生活能力提高，上肢的精细活动较前进步。说话吐字较前清晰，日常交流无障碍，可正常进食，饮水无呛咳。Barthel 指数：50 分；改良 Ashworth：左侧上肢 0 级，下肢 0 级；Fugl-Meyer 运动功能评分：上肢 40 分，下肢 28 分；偏瘫侧上田敏式评价：上肢 2 充分，3、4 不充分，5 不可能；下肢 1、2、3 充分，4、5 不充分；Brunnstrom 分期：左侧上肢Ⅱ期，手Ⅳ期，下肢Ⅲ期；Berg 平衡量表：42 分；Hoffer 步行能力：2 级；洼田饮水试验：1 级。

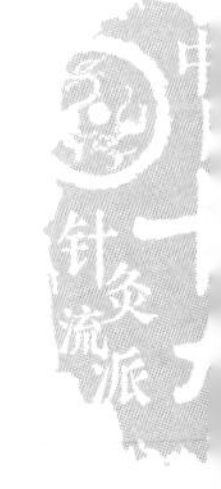

医案解读

患者为脑梗死恢复期，已经具备一定的活动能力，康复训练的重点是强化肌力训练和手功能训练。快速提高步行能力和日常生活活动能力。患者既往有脑梗死及脑出血病史，此次再次复发，证明患者血管内环境很差，二级预防不到位。再加之高血压病史，故患者卒中的再发几率仍较高。针对患者病情，我们应用眼针带针康复疗法，取得明显的效果，在训练量和活动范围增大的情况下，眼针带针运动的安全性体现得更为明显。出院时积极向患者强调二级预防的重要性，严格控制血压水平，避免病情反复。注意情志控制，保持二便通畅，这是康复治疗取得效果的基础。

【验案八】

脑梗死 20 天康复。

患者屈某，男，62 岁。以“右侧肢体活动不利伴语言欠清 20 天”为主诉，于 2017 年 6 月 5 日由门诊以“中风”之诊断收入院。该患者 2017 年 5 月 17 日无明显诱因出现右侧肢体活动不利，伴有语言不清。当时无意识障碍，无头痛、恶心呕吐等症状。就诊于沈阳军区总医院，查头 MR+DWI：右侧延髓急性期梗死。予抗血小板、营养神经等治疗后病情平稳出院。出院后仍留有右侧肢体活动不利，语言不清。为求系统中西医结合康复治疗来我院门诊，由门诊以“中风，脑血管病恢复期”之诊断收入我疗区。入院时症见：右侧肢体活动不利，伴有语言不清，神疲乏力，饮食可、睡眠可、二便正常。病来无意识不清，无发热咳嗽，无胸闷气短等症状。既往史：高血压病史 5 年，最高血压 200/120mmHg，自服络活喜控制血压，血压控制良好。否认冠心病、糖尿病病史，否认药物及食物过敏史。

入院时意识清楚，记忆力、计算力减退，语言欠清，双侧瞳孔等大正圆，直径：左 3mm，右 3mm，对光反射存在，双侧眼球向各个方向运动灵活，无眼震，伸舌居中，余颅神经检查未见明显异常。左侧肢体肌力 5 级，右侧上肢肌力 5- 级，右下肢肌力 4 级，肌张力正常，BCR（L++，R++），TCR（L++，R++），PTR（L++，R++），ASR（L++，R++），Babinski 征（左 -，右 +），双侧 Hoffmann 征（-），脑膜刺激征（-）。舌质黯红，苔白，脉沉。入院诊断：中医诊断：中风 - 中经络（气虚血瘀证）。西医诊断：①脑血管病恢复期；②高血压病 3 级（极高危）。入院时存在的主要功能障碍是右侧运动功能障碍、构音障碍、日常生活活动能力障碍。康复评定的具体评分：改良 Barthel 指数 40 分（二便 20 分、修饰 5 分、如厕 0 分、吃饭 5分、转移5分、活动5分、穿衣0分、洗澡0分、上楼梯0分）；Berg 平衡量表：28 分；Fugl-Meyer 运动功能评分：上肢 36 分，下肢 22 分；Brunnstrom 分期：左侧上肢Ⅳ期，手Ⅳ期，下肢Ⅳ期。

入院后行运动疗法每日 1 次，偏瘫肢体综合训练每日 1 次，训练内容以强化肌力训练和步行能力训练为主。作业疗法每日 1 次，手功能训练每日 1 次以改善上肢精细活动和日常生活能力。作业训练内容包括木钉板、泥塑等。行功率自行车训练日 2 次以提高运动协调能力和心肺功能，行减重支持系统训练以改善步行能力。行构音训练以改善言语功能。行眼针、体针相结合的综合针刺治疗及眼针运动疗法每日 1 次。具体取穴：眼针：肝区、肾

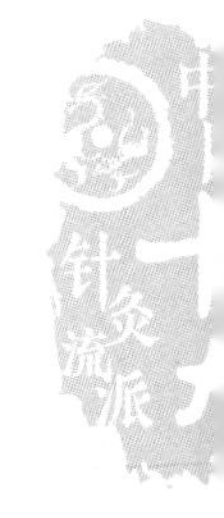

区、上焦区（双侧）。体针：曲池、合谷、内关、足三里、太冲（均双侧）。雷火灸（风池、曲池、脾俞、足三里）日2次调和气血。眼针运动疗法具体操作方法如下：眼针取双侧上焦区、下焦区、心区、肝区，确定眼针穴位后，常规消毒皮肤，以左手拇、食指固定眼区穴位皮肤，右手用小镊子夹住针柄，采用平刺法在眼针穴区距眶内缘2mm处由该区始点向该区终点方向，沿皮下将针刺入5～8mm，不必行针，在露在外面的针身和针柄下的皮肤表面之间，粘贴一小块胶布，然后再用一条较前稍大的胶布覆盖在针上以保护针身固定在皮内，避免因运动将针刮碰。随后进行各项康复训练。予阿司匹林肠溶片0.1g，每日1次口服抗血小板聚集，阿托伐他汀钙片20mg每日1次口服降脂、稳定斑块，苯磺酸氨氯地平片5mg每日1次口服以降压，消栓肠溶胶囊0.4g每日3次口服以活血化瘀通络。

患者治疗1个月后运动功能及日常生活活动能力均有所改善，可独立步行，能进食、洗漱、穿衣，日常生活基本自理。构音障碍明显改善，交流无障碍。出院前的评定结果为：改良Barthel指数60分（二便20分、修饰5分、如厕5分、吃饭5分、转移10分、活动10分、穿衣5分、洗澡0分、上楼梯0分）；Berg平衡量表：42分；Fugl-Meyer运动功能评分：上肢46分，下肢28分；Brunnstrom分期：左侧上肢Ⅳ期，手Ⅳ期，下肢Ⅳ期。

医案解读

患者为脑干梗死，症状呈交叉瘫，伴有构音障碍，经带针康复治疗，患者上述症状较入院时有明显改善。患者既往高血压病史，在行眼针治疗过程中一定要密切观察血压变化，如血压偏高，则要积极控制血压水平。避免因眼针刺激，造成血压突然升高，导致出血性脑卒中，甚至危及生命。在带针康复治疗过程中，如出现明显不适症状，应立即拔出眼针，予患者平卧休息，待患者病情及体征平稳后继续治疗。同时应保持情绪平稳，注意二便通畅，严格控制饮食，积极进行二级预防，从而达到满意的康复效果。

【验案九】

脑梗死后 2 个月康复治疗。

患者吴某，男，61 岁。以“左侧肢体活动不利伴语言不清 20 天”为主诉，于 2017 年 5 月 22 日，由门诊以“中风”之诊断收入院。该患者 2013 年患脑出血，遗留左侧肢体麻木。2017 年 5 月 2 日无明显诱因出现左侧肢体活动不利，伴有语言不清。当时无意识障碍，无头痛、恶心呕吐等症状。就诊于沈阳医学院附属第二医院，查头 CT：多发腔隙性脑梗死，左侧丘脑陈旧性出血可能性大。予改善循环、营养神经等治疗后病情平稳出院。出院后仍留有左侧肢体活动不利，语言不清，为求系统化中西医结合康复治疗来我院治疗。入院时症见：左侧肢体活动不利，伴有语言不清，神疲乏力，饮食可，睡眠可，二便正常。病来无意识不清，无发热咳嗽，无胸闷气短等症状。患者既往高血压病史 10 年，最高血压 160/110mmHg，自服代文控制血压，血压控制良好。脑出血病史 5 年，糖尿病病史 10 年，格列美脲

控制血糖，未系统监测。否认冠心病病史，否认药物及食物过敏史。

入院时左侧肢体活动不灵，不能做精细运动，可自行行走，但走路左偏，步态不稳，说话吐字不清。查体：意识清楚，记忆力、计算力减退，语言不清，属构音障碍。双侧瞳孔等大正圆，直径：左 3mm，右 3mm，对光反射存在，双侧眼球向各个方向运动灵活，无眼震，伸舌居中，余颅神经检查未见明显异常。右侧肢体肌力 5 级，左侧上肢肌力 5- 级，左下肢肌力 5- 级，肌张力正常，BCR（L++，R++），TCR（L++，R++），PTR（L++，R++），ASR（L++，R++），Babinski 征（左 +，右 -），双侧 Hoffmann 征（-），脑膜刺激征（-）。舌质黯红，苔白，脉沉。入院诊断：中医诊断：中风 - 中经络（气虚血瘀）。西医诊断：①脑血管病恢复期；②高血压病 3 级（极高危）；③ 2 型糖尿病。入院时存在的主要功能障碍是左侧运动功能障碍、构音障碍、日常生活活动能力障碍。康复评定的具体评分：改良 Barthel 指数 40 分（二便 20 分、修饰 5 分、如厕 0 分、吃饭 5 分、转移 5 分、活动 5 分、穿衣 0 分、洗澡 0 分、上楼梯 0 分）；Berg 平衡量表：26 分；Fugl-Meyer 运动功能评分：上肢 34 分，下肢 20 分；Brunnstrom 分期：左侧上肢Ⅳ期，手Ⅳ期，下肢Ⅳ期。

入院后行运动疗法日 2 次，偏瘫肢体综合训练日 2 次，具体训练内容包括肌力训练、步行训练、诱发分离运动等。作业疗法每日 1 次，手功能训练每日 1 次以改善上肢精细运动，提高日常生活能力。行功率自行车训练日 2 次以提高肌力、协调能力、运动耐力和心肺功能。行跑台训练每日2次以促进步行功能恢复。中医治则：益气活血通络。行针刺治疗日2次。具体取穴：眼针：肝区、肾区、上焦区（双侧）。体针：曲池、合谷、内关、足三里、太冲（均双侧）。雷火灸（风池、曲池、脾俞、足三里）日2次调和气血。行带眼针康复治疗，具体操作方法如下：眼针取双侧上焦区、下焦区、心区、肝区，确定眼针穴位后，常规消毒皮肤，以左手拇、食指固定眼区穴位皮肤，右手用小镊子夹住针柄，采用平刺法在眼针穴区距眶内缘2mm处由该区始点向该区终点方向，沿皮下将针刺入5～8mm，不必行针，在露在外面的针身和针柄下的皮肤表面之间，粘贴一小块胶布，然后再用一条较前稍大的胶布覆盖在针上以保护针身固定在皮内，避免因运动将针刮碰。随后进行各项康复训练。同时予阿司匹林肠溶片0.1g每日1次口服以抗血小板聚集，阿托伐他汀钙片20mg每日1次口服以降脂、稳定斑块，缬沙坦胶囊80mg每日1次口服以降压，消栓肠溶胶囊0.4g日2次口服以活血化瘀通络，格列美脲片2mg每日1次口服以降糖。

患者治疗1个月后步行能力明显提高，可长距离独立步行，手的精细运动能力也明显提高，能独立完成大部分日常活动。说话较前清晰，日常沟通无障碍。出院时改良Barthel指数90分（二便20分、修饰5分、如厕5分、吃饭10分、转移15分、活动15分、穿衣10分、洗澡5分、上楼梯5分）；Berg平衡量表：50分；Fugl-Meyer运动功能评分：上肢48分，下肢28分；Brunnstrom分期：左侧上肢Ⅴ期，手Ⅴ期，下肢Ⅴ期。

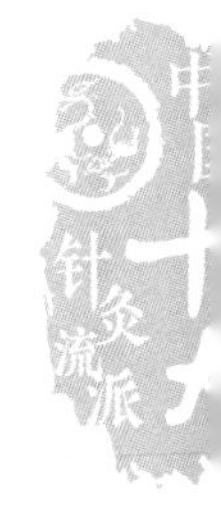

医案解读

患者为脑血管病恢复期，症状呈偏侧肢体瘫，伴有构音障碍，日常生活活动能力差。经眼针带针康复治疗，患者肢体运动功能恢复较明显，患者的日常生活能力大大提高，构音障碍恢复也较明显，仍有进步的空间，在社区和家庭中应加强对患者构音功能的进一步强化治疗。眼针在康复过程中发挥了重要作用，具有取穴少、刺激小、见效快的特点，相对于普通针刺，更易于为患者接受。另外，患者既往有高血压及脑出血病史，在治疗过程中应注意患者血压波动情况，避免因血压过高造成脑出血情况。积极的二级预防也应作为基础，日常生活中注意情绪的平稳，饮食结构应合理，避免高脂饮食，保证二便通畅，最大程度避免病情复发。

【验案十】

脑梗死（左侧基底节梗死）半个月后康复。

患者胡某，女，81岁。以“右侧半身不遂16天”为主诉由门诊以“中风”之诊断收入院。患者于2017年7月30日无明显诱因出现右侧半身不遂症状。当时无意识障碍，无头痛、恶心呕吐等症状，就诊于烟台龙矿中心医院，查头CT提示左侧基底节区、双侧侧脑室前角旁见斑点状、片状低密度影，部分病灶边缘欠清，符合多发性脑梗死CT表现。入院后行溶栓、抗血小板聚集、改善循环等治疗。治疗后症状有所好转。今日为求系统化中西医结合治疗来我院门诊。由门诊收入我疗区。现症见：右侧半身不遂，双膝疼痛，饮食可，睡眠可，二便可。病来无意识不清，无胸闷心慌，无发热咳嗽等症状。既往高血压病病史3年，血压最高180/100mmHg，现未口服降压药。血压控制较平稳，双膝关节关节炎病史，陈旧性肺结核病史，否认糖尿病、冠心病病史，否认药物及食物过敏史。

入院时右侧上肢近端肌力1+级，远端肌力3级，肌张力减低，不能持物，右侧下肢近端肌力3+级，远端肌力3级，肌张力正常，不能行走，右上肢腱反射亢进，双下肢膝反射未引出，踝阵挛阴性。Babinski征（左-，右+），Hoffmann征（左-，右+），脑膜刺激征（-）。舌质红，苔薄黄，脉弦滑。头CT示：左侧基底节区、双侧侧脑室前角旁见斑点状、片状低密度影，部分病灶边缘欠清，符合多发性脑梗死CT表现（2017年7月30日烟台龙矿中心医院）。入院时中医诊断：中风-中经络（风痰瘀阻）。西医诊断：①脑血管病恢复期；②高血压病3级（极高危）。入院时存在的主要功能障碍是右侧运动功能障碍，日常生活活动能力障碍。Brunnstrom分期：1-1-3。PROM：正常，MMT：肩关节：前屈-后伸-外展：1-1-1级，肘关节：屈-伸：2-2级。腕关节：前旋-后旋-掌屈-背伸：1-1-1-1级，髋关节：前屈-后伸-内收-外展：3^{+}-3-2-2级，膝关节：屈-伸：3-3级，踝关节：背伸-趾屈：3-3。坐位平衡2级，站立平衡2级，Breg平衡量表：21分。ADL评分：55分（大便10分，小便10分，吃饭5分，转移10分，如厕5分，步行10分，穿衣5分）。

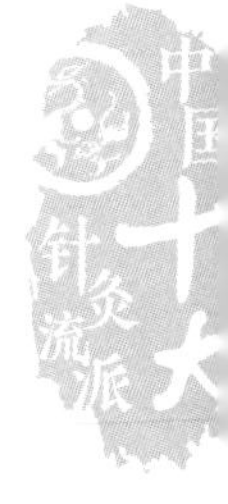

入院后行运动疗法，偏瘫肢体综合训练以改善肢体运动功能。训练内容包括指导良肢位的摆放，避免异常模式、压疮、肩

关节半脱位的出现，诱发上肢的肌张力，提高近端肌力的训练。下肢以抗阻运动和诱发充分的分离运动为主。行作业疗法、手功能训练，内容包括在减重下进行上肢的主动运动，诱发手的抓握动作，采用滚筒、木钉板改善上肢的运动控制能力。行平衡功能训练以改善站立位平衡。予低频电（右肩、右肱三头肌、右腕背屈肌）以刺激肌肉收缩，提高肌张力。予针刺治疗每日 2 次。治则：祛风化痰，活血通络。采用眼针、体针相结合的综合针刺方法，具体取穴：眼针：上焦区、下焦区（均双侧）。体针：曲池、内关、合谷、丰隆、三阴交（均双侧）。雷火灸（双膝）温阳活血通络。眼针运动疗法具体操作方法如下：眼针取双侧上焦区、下焦区、心区、肝区，确定眼针穴位后，常规消毒皮肤，以左手拇、食指固定眼区穴位皮肤，右手用小镊子夹住针柄，采用平刺法在眼针穴区距眶内缘 2mm 处由该区始点向该区终点方向，沿皮下将针刺入 5 ~ 8mm，不必行针，在露在外面的针身和针柄下的皮肤表面之间，粘贴一小块胶布，然后再用一条较前稍大的胶布覆盖在针上以保护针身固定在皮内，避免因运动将针刮碰。随后进行各项康复训练。同时予抗血小板聚集（阿司匹林肠溶片 0.1g 每日 1 次口服）、稳定斑块（阿托伐他汀钙片 20mg 每日 1 次口服）药物治疗。

患者 1 个月后出院时，右侧上肢近端肌力 2 级，远端肌力 3 级，肌张力正常，右侧下肢近端肌力 3+ 级，远端肌力 3 级，肌张力正常，右侧肢体腱反射亢进，Babinski 征（左 -，右 +），双侧 Hoffmann 征（左 -，右 +）。Berg 平衡量表：23 分；ADL

评分：60 分（大便 10 分，小便 10 分，吃饭 5 分，转移 10 分，如厕 5 分，步行 10 分，穿衣 5 分，修饰 5 分）；Brunnstrom 分期：4-4-4。

医案解读

患者为左侧基底节梗死恢复期，症状呈偏侧肢体瘫，经眼针带针康复治疗，患者下肢运动功能恢复较快，上肢肌力恢复的难度较大。因为病变位于基底节区，易出现肌张力异常增高，所以康复过程中需要密切观察肌张力的变化，早期就进行抗痉挛体位摆放。眼针疗法是我院特色疗法，具有取穴少、用针小、针刺浅、手法轻、操作简、见效快等特点，有调和阴阳、理气和血、通经活络、止痛消肿、扶正祛邪等作用，配合各种康复运动，使康复运动的同时持续刺激眼针穴区，达到两种治疗的叠加疗效。同时做好二级预防，减少脑血管病再次发作的几率，嘱患者在康复过程中要严格管控血压，训练强度不宜过大，劳逸结合，争取达到更理想的效果。

【验案十一】

中脑梗死后 1 个月康复。

患者靳某，男，35 岁，以“视物重影、语言謇涩，行走不稳 1 个月余”为主诉于 2017 年 1 月 10 号收入我科住院。该患者于 2016 年 12 月 3 日长时间熬夜打电脑后出现头晕、视物重影症状，当时无意识障碍，无头痛、恶心呕吐等症状，急去中国医科大学二附院查头 CT 未见明显异常，第 2 日出现行走不稳症

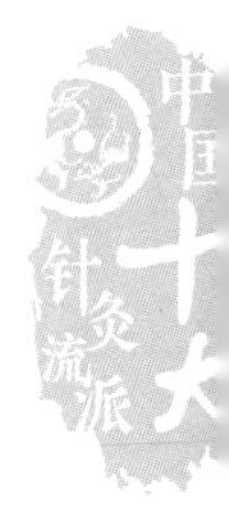

状，就诊于沈阳军区总医院，做头CT提示脑梗死，就诊于辽宁省人民医院，经抗血小板聚集、营养脑神经药物治疗，病情稳定并出院。今日为求系统化中西医结合治疗来我院门诊，由门诊收入我疗区。现症见：视物重影、语言謇涩，行走不稳，饮食可，睡眠少，二便正常。糖尿病病史10年，血糖控制欠佳，1个月前发现糖尿病周围神经病，现皮下注射液优泌乐50早晚餐前各14IU，2年前头部外伤后左耳听力下降。否认高血压、冠心病病史。

入院时意识清楚，记忆力、计算力减退，构音障碍。双侧肢体肌力5级，肌张力正常，双侧腱反射减低，踝阵挛阴性，双侧痛觉正常，双侧深感觉正常。双侧指鼻、轮替、跟膝胫试验欠稳准，Babinski征（左-，右-），双侧Hoffmann征（-），脑膜刺激征（-）。Barthel指数：65分；Fugl-Meyer运动功能评分：上肢60分，下肢30分；偏瘫侧上田敏式评价：上肢1～10充分；下肢1～9充分，10不充分；Brunnstrom分期：双侧上肢Ⅴ期，手Ⅴ期，下肢Ⅳ期；偏瘫上肢能力评价：3级；Berg平衡量表：44分；Hoffer步行能力：2级；洼田饮水试验：Ⅱ级。

入院后行运动疗法每日2次，偏瘫肢体综合训练每日2次。训练的重点是平衡能力和运动协调能力的提高。等速肌力训练每日2次，减重支持系统训练每日1次用来改善步行能力的协调功能。言语训练每日1次，认知知觉功能训练每日1次以改善语言功能，患者洼田饮水实验Ⅱ级，饮水存在问题，建议吞咽功能训练每日1次及电子生物反馈每日2次。患者肌张力低下，平衡能力差，存在回弹现象，建议平衡功能训练每日 1 次。予悬吊训练每日 1 次以改善步行能力及姿势控制能力。日常生活能力差，予作业疗法日 1 次。针刺治疗每日 2 次以祛风化痰，行瘀通络。针刺采用眼针、体针结合的综合针刺方法，具体取穴如下：眼针：双侧上焦区，下焦区。体针：血海（双侧）、光明（双侧）、三阴交（双侧）、翳明（双侧）、太冲（双侧）。给予抗血小板聚集药物（阿司匹林肠溶片 0.10g 每日 1 次口服）、降糖药物（三餐时口服阿卡波糖 50mg）以治疗基础疾病。

患者康复 1 个半月后：视物重影、语言謇涩及行走不稳较前好转，可以搀扶行走，饮食可，睡眠改善，二便正常。无胸闷心慌，无发热咳嗽等症状。查体：Bp：120/80mmHg，记忆力、计算力减退，构音障碍，双眼下视障碍，左眼外展受限，双眼垂直眼震减轻，伸舌居中，双眼视物重影，左耳听力下降。双侧肢体肌力 5 级，肌张力正常，双侧腱反射弱，双侧指鼻、轮替、跟膝胫试验较前稳准。舌质淡红，苔白腻，脉弦滑。Barthel 指数：80 分；Fugl-Meyer 运动功能评分：上肢 62 分，下肢 30 分；偏瘫侧上田敏式评价：上肢 1 ~ 10 充分；下肢 1 ~ 9 充分，10 欠充分；Brunnstrom 分期：双侧上肢Ⅴ期，手Ⅴ期，下肢Ⅳ期；偏瘫上肢能力评价：3 级；Berg 平衡量表：50 分；Hoffer 步行能力：2 级；洼田饮水试验：1 级。

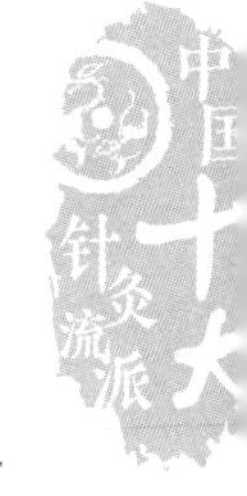

医案解读

患者中脑内侧梗死，损伤双侧动眼神经及红核下部以及 Wernekink 交叉引起双侧动眼神经瘫及肢体共济失调、躯干共济失调、共济失调性构音障碍。视物重影及平衡能力是需要改善的关键问题，针刺时加二明穴：光明及翳明穴以明目，带眼针康复治疗有效地解决了平衡功能障碍和视力障碍，尤其是视力障碍得到了明显改善，可见眼针治疗对眼周局部的刺激更直接。经治疗后患者出院时可搀扶行走，1 个月后可自行站立及行走，视物重影症状较前减轻。

【验案十二】

脑梗死 1 个月。

患者镡某，女，67 岁，以“右侧半身不遂伴言语謇涩 1 个月”为主诉，门诊以“中风”之诊断收入院。患者入院 1 个月前家中突然自觉右半身不遂伴言语謇涩，在家属陪同下到辽宁省人民医院查头 CT 示：脑梗死。经抗血小板聚集、营养神经等治疗后出院时仍遗留右半身不遂伴言语謇涩症状，今为求中西医结合治疗，就诊于我院门诊，门诊以“中风”之诊断收入院。现症见：右侧半身不遂伴言语謇涩，右肩部疼痛，纳可，夜寐差，小便调，大便干。病来无意识不清，无恶心、呕吐，无头痛、头晕。既往史：高血压病 10 余年，最高可达 180/100mmHg，现口服硝苯地平控释片 30mg 每日 1 次，血压控制尚可。糖尿病 10 余年。否认冠心病史。否认药物过敏史。

入院时右侧肢体活动不利，不能翻身及床上坐起。神经系统专科检查：神志清，精神可，运动性失语，智能正常。双侧瞳孔等大正圆，对光反射存在，无眼震，眼球各方向活动灵活。伸舌检查居中，右侧上肢肌力 1 级，右侧下肢肌力 3 级，左侧肢体肌力5级，四肢肌张力正常。肱二头肌反射（L++，R+），肱三头肌反射（L++，R+），膝反射（L++，R+），深浅感觉检查正常，双侧Babinski征（-），脑膜刺激征阴性。舌淡黯，苔白腻，脉弦细。入院诊断：中医诊断：中风－中经络（气虚血瘀证），西医诊断：①脑血管病恢复期；②高血压病3级（极高危）；③2型糖尿病。入院时存在的主要功能障碍是右侧运动功能障碍，言语功能障碍，日常生活活动能力障碍。Brunnstrom分期：1-1-3。PROM：正常，MMT：肩关节：前屈－后伸－外展：1-1-1级，肘关节：屈－伸：1-1级。腕关节：前旋－后旋－掌屈－背伸：1-1-1-1级，髋关节：前屈－后伸－内收－外展：3-2-3-2级，膝关节：屈－伸：2-3级，踝关节：背伸－趾屈：1-1。坐位平衡2级，站立平衡2级，Fugl-Meyer运动功能评分：上肢18分，下肢20分。Breg平衡量表：6分。ADL评分：20分（大便10，小便10）。

入院康复评定后行运动疗法、偏瘫肢体综合训练。训练内容包括教会家属及陪护人员良肢位摆放的方法，经常帮助患者翻身，避免异常运动模式的出现。行关节的被动活动维持关节活动度，行肢体的被动运动以诱发肌张力快速出现，提高肌力。进行床上运动，患者主动翻身和床边坐位平衡训练。训练中保护好右侧肩关节，避免关节损伤和半脱位。行作业疗法，手功能训练以提高上肢的肌力。可采用Bobath握手进行健侧肢体带动患肢进行运动，也可进行滚筒、磨砂板练习。中频电疗（右侧上臂、前臂、小腿、大腿）刺激肌肉收缩，行电动起立床让患者早期站立，

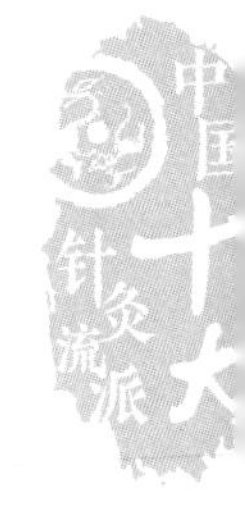

避免长期卧床导致肌肉萎缩，体位性低血压。减重支持训练每日1次以帮助患者在减重的状态下进行步行练习，提高步行能力。行言语治疗以纠正运动性失语。行眼针、体针相结合的综合针刺治疗及眼针运动疗法每日1次。具体取穴：体针：风池（双）、血海（双）、合谷（双）、足三里（双）、太冲（双）。眼针：上焦区、下焦区、肝区、肾区（均双侧）。眼针运动疗法具体操作方法如下：眼针取双侧上焦区、下焦区、心区、肝区，确定眼针穴位后，常规消毒皮肤，以左手拇、食指固定眼区穴位皮肤，右手用小镊子夹住针柄，采用平刺法在眼针穴区距眶内缘2mm处由该区始点向该区终点方向，沿皮下将针刺入5 ~ 8mm，不必行针，在露在外面的针身和针柄下的皮肤表面之间，粘贴一小块胶布，然后再用一条较前稍大的胶布覆盖在针上以保护针身固定在皮内，避免因运动将针刮碰。随后进行各项康复训练。予降压治疗（硝苯地平控释片30mg每日1次口服）。稳定斑块（阿托伐他汀钙片20mg每日1次口服）。抗血小板聚集（阿司匹林肠溶片0.1每日1次口服）。控制血糖（格列美脲片2mg，阿卡波糖片50mg每日3次口服）。

患者治疗1个月后运动功能有所改善。患者可以轻松地进行床上活动，可长时间独立坐于床边，可独立完成床－轮椅转移，日常生活基本自理。言语不利恢复较慢，仍有自发言语不利，词不达意，语速缓慢。Brunnstrom分期：2-1-3。MMT：右肩关节：前屈－后伸－外展：2-2-2级，右肘关节：屈－伸：2-2级。右腕关节：前旋－后旋－掌屈－背伸：1-1-2-1级，右髋关节：前屈－后伸－内收－外展：3^{+}-3-3-3 级，右膝关节：屈－伸：3-3 级，右踝关节：背伸－趾屈：2-2。坐位平衡 3 级，站立平衡 2 级，Fugl-Meyer 运动功能评分：上肢 20 分，下肢 32 分。Breg 平衡量表：15 分。ADL 评分：60 分（大便 10，小便 10，吃饭 5，转移 10，如厕：5 分，步行 10，穿衣 5，修饰 5）。

医案解读

患者为左侧脑梗死，症状呈偏瘫及失语，经眼针带针康复治疗，患者下肢肢体运动功能恢复较明显。但言语能力恢复较慢，是康复过程中的难点，需要未来长期的康复。眼针疗法是我院特色疗法，具有取穴少、用针小、针刺浅、手法轻、操作简、见效快等特点，有调和阴阳、理气和血、通经活络、止痛消肿、扶正祛邪等作用，配合各种康复运动，使康复运动的同时持续刺激眼针穴区，达到两种治疗的叠加疗效。同时患者基础疾病比较多，应做好二级预防，减少脑血管病再次发作的几率，嘱患者在康复过程中要严格管控血压血糖，训练强度不宜过大，劳逸结合争取达到更理想的效果。

【验案十三】

脑出血 4 个月康复。

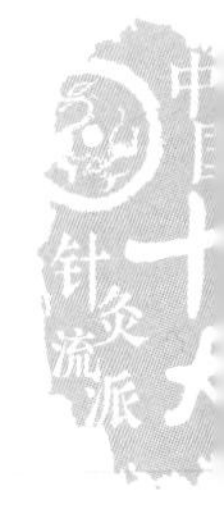

患者金某，男，61 岁，以“左半身不遂伴言语謇涩 4 个月”为主诉，由门诊以“中风”之诊断收入我疗区。患者 4 个月前于家中突然出现左半身不遂伴言语謇涩，患者家属急拨打 120 到沈阳军区总医院，查头 CT 示：脑出血。当日行去骨瓣减压术，出院时仍遗留左半身不遂伴言语謇涩症状，今为求进一步康复治疗来我院，收入我疗区系统治疗。现症见：左侧肢体活动不利，言语不利，左肩部疼痛，面色潮红，睡眠差，小便正常，大便干。病来无头痛、无恶心呕吐、无胸闷气短、无咳嗽咳痰、无腹胀腹痛。既往病史：高血压病2年，最高180/100mmHg，未系统服药，否认冠心病病史。过敏史：否认有药物或食物过敏史。

入院时左侧肢体活动不利，上肢不能持物，不能下地行走，说话吐字不清，左侧中枢性面瘫，左肩疼痛。神经系统查体：神志清楚，运动性失语，理解力、定向力、记忆力、计算力均减退，视力、听力粗测正常，双眼睑无下垂，双侧眼球向各个方向运动充分，无眼震，双侧瞳孔等大正圆，直径约3mm，对光反射灵敏。左鼻唇沟变浅，额纹对称，软腭抬举有力，悬雍垂居中，伸舌略向右偏，无舌肌萎缩及纤颤。颈软，无抵抗，Kernig征（-），Brudzinski征（-）。左上肢近端肌力2级，远端肌力2级，左下肢近端肌力2级，远端肌力2级。右侧肢体肌力5级，左侧肢体肌张力增高，四肢肌容积正常。深浅感觉无法检查。BCR（L+，R++），TCR（L+，R++），PTR（L++，R++），ASR（L++，R++），Babinski征（L+，R-）。舌质红，苔黄，脉弦。入院诊断：中医诊断：中风-中经络（风阳上扰证），西医诊断：①脑出血恢复期；②高血压病3级（极高危）。入院时存在的主要功能障碍是左侧运动功能障碍，言语障碍，日常生活活动能力障碍。Brunnstrom分期：2-1-3。PROM：正常，MMT：肩关节：前屈-后伸-外展：2-2-2级，肘关节：

屈-伸：2-2级。腕关节：前旋-后旋-掌屈-背伸：1-1-1-1级，髋关节：前屈-后伸-内收-外展：3^{+}-3-2-2级，膝关节：屈-伸：3-3级，踝关节：背伸-趾屈：3-3。坐位平衡2级，站立平衡2级，Fugl-Meyer运动功能评分：上肢14分，下肢16分。Breg平衡量表：21分。ADL评分：20分（大便10，小便10）。

入院康复评定后行运动疗法、偏瘫肢体综合训练，训练内容包括患侧肢体的主动助力运动以提高肌力，行关节松动训练以缓解患肢过高的肌张力，行坐位平衡训练、床边坐站转移训练以改善运动功能。行作业疗法，手功能训练以改善上肢的主动运动能力，诱发分离运动。行中频电疗（左侧上臂、前臂、小腿、大腿）以缓解痉挛。行踏步起立床以促进步行能力恢复，行减重支持训练以抵消重力对运动的影响，纠正异常步态。行言语治疗以改善运动性失语。行眼针、体针相结合的综合针刺治疗及眼针运动疗法每日1次。具体取穴：体针：风池（双）、血海（双）、合谷（双）、足三里（双）、太冲（双）。眼针：上焦区、下焦区、肝区、肾区（均双侧）。眼针运动疗法具体操作方法如下：眼针取双侧上焦区、下焦区、心区、肝区，确定眼针穴位后，常规消毒皮肤，以左手拇、食指固定眼区穴位皮肤，右手用小镊子夹住针柄，采用平刺法在眼针穴区距眶内缘2mm处由该区始点向该区终点方向，沿皮下将针刺入5～8mm，不必行针，在露在外面的针身和针柄下的皮肤表面之间粘贴一小块胶布，然后再用一条较前稍大的胶布覆盖在针上以保护针身固定在皮内，避免因运动

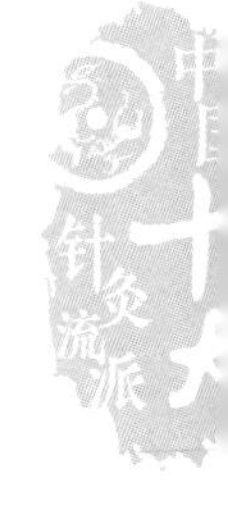

将针刮碰。随后进行各项康复训练。予降压（苯磺酸氨氯地平片5mg每日1次口服）药物治疗。

患者1个月后病情好转，可在监护下独自站立，异常肌张力得到控制，左肩疼痛也明显缓解，可操控轮椅，扩大了活动范围，日常生活能力大大提高。言语功能恢复较慢，自发言语仍不流利。出院时Brunnstrom分期：3-2-4。MMT：左肩关节：前屈-后伸-外展：3-3-3级，左肘关节：屈-伸：3-3级。左腕关节：前旋-后旋-掌屈-背伸：2-1-2-1级，左髋关节：前屈-后伸-内收-外展：3^{+}-3-3-3级，左膝关节：屈-伸：3-3级，左踝关节：背伸-趾屈：3-3。坐位平衡3级，站立平衡2级，Fugl-Meyer运动功能评分：上肢28分，下肢36分。Breg平衡量表：30分。ADL评分：60分（大便10，小便10，吃饭5，转移10，如厕：5分，步行10，穿衣5，修饰5）。

医案解读

患者为右侧基底节区脑出血，症状呈偏侧肢体瘫及运动性失语。经眼针带针康复治疗，患者肢体运动功能恢复较前明显，运动性失语症状比较顽固，是康复治疗过程中的难点。基底节区影响患者的肌张力，治疗过程中对异常肌张力的控制和异常运动模式的纠正也十分重要。除此之外，更要注重脑出血的二级预防。患者既往高血压病史，血管条件较差，随时有再次卒中的可能，即使平时已经将血压控制达标，也不能避免再次发生脑血管意外。并且脑出血患者在康复治疗过程中要严格控制血压，训练强度不宜过大，平时避免情绪过激，保持大便通畅，这样才能尽可能避免脑出血复发。

【验案十四】

脑梗死半个月康复。

患者王某，男，55岁，以“左侧半身不遂伴麻木半个月”为主诉，门诊以“中风”之诊断收入院。患者半个月前家中突然自觉左半身不遂伴麻木，在家属陪同下到沈阳市盛京医院查CT示：脑梗死。经抗血小板聚集、营养神经等治疗后出院时仍遗留左半身不遂伴麻木症状，今为求中西医结合治疗，就诊于我院门诊，门诊以“中风”之诊断收入院。现症见：左侧半身不遂伴麻木，左肩部疼痛，纳可，夜寐差，二便调。病来无意识不清，无恶心、呕吐，无头痛、头晕。既往史：高血压病10余年，最高可达180/100mmHg，现口服络活喜5mg每日1次，血压控制尚可。否认冠心病、糖尿病史。否认药物过敏史。

入院时左侧肢体活动不利，上肢不能持物，不能下地行走。神经系统专科检查：神志清，精神可，言语清晰，智能正常。双侧瞳孔等大正圆，对光反射存在，无眼震，眼球各方向活动灵活。伸舌检查居中，左侧上肢肌力3级，左侧下肢肌力3级，右侧肢体肌力5级，四肢肌张力正常。共济运动左侧欠稳准。肱二头肌反射（L++，R++），肱三头肌反射（L++，R++），膝反射（L++，R++），深浅感觉检查正常，双侧Babinski征（-），脑膜刺激征阴性。舌淡黯苔白腻，脉弦细。入院诊断：中医诊断：中风-中经络（气虚血瘀），西医诊断：①脑血管病恢复

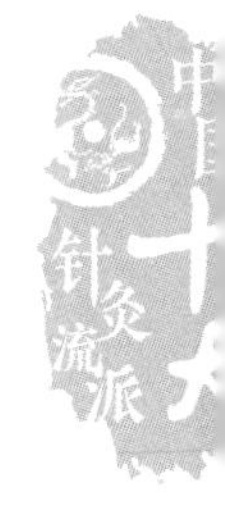

期；②高血压病3级（极高危）。入院时存在的主要功能障碍是左侧运动功能障碍，平衡功能障碍，日常生活活动能力障碍。Brunnstrom分期：3-3-3。PROM：正常，MMT：肩关节：前屈-后伸-外展：3-3-3级，肘关节：屈-伸：3-3级。腕关节：前旋-后旋-掌屈-背伸：2-2-2-2级，髋关节：前屈-后伸-内收-外展：3-3-3-3级，膝关节：屈-伸：3-3级，踝关节：背伸-趾屈：3-3。坐位平衡3级，站立平衡2级，Fugl-Meyer运动功能评分：上肢24分，下肢26分。Breg平衡量表：20分。ADL评分：50分（大便10，小便10，吃饭5，转移10，如厕5分，穿衣5，修饰5）。

入院康复评定后行运动疗法、偏瘫肢体综合训练，训练内容主要是主动运动和抗阻运动以提高肌力。行作业疗法，手功能训练，内容训练患侧上肢的精细活动、运动协调能力、手眼协调能力和日常生活活动能力。行中频电疗（左侧上臂、前臂、小腿、大腿）以提高肌力，缓解异常肌张力。行踏步起立床使患者适应步行的运动模式，行减重支持训练以减少重力对步行的影响，提高步行能力。行眼针、体针相结合的综合针刺治疗及眼针运动疗法每日1次。具体取穴：体针：风池（双）、血海（双）、合谷（双）、足三里（双）、太冲（双）。眼针：上焦区、下焦区、肝区、肾区（均双侧）。眼针运动疗法具体操作方法如下：眼针取双侧上焦区、下焦区、心区、肝区，确定眼针穴位后，常规消毒皮肤，以左手拇、食指固定眼区穴位皮肤，右手用小镊子夹住针柄，采用平刺法在眼针穴区距眶内缘2mm处由该区始点向该区终点方向，沿皮下将针刺入 5 ~ 8mm，不必行针，在露在外面的针身和针柄下的皮肤表面之间，粘贴一小块胶布，然后再用一条较前稍大的胶布覆盖在针上以保护针身固定在皮内，避免因运动将针刮碰。随后进行各项康复训练。予降压（苯磺酸氨氯地平片 5mg 每日 1 次口服），稳定斑块（阿托伐他汀钙片 20mg 每日 1 次口服），抗血小板聚集（阿司匹林肠溶片 0.1g 每日 1 次口服）药物治疗。

患者治疗 1 个月后运动功能及平衡能力，日常生活活动能力均有所改善。可独立缓慢行走，能完成进食、穿衣、转移、修饰等日常活动。Brunnstrom 分期: 3-3-4。MMT： 左肩关节: 前屈 - 后伸 - 外展: 3-3-3 级，左肘关节: 屈 - 伸: 3-3 级。左腕关节: 前旋 - 后旋 - 掌屈 - 背伸: 2-2-3-3 级，左髋关节: 前屈 - 后伸 - 内收 - 外展: 3^{+}-3-4-4 级，左膝关节: 屈 - 伸: 4-3 级，左踝关节: 背伸 - 趾屈: 3-3。坐位平衡 3 级，站立平衡 3 级，Fugl-Meyer 运动功能评分: 上肢 32 分，下肢 40 分。Breg 平衡量表: 42 分。ADL 评分: 60 分（大便 10 分，小便 10 分，吃饭 5 分，转移 10 分，如厕 5 分，步行 10 分，穿衣 5 分，修饰 5 分）。

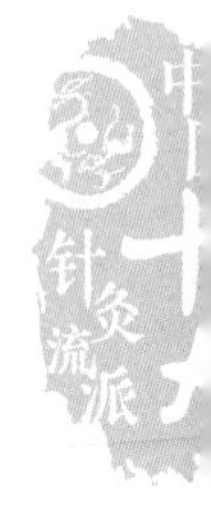

医案解读

患者为右侧基底节区脑梗死，左侧肢体偏瘫，运动功能及协调能力、日常生活活动能力障碍。经眼针带针康复治疗，患者平衡功能和下肢运动功能恢复较明显，上肢共济失调得到改善，手的精细活动是康复过程中的难点，需要进一步恢复。眼针疗法是我院特色疗法，具有取穴少、用针小、针刺浅、手法轻、操作简、见效快等特点，有调和阴阳、理气和血、通经活络、止痛消肿、扶正祛邪等作用，配合各种康复运动，使康复运动的同时持续刺激眼针穴区，达到两种治疗的叠加疗效。同时做好二级预防，减少脑血管病再次发作的几率，嘱患者在康复过程中要严格管控血压，训练强度不宜过大，劳逸结合，争取达到更理想的效果。

【验案十五】

脑出血 6 个月康复。

患者赵某，男，66 岁，以“左侧半身不遂伴言语不利 6 个月余”为主诉，门诊以“中风”之诊断收入院。患者 6 个月前家中突然自觉左半身不遂伴言语不利，在家属陪同下到辽宁省人民医院查头 CT 示：脑干梗死。经抗血小板聚集、营养神经等治疗后出院时仍遗留左半身不遂伴麻木症状，今为求中西医结合治疗，就诊于我院门诊，门诊以“中风”之诊断收入院。现症见：左侧半身不遂伴言语謇涩，右半身不遂，咳嗽、咳白色痰，鼻饲，夜寐差，小便调，大便干。病来无恶心、呕吐，无头痛、头晕。既往史：高血压病 10 余年，最高可达 180/100mmHg，未系统口服降压药物。糖尿病半年。否认冠心病史。10 年前患脑出血遗留右半身不遂症状。否认药物过敏史。

入院时左侧肢体活动不利，不能翻身及床上坐起，言语不能，吞咽障碍。神经系统专科检查：神志清，精神可，构音障碍，智能正常。双侧瞳孔等大正圆，对光反射存在，无眼震，眼球各方向活动灵活。伸舌检查居中，左侧上肢肌力1级，左侧下肢肌力3-级，右侧肢体肌力5级，左侧肢体肌张力增强，右侧肢体肌张力正常。肱二头肌反射（L+++，R++），肱三头肌反射（L+++，R++），膝反射（L+++，R++），深浅感觉检查无法检测，双侧Babinski征（-），脑膜刺激征阴性。舌淡黯苔白腻，脉弦细。入院诊断：中医诊断：中风－中经络（气虚血瘀证），西医诊断：①脑血管病恢复期；②高血压病3级（极高危）；③2型糖尿病；④脑出血后遗症。入院时存在的主要功能障碍是左侧运动功能障碍，言语功能障碍，日常生活活动能力障碍。Brunnstrom分期：1-1-2。PROM：正常，MMT：肩关节：前屈－后伸－外展：1-1-1级，肘关节：屈－伸：1-1级。腕关节：前旋－后旋－掌屈－背伸：1-1-1-1级，髋关节：前屈－后伸－内收－外展：3-2-3-2级，膝关节：屈－伸：2-3级，踝关节：背伸－趾屈：1-1。坐位平衡2级，Fugl-Meyer运动功能评分：上肢5分，下肢10分。Breg平衡量表：3分。ADL评分：20分（大便10，小便10）。洼田饮水实验5级。

入院康复评定后行运动疗法、偏瘫肢体综合训练，上肢以被动活动为主，下肢以主动运动和抗阻运动为主，采用关节松动手法降低异常肌张力，采用神经生理学技术诱发主动分离运动。行作业疗法，手功能训练以改善上肢运动功能。低频电疗（左侧上臂、前臂、小腿、大腿）以提高肌力。行踏步起立，减重步行训练以促进步行能力提高。行言语治疗、吞咽功能训练配合电子生物反馈疗法以改善言语和吞咽功能。行眼针、体针相结合的综合针刺治疗及眼针运动疗法每日1次。具体取穴：体针：风池

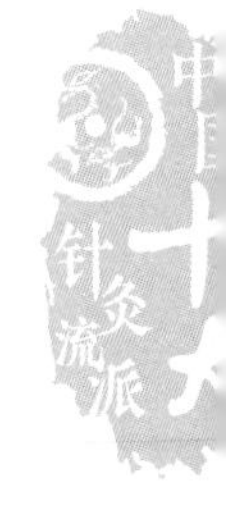

（双）、血海（双）、合谷（双）、足三里（双）、太冲（双）。眼针：上焦区、下焦区、肝区、肾区（均双侧）。眼针运动疗法具体操作方法如下：眼针取双侧上焦区、下焦区、心区、肝区，确定眼针穴位后，常规消毒皮肤，以左手拇、食指固定眼区穴位皮肤，右手用小镊子夹住针柄，采用平刺法在眼针穴区距眶内缘 2mm 处由该区始点向该区终点方向，沿皮下将针刺入 5 ~ 8mm，不必行针，在露在外面的针身和针柄下的皮肤表面之间，粘贴一小块胶布，然后再用一条较前稍大的胶布覆盖在针上以保护针身固定在皮内，避免因运动将针刮碰。随后进行各项康复训练。予降压（苯磺酸氨氯地平片 5mg 每日 1 次口服）、稳定斑块（阿托伐他汀钙片 20mg 每日 1 次口服）、抗血小板聚集（阿司匹林肠溶片 0.1g 每日 1 次口服）、控制血糖（盐酸二甲双胍片 500mg 每日 3 次口服）药物治疗。

患者治疗 1 个月后运动功能及吞咽功能明显改善，可在一人看护下缓慢行走，肢体痉挛缓解，异常运动模式得到抑制，进食饮水偶有呛咳，吐字不清。Brunnstrom 分期：2-1-3。MMT：左肩关节：前屈－后伸－外展：2-2-2 级，左肘关节：屈－伸：2-1 级。左腕关节：前旋－后旋－掌屈－背伸：1-1-1-1 级，左髋关节：前屈－后伸－内收－外展：3^{+}-3-3-3 级，左膝关节：屈－伸：3-3 级，左踝关节：背伸－趾屈：2-2。坐位平衡 3 级，站立平衡 2 级，Fugl-Meyer 运动功能评分：上肢 15 分，下肢 22 分。Breg 平衡量表：6 分。ADL 评分：35 分（大便 10，小便 10，吃饭 5，转移 10）。洼田饮水实验：2 级。

医案解读

患者为脑干梗死，造成肢体运动功能障碍、构音障碍及吞咽功能障碍，严重影响日常生活能力，经眼针带针康复治疗，患者下肢肢体运动功能恢复较明显，言语能力及吞咽功能恢复较慢，上肢肌力恢复及肌张力过高是康复过程中的难点。眼针疗法是我院特色疗法，具有取穴少、用针小、针刺浅、手法轻、操作简、见效快等特点，有调和阴阳、理气和血、通经活络、止痛消肿、扶正祛邪等作用，配合各种康复运动，使康复运动的同时持续刺激眼针穴区，达到两种治疗的叠加疗效。同时患者基础疾病比较多，应做好二级预防，减少脑血管病再次发作的几率，嘱患者在康复过程中要严格管控血压血糖，训练强度不宜过大，劳逸结合，争取达到更理想的效果。

【验案十六】

脑出血 2 个月余。

患者王某，男，76 岁，以“左侧肢体活动不利 2 个月余”为主诉，由门诊以“中风”之诊断收入我疗区。患者于 2016 年 9 月 29 日无明显诱因出现左侧肢体活动不利，急送当地医院查头 CT 示脑出血，经住院保守治疗后病情平稳，出院后遗有左侧肢体活动不利、站立不稳、抓握不能等症状，生活不能自理，为求中西医结合康复治疗来我院。患者既往高血压病史 30 余年，血压最高 180/110mmHg，现口服玄宁，血压控制尚可。糖尿病病史 30 余年，现皮下注射门冬胰岛素 30 早 14U 晚 14U 餐前皮下注射降糖，血糖控制尚可。

入院时左侧肢体活动不利，站立不稳，抓握不能。查体见神志清楚，语言欠流利，理解力、定向力、计算力正常，记忆力减退，视力、听力粗测正常，双眼睑无下垂，双侧眼球向各方向运动充分，无眼震，双侧瞳孔等大正圆，直径约 3mm，对光反射灵敏。颈强（-），Kernig 征（-），Brudzinski 征（-）。左上肢肌力 3 级，左下肢肌力 3 级，右上肢肌力 5 级，右下肢肌力 5 级。四肢肌张力、肌容积正常。右侧肢体指鼻试验、跟膝胫试验稳准，左侧不能完成。BCR（L++，R++），TCR（L++，R++），PTR（L++，R++），ASR（L++，R++），Babinski 征（L+，R-）。舌质淡黯，苔白腻，脉弦细。入院诊断：中医诊断：中风 - 中经络（气虚血瘀）。西医诊断：①脑血管病恢复期（脑出血）；②腔隙性脑梗死；③高血压病 3 级（极高危）；④ 2 型糖尿病。入院时存在的主要功能障碍是左侧运动功能障碍、平衡功能障碍、构音障碍、日常生活活动能力障碍。康复评定的具体评分：MMSE：20 分；ADL：35 分；Fugl-Meyer 运动功能评分：上肢 28 分，下肢 18 分；Berg 平衡量表：6 分；Brunnstrom 分期：4-4-4。

入院康复评定后予运动疗法每日 1 次、偏瘫肢体综合训练每日 1 次，训练内容是患肢的主动和抗阻运动，共济运动的训练，诱发主动分离运动。行作业疗法每日 1 次、手功能训练每日 1 次，内容是上肢的协调运动能力、手眼协调能力和手精细活动的训练。等速肌力训练日 2 次以提高肢体协调能力。行低频电疗（左肩肘、胫骨前）每日 1 次以改善肢体运动功能，行语言训练以改善构音障碍。行眼针、体针相结合的综合针刺治疗及眼针运动疗法每日1次。体针取：头维、肝俞、脾俞、足三里、血海（均双侧），留针30分钟后起针。眼针运动疗法具体操作方法如下：眼针取双侧上焦区、下焦区，确定眼针穴位后，常规消毒皮肤，以左手拇、食指固定眼区穴位皮肤，右手用小镊子夹住针柄，采用平刺法在眼针穴区距眶内缘2mm处由该区始点向该区终点方向，沿皮下将针刺入5～8mm，不必行针，在露在外面的针身和针柄下的皮肤表面之间，粘贴一小块胶布，然后再用一条较前稍大的胶布覆盖在针上以保护针身固定在皮内，避免因运动将针刮碰，随后进行各项康复训练。给予降压（马来酸左旋氨氯地平片2.5mg，每日1次），降糖（皮下注射门冬胰岛素30早14U晚14U餐前皮下注射）药物治疗。

患者治疗后运动功能、构音障碍及日常生活活动能力均有所改善，上肢可以持物，可帮助进食，吐字较前清晰，能独立步行。出院时康复评定的具体评分：MMSE：24分；ADL：45分；Fugl-Meyer运动功能评分：上肢38分，下肢24分；Berg平衡量表：18分；Brunnstrom分期：4-4-5。

医案解读

患者为脑出血恢复期，经眼针带针康复治疗，左侧运动功能障碍较前恢复，日常生活活动能力障碍较前改善，构音障碍减轻，能无障碍地进行日常交流。患者目前应做好脑卒中的二级预防，监测血压，保持排便通畅，控制训练强度，避免情绪激动，避免因高血压而再次出现脑出血。康复训练近期继续提高下肢负重，上肢增加肩肘关节控制稳定性，训练中避免跌倒。

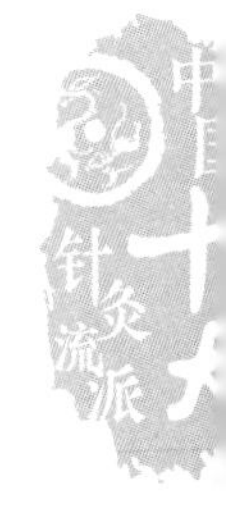

【验案十七】

多发性脑梗死 22 天康复。

患者杨某，男，43 岁，以“右半身不遂伴言语謇涩 22 天”为主诉，由门诊以“中风”之诊断收入我疗区。患者 22 天前在家中活动中突发右侧肢体活动受限，言语不利，急送中国医科大学附属第一医院，急行头 CT 检查，提示双侧脑室旁散在点片状低密度灶，经住院对症治疗（具体药物不详），出院后遗有右侧肢体活动不利，为求中西医结合治疗来我院。患者既往高血压病病史 8 年，血压最高 200/130mmHg，现口服拜新同，血压控制情况一般。22 天前于中国医科大学附属第一医院诊断心律失常，冠心病未明确诊断，患者现口服欣康。

入院时右侧肢体活动不利，言语不清，倦怠乏力，查体见神志清楚，言语不清，理解力、定向力、记忆力、计算力正常，视力、听力粗测正常，双眼睑无下垂，双侧眼球向各个方向运动充分，无眼震，双侧瞳孔等大正圆，直径约 3mm，对光反射灵敏。伸舌略向右偏。颈软，无抵抗，Kernig 征（-），Brudzinski 征（-）。左侧肢体肌力 5 级，右上肢近端肌力 4 级，远端肌力 4 级，右下肢近端肌力 4 级，远端肌力 4 级。四肢肌张力、肌容积正常。右侧指鼻试验、轮替试验、跟膝胫试验欠稳准，左侧稳准。BCR（L++，R++），TCR（L++，R++），PTR（L++，R++），ASR（L++，R++），Babinski 征（L-，R+）。舌质红，苔黄，脉弦。入院诊断：中医诊断：中风 - 中经络（风阳上扰证），西医诊断：①脑血管病恢复期；②高血压病 3 级（极高危）；③冠心病待诊断；④心律失常。入院时存在的主要功能障碍是右侧运动功能障碍、构音障碍、日常生活活动能力障碍。康复评定的具体评分：改良 Barthel 指数：45 分；Ashworth：右侧上肢 0 级，下肢 0 级；Fugl-Meyer 运动功能评分：上肢 40 分，下肢 24 分；偏瘫侧上田敏式评价：上肢 1 ~ 9 充分，10 不充分；下肢 1 ~ 8 充分，9、10 不充分；Brunnstrom 分期：右侧上肢Ⅳ期，手Ⅴ期，下肢Ⅳ期；偏瘫上肢能力评价：3 级；Berg 平衡量表：47 分；Hoffer 步行能力：4 级；洼田饮水试验：Ⅰ级。

入院后，康复评定后予运动疗法每日 1 次、偏瘫肢体综合训练每日 1 次，治疗内容包括患侧肢体的抗阻运动，提高肌力和耐力，站立位平衡训练和运动协调功能训练。行作业疗法每日 1 次、手功能训练每日 1 次以提高上肢精细运动和手眼协调运动能力。等速肌力训练日 2 次以改善肢体运动功能和协调功能。行眼针、体针相结合的综合针刺治疗及眼针运动疗法每日 1 次。体针取：太阳、肝俞、三阴交、足三里、太冲（均双侧），留针 30 分钟后起针。眼针运动疗法具体操作方法如下：眼针取双侧肝区、上焦区、下焦区，确定眼针穴位后，常规消毒皮肤，以左手拇、食指固定眼区穴位皮肤，右手用小镊子夹住针柄，采用平刺法在眼针穴区距眶内缘 2mm 处由该区始点向该区终点方向，沿皮下将针刺入 5 ~ 8mm，不必行针，在露在外面的针身和针柄下的皮肤表面之间，粘贴一小块胶布，然后再用一条较前稍大的胶布覆盖在针上以保护针身固定在皮内，避免因运动将针刮碰，随后进行各项康复训练。给予控制血压（硝苯地平控释片 30mg，每

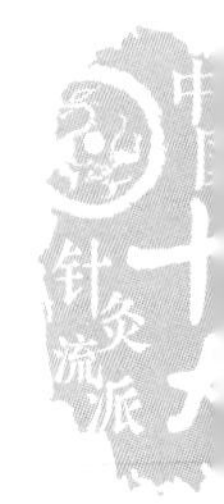

日1次）、稳定斑块（阿托伐他汀钙片40mg，每日1次）药物治疗。

患者治疗后运动功能及日常生活活动能力均有所改善，能独立步行，活动范围较前扩大，能独立完善进食、洗漱、穿衣等日常生活活动。出院时康复评定的具体评分：改良Barthel指数：65分；Ashworth：右侧上肢0级，下肢0级；Fugl-Meyer运动功能评分：上肢56分，下肢28分；偏瘫侧上田敏式评价：上肢1～9充分，10不充分；下肢1～10充分；Brunnstrom分期：右侧上肢Ⅴ期，手Ⅴ期，下肢Ⅳ期；偏瘫上肢能力评价：3级；Berg平衡量表：48分；Hoffer步行能力：4级；洼田饮水试验：Ⅰ级。

医案解读

患者为脑出血恢复期，经眼针带针康复治疗，右侧运动功能障碍较前恢复，日常生活活动能力障碍较前改善，语言功能较前恢复。患者目前应做好脑卒中的二级预防，监测血压，保持排便通畅，控制训练强度，避免情绪激动，注意摄入足够水分，避免因脱水导致低灌注继发的梗死。回家后应继续行社区康复或家庭康复，训练下肢继续调整步态，上肢继续精细运动训练。

【验案十八】

蛛网膜下腔出血继发脑梗死1个半月康复。

患者杨某，女，47岁，以“右侧肢体活动不利伴言语不利1个半月”为主诉，由门诊以“中风”之诊断收入我疗区。患者入院 1 个半月前（2016 年 3 月 31 日）夜间排便后出现头痛、呕吐，呕吐物为胃内容物，逐渐意识不清，急送中国医科大学附属第一医院，诊断为蛛网膜下腔出血，行手术治疗后于 4 月 5 日出现脑梗死，经对症治疗，患者出院后遗有右侧肢体活动不利、言语不利症状，为求中西医结合治疗来我院。患者否认冠心病、糖尿病、高血压病史。

入院时右侧肢体活动不利，言语不利，查体见神志清楚，混合性失语，理解力、定向力、记忆力、计算力减退，视力、听力粗测正常，双眼睑无下垂，双侧眼球向各个方向运动充分，无眼震，双侧瞳孔等大正圆，直径约 3mm，对光反射灵敏。颈软，无抵抗，Kernig 征（-），Brudzinski 征（-）。右上肢体肌力 0 级，右下肢肌力 3 级，左侧肢体肌力 5 级。四肢肌张力正常，四肢肌容积正常。左侧指鼻试验、跟膝胫试验稳准。右侧不能完成。BCR（L++，R++），TCR（L++，R++），PTR（L++，R++），ASR（L++，R++），Babinski 征（L-，R+）。舌淡黯，苔白腻，脉弦细。入院后中医诊断：中风 - 中经络（气虚血瘀）。西医诊断：脑血管病恢复期。入院时存在的主要功能障碍是右侧运动功能障碍、失语、吞咽障碍、日常生活活动能力障碍。康复评定的具体评分：Brunnstrom 分期：1-1-4；ADL：20 分；Fugl-Meyer 运动功能评分：上肢 8 分，下肢 12 分；Berg 平衡量表：0 分；洼田饮水试验：3 级。

入院康复评定后运动疗法每日 1 次、偏瘫肢体综合训练每日 1 次，上肢行被动活动，防止肌肉萎缩和关节挛缩，诱发主动

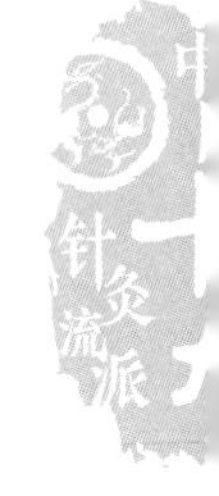

运动，下肢以主动运动为主以提高肌力。此外还进行床上翻身起坐、爬行、桥式运动、坐位平衡等练习。作业疗法每日 1 次、手功能训练每日 1 次以提高上肢运动功能和日常生活能力。行中频电疗（右上臂、右前臂）每日 1 次以增强上肢肌力。行踏步起立床每日 1 次以提高站立和步行能力。行眼针、体针相结合的综合针刺治疗及眼针运动疗法每日 1 次。体针取血海、曲池、三阴交、足三里、太冲（均双侧），留针 30 分钟后起针。眼针运动疗法具体操作方法如下：眼针取双侧上焦区、下焦区，确定眼针穴位后，常规消毒皮肤，以左手拇、食指固定眼区穴位皮肤，右手用小镊子夹住针柄，采用平刺法在眼针穴区距眶内缘 2mm 处由该区始点向该区终点方向，沿皮下将针刺入 5 ~ 8mm，不必行针，在露在外面的针身和针柄下的皮肤表面之间，粘贴一小块胶布，然后再用一条较前稍大的胶布覆盖在针上以保护针身固定在皮内，避免因运动将针刮碰，随后进行各项康复训练。

患者治疗后运动功能及日常生活活动能力均有所改善，可在床边长时间无支撑坐位，可在看护下独立完成坐站转移，可利用手杖短距离步行，上肢肌张力有所恢复。失语及吞咽障碍仍存在，仍需长时间的训练。出院时康复评定的具体评分：Brunnstrom 分期：2-2-4；ADL：35 分；Fugl-Meyer 运动功能评分：上肢 10 分，下肢 26 分；Berg 平衡量表：14 分；洼田饮水试验：2 级。

医案解读

患者既有蛛网膜下腔出血，又有脑梗死，在用药方面采取了中性治疗，仅予营养神经药物。在康复方面上肢的恢复较困难，采用多种方法促进肌力和肌张力尽快恢复，下肢以力量训练和步行训练为主，经眼针带针康复治疗，右侧运动功能障碍较前恢复，日常生活活动能力障碍较前改善。患者目前应做好脑卒中的二级预防，监测血压，保持排便通畅，控制训练强度，避免情绪激动，避免因高血压而再次出现脑出血。康复训练近期继续提高下肢负重，上肢增加肩肘关节控制稳定性，训练中避免跌倒。出院后仍应继续坚持语言训练和吞咽训练。

【验案十九】

右侧基底节区出血半个月康复。

患者王某，男，76岁，以“左侧肢体活动不利伴语言不利15天”为主诉入院。患者2016年9月27日下午2时工作中自觉左侧肢体活动不利，回家休息，症状逐渐加重，在家属陪同下前往沈阳市八院急诊，查头CT示：右侧基底节区脑出血，收入院经脱水降颅压、降血压等对症治疗，患者症状逐渐加重，复查头CT示：出血量增加。家属要求前往陆军总院行手术治疗，于30日在陆军总院行手术治疗，术后病情平稳后出院，出院遗留左侧肢体活动不利，语言不利。为求中西医结合康复治疗，由门诊以“中风”之诊断收入我疗区系统治疗。既往史：高血压病病史8年，最高220/120mmHg，否认糖尿病、冠心病病史，否认药物及食物过敏史。

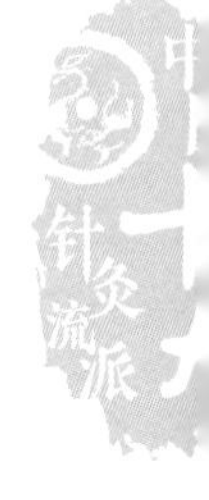

入院时左侧肢体活动不利，语言不清，偶有头晕头痛，饮食尚可、睡眠可、二便正常。病来无胸闷气短、无咳嗽咳痰、无饮

水呛咳、无腹胀腹痛。神经系统查体：神志清楚，构音欠清，反应略迟钝，理解力、定向力正常，记忆力、计算力减退，视力、听力粗测正常，双眼睑无下垂，双侧眼球向各个方向运动充分，无眼震，双侧瞳孔等大正圆，直径约 3mm，对光反射灵敏。左鼻唇沟变浅，软腭抬举有力，悬雍垂居中，伸舌略向左偏，无舌肌萎缩及纤颤。颈软，无抵抗，Kernig 征（-），Brudzinski 征（-）。左上肢近端肌力 0 级，远端肌力 0 级，左下肢近端肌力 0 级，远端肌力 0 级，右上肢近端肌力 5 级，远端肌力 5 级，右下肢近端肌力 5 级，远端肌力 5 级。四肢肌张力、肌容积正常。双侧指鼻试验、轮替试验、跟膝胫试验不能完成。双侧面部、肢体、躯干痛温觉对称存在，位置觉、震动觉对称存在。BCR（L++，R++），TCR（L++，R++），PTR（L++，R++），ASR（L++，R++），Babinski 征（L+，R-）。入院诊断：中医诊断：中风 - 中经络（风阳上扰证）。西医诊断：①脑出血术后；②高血压病 3 级（极高危）。入院时存在的主要功能障碍为左侧运动功能障碍、构音障碍、日常生活活动能力障碍。康复评定的具体评分：改良 Barthel 指数：35 分；Ashworth：左侧上肢 2 级，下肢 1 级；Fugl-Meyer 运动功能评分：45 分；偏瘫侧上田敏式评价：上肢 1 ~ 4 充分，5 不充分，6 不可能；下肢 1 ~ 7 充分，8、9 不充分，10 不可能；Brunnstrom 分期：左侧上肢Ⅲ期，手Ⅱ期，下肢Ⅳ期；偏瘫上肢能力评价：0 级；Berg 平衡量表：11 分；Hoffer 步行能力：1 级；洼田饮水试验：Ⅰ级。

入院康复评定后行运动疗法每日 1 次，偏瘫肢体综合训练每日 1 次。因刚入院时出血尚未完全吸收，对患者进行床旁的肢体被动活动，以促进肌力、肌张力恢复，维持关节活动度。训练患者床上翻身，教会家属良肢位的摆放。行作业疗法每日 1 次，手功能训练每日 1 次以改善上肢的肌力。行低频脉冲电治疗日 2 次以促进肌肉收缩，预防肌萎缩。行眼针、体针相结合的综合针刺治疗及眼针运动疗法每日 1 次。眼针运动疗法具体操作方法如下：眼针取双侧肝区，肾区，上焦区，确定眼针穴位后，常规消毒皮肤，以左手拇指、食指固定眼区穴位皮肤，右手用小镊子夹住针柄，采用平刺法在眼针穴区距眶内缘 2mm 处由该区始点向该区终点方向，沿皮下将针刺入 5 ~ 8mm，不必行针，在露在外面的针身和针柄下的皮肤表面之间，粘贴一小块胶布，然后再用一条较前稍大的胶布覆盖在针上以保护针身固定在皮内，避免因运动将针刮碰。随后进行各项康复训练。同时予硝苯地平控释片 30mg 每日 1 次口服，缬沙坦胶囊 80mg 每日 1 次口服以降压。入院初期予 20% 甘露醇 250ml 日 2 次静点脱水降颅压。

患者 2 个月后运动功能及日常生活功能均有所改善，左侧肢体肌力恢复，肌张力引出，关节活动度正常，无明显肌萎缩。可在床上自行翻身、起坐。改良 Barthel 指数：65 分；Ashworth：左侧上肢 2 级，下肢 1 级；Fugl-Meyer：70 分；偏瘫侧上田敏式评价：上肢 1 ~ 4 充分，5 不充分，6 不可能；下肢 1 ~ 7 充分，8、9 不充分，10 不可能；Brunnstrom 分期：左侧上肢Ⅲ级，手Ⅱ级，下肢Ⅳ级；偏瘫上肢能力评价：0 级；

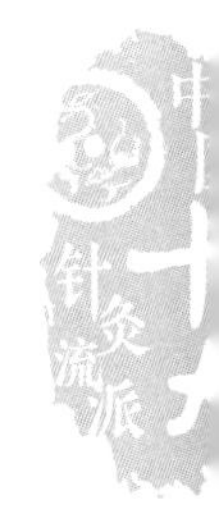

Berg 平衡量表：11 分；Hoffer 步行能力：1 级；洼田饮水试验：Ⅰ级。

医案解读

患者为右侧基底节区脑出血，处于恢复早期，此时的康复训练以被动活动为主，同时应用脱水降颅压药物。训练中避免血压骤然升高造成再出血。患者主要存在偏侧肢体瘫及构音障碍。经眼针带针康复治疗，患者肢体运动功能恢复较前明显，并对患肢进行了保护，避免了肩关节半脱位、压疮等并发症的出现。完全性失语症状比较顽固，是康复治疗过程中的难点，需做好长期康复的准备。患者既往高血压病史，血管条件较差，随时有再次卒中的可能，即使平时已经将血压控制达标，也不能避免再次发生脑血管意外。并且脑出血患者在康复治疗过程中要严格控制血压，训练强度不宜过大，平时避免情绪过激，保持大便通畅，这样才能尽可能避免脑出血复发。

【验案二十】

右侧基底节区出血 1 个月康复。

患者吴某，女，60 岁。以“左侧肢体活动不利 1 个月”为主诉，于 2016 年 5 月 16 日由门诊以“中风 - 中经络”之诊断收入院。该患者于入院 1 个月前凌晨上厕所过程中突然摔倒，呼叫家属，家属拨打 120 前往沈阳军区总医院急诊，查头 CT 提示脑出血。给予对症治疗后，于 5 月 3 日在局麻下行立体定向脑内血肿清除术，术中抽出陈旧血 25ml，术后血肿腔注入尿激酶 2

次，每次2万U，治疗上予抗炎、营养神经、脱水降颅压、化痰、控制血压等对症治疗。出院后仍留有左侧肢体活动不利，今日为求系统化中西医结合康复治疗来我院门诊，由门诊收入我疗区。既往有高血压病史5年，未系统监测血压，未系统用药治疗，血压控制尚可，否认冠心病、糖尿病病史。甲亢病史2年，经治疗已痊愈。2016年5月3日于陆军总院行立体定向脑内血肿清除术，否认药物及食物过敏史。

入院后左侧肢体活动不利，精神不振，时有头痛，走路不能，倦怠懒言，乏力，饮食差，夜寐可，小便可，大便干。病来无肢体抽搐，无胸闷气短等症状。神经系统查体：意识清楚，计算力、记忆力、定向力减退，语言流利，双侧瞳孔等大正圆，直径：左3mm，右3mm，对光反射存在，双侧眼球向各个方向运动灵活，无眼震，伸舌偏左，左侧中枢性面神经核下瘫，余颅神经检查未见明显异常。左侧上肢肌力2-级，左侧下肢肌力2级，肌张力减低，右侧肢体肌力5级，肌张力正常，BCR（L++，R++），TCR（L++，R++），PTR（L++，R++），ASR（L++，R++），Babinski征（左-右+），双侧Hoffmann征（-），脑膜刺激征（-）。舌质黯红，苔白，脉沉。中医诊断：中风-中经络（气虚血瘀证），西医诊断：①脑血管病恢复期；②高血压病3级（极高危）。入院康复评定：改良Barthel指数：20分；改良Ashworth：左侧上肢0级，下肢0级；Fugl-Meyer运动功能评分：12分；偏瘫侧上田敏式评价：上肢1、2充分，3不可能；下肢1、2充分，3不可能；Brunnstrom分期：左侧上

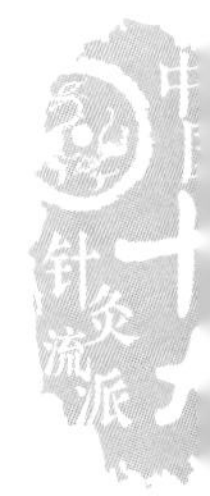

肢Ⅱ级，手Ⅰ级，下肢Ⅱ级；偏瘫上肢能力评价：0级；Berg平衡量表：0分；Hoffer步行能力：1级；洼田饮水试验：Ⅰ级。

入院康复评定后行运动疗法日1次，偏瘫肢体综合训练日1次（床旁）帮助患者进行被动活动，防止关节僵硬挛缩，避免肌肉过快萎缩。行针刺治疗日1次，采用体针、眼针相结合的综合针刺治疗及眼针运动疗法。体针取双侧足三里、血海、太冲、合谷、百会、关元、气海。眼针运动疗法具体操作方法如下：眼针取双侧肝区、肾区、上焦区，确定眼针穴位后，常规消毒皮肤，以左手拇指、食指固定眼区穴位皮肤，右手用小镊子夹住针柄，采用平刺法在眼针穴区距眶内缘2mm处由该区始点向该区终点方向，沿皮下将针刺入5～8mm，不必行针，在露在外面的针身和针柄下的皮肤表面之间，粘贴一小块胶布，然后再用一条较前稍大的胶布覆盖在针上以保护针身固定在皮内，避免因运动将针刮碰。随后进行各项康复训练。康复治疗期间给予坎地沙坦西酯片8mg每日1次口服控制血压。甘油果糖氯化钠注射液250ml每日1次静点以脱水降颅压、消除脑水肿，水飞蓟宾胶囊70mg每日3次口服以保肝，法莫替丁20mg日2次口服以保护胃黏膜，开塞露20ml隔日1次肛门注入以助排便。

患者1个月后运动功能及日常生活功能均有所改善，上肢控制能力提高，可在少量辅助下站立。但上肢肌张力明显升高，需进一步抗痉挛手法治疗。出院前评定结果：改良Barthel指数：45分；改良Ashworth：左侧上肢2级，下肢1级；Fugl-Meyer运动功能评分：70分；偏瘫侧上田敏式评价：上肢1～4

充分，5 不充分，6 不可能；下肢 1 ~ 7 充分，8、9 不充分，10 不可能；Brunnstrom 分期：左侧上肢Ⅲ期，手Ⅱ期，下肢Ⅳ期；偏瘫上肢能力评价：0 级；Berg 平衡量表：11 分；Hoffer 步行能力：1 级；洼田饮水试验：Ⅰ级。

医案解读

患者为右侧基底节区脑出血，症状表现为迟缓性偏瘫，随着病情恢复，患者的肌张力逐渐增高，早期的良肢位摆放和抗痉挛手法的应用十分重要。训练时的强度不宜过大，待颅内血肿完全吸收后再逐渐增加活动量。经眼针运动疗法治疗，患者肢体运动功能恢复较前明显，患者既往高血压病史，血管条件较差，随时有再次卒中的可能，即使平时已经将血压控制达标，也不能避免再次发生脑血管意外。并且脑出血患者在康复治疗过程中要严格控制血压，平时避免情绪过激，保持大便通畅，这样才能尽可能避免脑出血复发。眼针疗法因刺激较轻，对于有复发风险的脑出血患者，应用更加安全。

【验案二十一】

左侧基底节区脑出血 40 天康复。

患者徐某，女，59 岁。以“右侧肢体活动不利伴神昏 40 天”为主诉，于 2016 年 2 月 18 日，由门诊以“中风”之诊断收入院。该患者于 2016 年 1 月 8 日乘坐公交车时突然昏倒，不省人事，当时身边无家属，9 日早晨在好心人帮助下送往苏家屯区中心医院，当时无家属在场，当时诊断为：高血压性左侧基底节

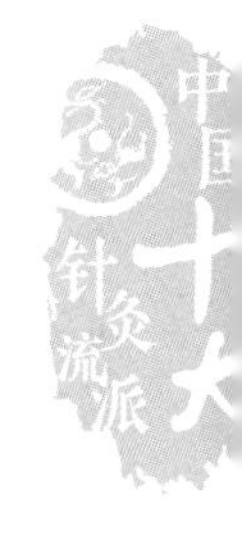

区脑出血破入脑室。2016 年 1 月 9 日外院头 CT 示：左侧基底节区可见不规则团片状高密度影，左侧侧脑室明显受压，中线向右侧移位。予急诊开颅手术治疗，术后给予抗炎、止血、营养神经、降颅压等相关治疗。出院时仍意识不清，偶有右侧肢体活动不利。今患者为求系统的中西医康复治疗，来我院门诊，门诊以“中风－中脏腑”之诊断收入我科。既往有高血压病史 10 年，最高达 200/110mmHg，现口服替米沙坦 80mg 每日 1 次鼻饲以控制血压，血压控制不佳。否认冠心病、糖尿病病史，否认药物及食物过敏史。

入院时患者意识不清，昏迷状态，不语，右侧肢体活动不利，卧床，二便不知，寐差。神经系统查体：意识不清，呈浅昏迷状态，压眶反射存在。双侧瞳孔等大正圆，直径：左 3mm，右 3mm，右侧对光反射减弱，左侧正常，四肢肌张力正常，余项查体不配合，双 Babinski 征（L-，R+），双侧 Hoffmann 征（－），脑膜刺激征（－）。舌淡，苔白腻，脉滑。入院诊断：中医诊断：中风－中脏腑（痰浊瘀阻证），西医诊断：①脑出血恢复期；②高血压病 3 级（极高危）。入院时患者主要功能障碍包括意识障碍、右侧肢体运动功能障碍、构音障碍、吞咽障碍、日常生活活动能力障碍。

康复评定后行运动疗法日 1 次，偏瘫肢体综合训练日 1 次（床旁）以促进肢体肌力和肌张力的恢复，防止关节僵硬挛缩。指导家属进行良肢位摆放，勤为患者翻身叩背，刺激肌肉收缩，保持皮肤干燥，避免压疮、肌肉萎缩、下肢深静脉血栓形成。进行声、光、亲情呼唤等综合刺激促进意识恢复。行眼针、体针相结合的综合针刺治疗及眼针运动疗法每日 1 次。眼针运动疗法具体操作方法如下：眼针取双侧肝区、肾区、上焦区，确定眼针穴位后，常规消毒皮肤，以左手拇指、食指固定眼区穴位皮肤，右手用小镊子夹住针柄，采用平刺法在眼针穴区距眶内缘 2mm 处由该区始点向该区终点方向，沿皮下将针刺入 5 ~ 8mm，不必行针，在露在外面的针身和针柄下的皮肤表面之间，粘贴一小块胶布，然后再用一条较前稍大的胶布覆盖在针上以保护针身固定在皮内，避免因运动将针刮碰。同时进行各项康复训练。

治疗半个月后，患者意识恢复，仍有混合性失语。四肢肌张力正常，余项查体不配合，Babinski 征（L-，R+），Hoffmann 征（L-，R+），脑膜刺激征（-）。继续行运动疗法日 1 次，偏瘫肢体综合训练日 1 次，作业疗法日 1 次，手功能训练日 1 次，关节松动训练日 1 次，电动起立床日 1 次，气压疗法（右侧上肢、下肢）日 1 次（完善下肢静脉彩超，如正常可行此项治疗），低频脉冲电治疗（右侧肩部、上肢、下肢）每日 2 次，言语训练日 1 次，吞咽功能训练日 1 次，电子生物反馈疗法每日 2 次以改善患肢运动功能，防止下肢静脉血栓、骨质疏松、肌肉萎缩等并发症的出现。继续行眼针运动疗法。入院 1 个月后患者意识较前恢复，呈最小意识状态，已经诱发出肌张力，未出现各种并发症。

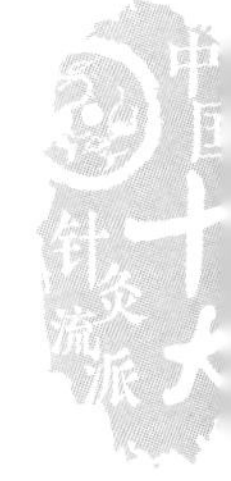

医案解读

患者为左侧基底节区脑出血，症状呈意识障碍、肢瘫、吞咽障碍、二便障碍等。经眼针运动疗法治疗，患者肢体运动功能恢复较前明显，意识有所恢复。意识障碍是康复治疗过程中的难点，而本例患者的针刺治疗在昏迷促醒的治疗中发挥了神奇的作用。今后可深入研究针刺在昏迷患者促醒治疗中的应用价值。患者既往高血压病史，血管条件较差，随时有再次卒中的可能，即使平时已经将血压控制达标，也不能避免再次发生脑血管意外。并且脑出血患者在康复治疗过程中要严格控制血压，训练强度不宜过大，平时避免情绪过激，保持大便通畅，这样才能尽可能避免脑出血复发。

【验案二十二】

右侧基底节区背侧丘脑出血 1 个月。

患者袁某，男，38 岁，以“左侧肢体活动不利伴语言不利 1 个月”为主诉，由门诊以“中风”之诊断收入我疗区。患者 2016 年 3 月 28 日在家洗碗过程中感觉左侧肢体活动不利，休息后缓解，下午在等车过程中再次突发左侧肢体活动不利伴语言不利，就诊于某院急诊，查头 CT 示：右侧基底节区背侧丘脑出血，出血量约 20ml。给予降颅压、营养神经等对症治疗后出院。出院后遗留左侧肢体活动不利伴语言不利。今日为求中西医结合康复治疗，由门诊以“中风”之诊断收入我疗区系统治疗。既往史：高血压病史 1 个月，最高 190/130mmHg，现口服硝苯地平控释片 30mg 日 2 次以控制血压，血压控制尚可，否认糖尿病、冠心病病史，否认药物及食物过敏史。

入院时左侧肢体活动不利，语言不清，偶有头晕头痛，饮食尚可、睡眠可、二便正常。病来无胸闷气短、无咳嗽咳痰、无饮水呛咳、无腹胀腹痛。神经系统查体：神志清楚，构音障碍，反应略迟钝，理解力、定向力正常，记忆力、计算力减退，视力、听力粗测正常，双眼睑无下垂，双侧眼球向各个方向运动充分，无眼震，双侧瞳孔等大正圆，直径约 3mm，对光反射灵敏。左鼻唇沟变浅，软腭抬举有力，悬雍垂居中，伸舌略向左偏，无舌肌萎缩及纤颤。颈软，无抵抗，Kernig 征（-），Brudzinski 征（-）。左上肢近端肌力 0 级，远端肌力 3 级，左下肢近端肌力 4+ 级，远端肌力 4+ 级，右上肢近端肌力 5 级，远端肌力 5 级，右下肢近端肌力 5 级，远端肌力 5 级。四肢肌张力、肌容积正常。双侧指鼻试验、轮替试验、跟膝胫试验不能完成。左侧面部、肢体、躯干痛温觉减弱。BCR（L++，R++），TCR（L++，R++），PTR（L++，R++），ASR（L++，R++），Babinski 征（L+，R-）。舌质红，苔黄，脉弦。入院诊断：中医诊断：中风 - 中经络（风阳上扰证），西医诊断：①脑出血恢复期；②高血压病 3 级（极高危）。入院时存在的主要功能障碍有左侧运动功能障碍、构音障碍、日常生活活动能力障碍。康复评定具体评分：改良 Barthel 指数：35 分；Ashworth：左侧上肢 2 级，下肢 1 级；Fugl-Meyer 运动功能评分：45 分；偏瘫侧上田敏式评价：上肢 1 ~ 4 充分，5 不充分，6 不可能；下肢 1 ~ 7 充分，8、9 不充分，10 不可能；Brunnstrom 分期：左侧上肢Ⅲ期，手Ⅱ期，下肢Ⅳ期；偏瘫上肢能力评价：0 级；Berg 平衡量表：11 分；Hoffer 步行能力：1 级；洼田饮水试验：Ⅰ级。

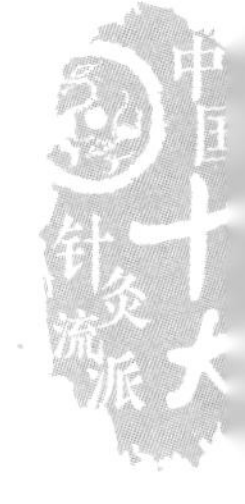

入院康复评定后行运动疗法每日 1 次，训练内容包括上肢的肌力训练，维持关节活动度，床上翻身起坐，桥式运动，坐位平衡练习，下肢的抗阻运动，诱发分离运动的神经生理技术。行作业疗法每日 1 次，在上肢抵消重力影响下进行主动运动。行手功能训练每日 1 次以改善手的精细运动。行踏步起立床日 1 次，减重支持系统训练每日 1 次以提高步行能力，纠正异常步态。等速肌力训练每日 2 次，气压疗法（左侧上肢）每日 1 次以促进肌肉收缩，防止深静脉血栓形成（完善下肢静脉彩超，如正常可行此项治疗），行电按摩每日 2 次，低频脉冲电治疗（左侧肩部）每日 2 次以提高肌力。行言语治疗及电子生物反馈疗法每日 1 次以改善构音障碍。行眼针、体针相结合的综合针刺治疗及眼针运动疗法每日 1 次。眼针运动疗法具体操作方法如下：眼针取双侧肝区，肾区，上焦区，确定眼针穴位后，常规消毒皮肤，以左手拇指、食指固定眼区穴位皮肤，右手用小镊子夹住针柄，采用平刺法在眼针穴区距眶内缘 2mm 处由该区始点向该区终点方向，沿皮下将针刺入 5 ~ 8mm，不必行针，在露在外面的针身和针柄下的皮肤表面之间，粘贴一小块胶布，然后再用一条较前稍大的胶布覆盖在针上以保护针身固定在皮内，避免因运动将针刮碰。随后进行各项康复训练。给予硝苯地平控释片 30mg 每日 1 次口服，琥珀酸美托洛尔 95mg 每日 1 次口服以降血压、控制心率。

患者 2 个月后语言功能，运动功能及日常生活功能能力均有所改善，能正常交流，可独立步行。改良 Barthel 指数：80 分；

Ashworth：左侧上肢 1+ 级，下肢 1 级；Fugl-Meyer 运动功能评分：66 分；偏瘫侧上田敏式评价：上肢 1 ～ 6、8、9 充分，7、10 不充分；下肢 1 ～ 9 充分，10 不充分；Brunnstrom 分期：左侧上肢Ⅴ期，手Ⅳ期，下肢Ⅳ期；偏瘫上肢能力评价：2 级；Berg 平衡量表：40 分；Hoffer 步行能力：4 级；洼田饮水试验：Ⅰ级。

医案解读

患者为右侧基底节区背侧丘脑脑出血，症状呈肢体瘫及失语。经眼针运动疗法治疗，患者肢体运动功能恢复较前明显，失语也有所改善。眼针在本例患者的康复治疗中发挥了重要作用，是刺激较轻的一种有效针法。失语症的恢复相对于其他功能障碍比较难，需要患者长时间的坚持训练，是出院后的家庭康复和社区康复的主要内容。但与二级预防相比，这并非重点。患者既往高血压病史，血管条件较差，随时有再次卒中的可能，即使平时已经将血压控制达标，也不能避免再次发生脑血管意外。并且脑出血患者在康复治疗过程中要严格控制血压，训练强度不宜过大，平时避免情绪过激，保持大便通畅，这样才能尽可能避免脑出血复发。

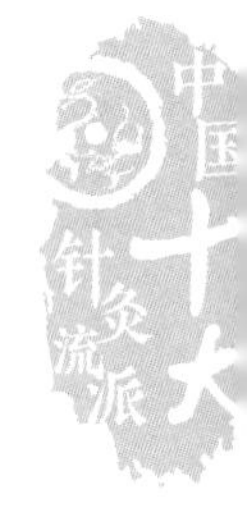

【验案二十三】

右侧基底节区脑出血 3 个月康复。

患者周某，男，62 岁。以“左侧肢体活动不利伴语言不清 3 个月”为主诉，于 2016 年 4 月 26 日由门诊以“中风”之诊断收入院。该患者于入院3个月前（2016年1月22日）在打扑克时突感脑部剧烈疼痛，左侧肢体活动不利，拨打120急诊于中国医科大学盛京医院滑翔院区，查头CT示右侧基底节区脑出血。给予对症保守治疗，1月27日在医生建议下，家属及本人为求恢复良好，行脑钻孔引流术，术后遗留左侧肢体活动不利，经对症治疗后出院，出院后遗留左侧肢体活动不利，语言欠流利。2016年2月28日晚患者精神萎靡不振，紧急就诊于盛京医院滑翔院区，行头CT示：脑出血破入脑室。后入院保守治疗，出院后遗留左侧肢体活动不利伴语言欠流利。今日为求系统化中西医结合康复治疗来我院门诊，由门诊以“中风，脑出血恢复期”之诊断收入我疗区。既往史：高血压病病史4年，最高200/110mmHg，现口服硝苯地平控释片30mg每日1次以控制血压，血压控制尚可。否认糖尿病、冠心病病史，否认药物及食物过敏史。

入院时症见左侧肢体活动不利，伴有语言不清，饮食可、睡眠可、二便正常。病来无发热咳嗽，无胸闷气短等症状。神经系统查体：意识清楚，智能减弱，语言不清，双侧瞳孔缩小，直径：左2mm，右2mm，对光反射存在，双侧眼球向各个方向运动灵活，无眼震，伸舌偏左，左侧面神经核下瘫，余颅神经检查未见明显异常。左侧上肢肌力0级，左侧下肢肌力2级，右侧肢体肌力5级，肌张力正常，BCR（L++，R++），TCR（L++，R++），PTR（L++，R++），ASR（L++，R++），Babinski 征（左+，右-），双侧 Hoffmann 征（-），脑膜刺激征（-）。舌质黯红，苔白，脉沉。中医诊断：中风－中经络（气虚血瘀证）。西医诊断：①脑出血恢复期；②高血压病3级（极高危）；③脑钻孔引流术后。入院时存在的主要功能障碍有左侧运动功能障碍、构音障碍、日常生活活动能力障碍。入院时康复评分：改良Barthel指数：25分；Ashworth：左侧上肢1+级，下肢1+级；Fugl-Meyer运动功能评分：8分；偏瘫侧上田敏式评价：上肢1、2充分，3不可能；下肢1、2充分，3不可能；Brunnstrom分期：左侧上肢Ⅱ期，手Ⅰ期，下肢Ⅱ期；偏瘫上肢能力评价：0级；Berg平衡量表：4分；Hoffer步行能力：1级；洼田饮水试验：Ⅰ级。

入院康复评定后行运动疗法日1次，包括上肢的被动活动，刺激肌力恢复，保护肩关节，下肢的减重下主动运动，诱发正常的运动模式。行作业疗法日1次，手功能训练日1次以改善上肢的运动功能。行电动起立床日1次以使患者适应站立位，避免卧位综合征、防止骨质疏松。行气压疗法（左侧上肢、下肢）每日1次（完善下肢静脉彩超，如正常可行此项治疗），电按摩每日2次，干扰电（左肩部）每日2次以提高患肢肌力。行眼针、体针相结合的综合针刺治疗及眼针运动疗法每日1次。眼针运动疗法具体操作方法如下：眼针取双侧肝区，肾区，上焦区，确定眼针穴位后，常规消毒皮肤，以左手拇指、食指固定眼区穴位皮肤，右手用小镊子夹住针柄，采用平刺法在眼针穴区距眶内缘2mm处由该区始点向该区终点方向，沿皮下将针刺入5～8mm，不必行针，在露在外面的针身和针柄下的皮肤表面之间，粘贴一小

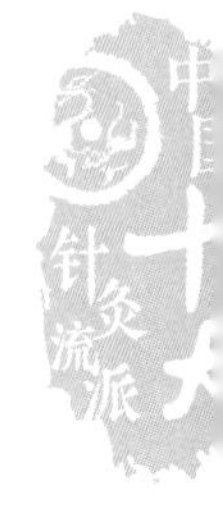

块胶布，然后再用一条较前稍大的胶布覆盖在针上以保护针身固定在皮内，避免因运动将针刮碰。随后进行各项康复训练。给予硝苯地平控释片 30mg 每日 1 次口服控制血压。

患者治疗 1 个月后病情明显好转，可在 1 人辅助下站立，上肢肌力和肌张力有所恢复，日常生活能力改善，吐字较前清晰。出院前康复评定：改良 Barthel 指数：50 分；Ashworth：左侧上肢 1+ 级，下肢 1+ 级；Fugl-Meyer 运动功能评分：28 分；偏瘫侧上田敏式评价：上肢 1、2 充分，3 不可能；下肢 1、2 充分，3 不可能；Brunnstrom 分期：左侧上肢Ⅱ期，手Ⅰ期，下肢Ⅱ期；偏瘫上肢能力评价：0 级；Berg 平衡量表：12 分；Hoffer 步行能力：1 级；洼田饮水试验：Ⅰ级。

医案解读

患者为右侧基底节区脑出血，症状呈偏侧肢体瘫及构音障碍。经眼针运动疗法治疗，患者肢体运动功能恢复较前明显，基底节区病变常见肌张力异常升高，需在康复治疗过程中注意控制可能出现的异常升高的肌张力，早期应保持抗痉挛体位的摆放，避免不良的刺激。眼针这种刺激量较小的针刺方法在这种病例中发挥了重要作用，既可避免肢体局部刺激过大造成的痉挛，也能避免再发出血。患者既往高血压病史，血管条件较差，随时有再次卒中的可能，即使平时已经将血压控制达标，也不能避免再次发生脑血管意外。并且脑出血患者在康复治疗过程中要严格控制血压，训练强度不宜过大，平时避免情绪过激，保持大便通畅，这样才能尽可能避免脑出血复发。

【验案二十四】

脑梗死 1 个半月康复。

患者孔某，女，78 岁，以“左侧肢体活动不利 1 个半月”为主诉于 2017 年 7 月 4 日 由门诊以中医主诊断中风（脑血管病恢复期）之诊断收住我科。患者于 1 个半月前无明显诱因出现左侧肢体活动不利，就诊于沈阳第一人民医院，查 CT 提示：脑梗死。予活血化瘀及改善循环治疗。病情略见好转后出院。遗留左侧肢体活动不利。今为求进一步综合治疗就诊于我院门诊。门诊以中风之诊断收入院。现症见：左侧肢体活动不利，面色皖白，气短乏力，纳可，二便可，寐差。病来无发热，无头痛，无恶心呕吐。既往有高血压病史 30 余年，最高血压达 200/100mmHg，口服玄宁治疗，血压控制在 140/90mmHg 以下。房颤病史半月。

入院时查体见：神志清楚，语言流利，理解力、记忆力、定向力、计算力均减弱，视力、听力粗测正常，双眼睑无下垂，双侧眼球向各个方向运动充分，无眼震，双侧瞳孔等大正圆，直径约 4mm，对光反射灵敏。软腭抬举有力，悬雍垂居中，伸舌居中，无舌肌萎缩及纤颤。颈软，无抵抗，Kernig 征（-），Brudzinski 征（-）。左上下肢近端肌力 1 级，远端肌力 1 级，右上肢近端肌力 4 级，远端肌力 4 级，右下肢近端肌力 5 级，远端肌力 5 级。左上肢肌张力增高，其余正常，肌容积正常。右侧指鼻试验、轮替试验、跟膝胫试验稳准，左侧不能完成。BCR（R++，L+++），TCR（R++，L+++），PTR（R++，

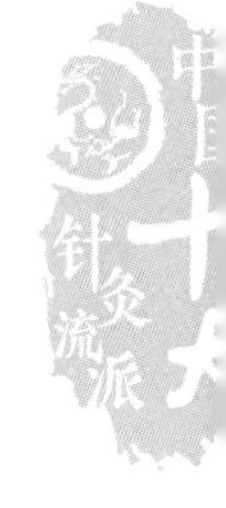

L+++），ASR（R++，L+++），Babinski 征（R-，L+）。脑膜刺激征（-）。舌淡黯，苔白有齿痕，脉沉。入院诊断：中医诊断：中风-中经络（气虚血瘀证），西医诊断：①脑血管病恢复期；②高血压病3级（极高危）；③心律失常-房颤。入院康复评定：Brunnstrom 分期：2-3-2；坐位平衡3级，站立平衡1级，Fugl-Meyer：55分；Breg 平衡量表：35分。ADL 评分：38分。

入院后行眼针、体针相结合的综合针刺治疗，眼针取双侧上焦区、下焦区、肝区、肾区。体针以手足阳明经穴位为主。针刺后体针留针30分钟，眼针仍保留，并且在保留眼针的同时进行康复治疗以提高康复疗效。予运动疗法每日1次，偏瘫肢体综合训练每日1次，具体治疗包括患肢肌力训练，抗痉挛手法治疗，神经生理学技术诱发分离运动，坐位平衡训练，坐站转移训练。行作业疗法每日1次，训练内容有上肢的被动活动，滚筒、磨砂板练习，减重状态下上肢的主动助力运动。行关节松动训练每日1次，手功能训练每日1次以缓解上肢和手的痉挛，提高手的精细活动能力。行等速肌力训练每日2次以提高运动协调能力。行电动起立床每日2次以提高负重能力，防止长期卧床造成的体位性低血压、骨质疏松。行低频脉冲电治疗每日2次以促进肌肉收缩。雷火灸（双曲池、双足三里、双肝俞、双风池）以活血化瘀，疏通经络。康复治疗期间予阿司匹林肠溶片0.1g每日1次口服以抗血小板聚集，阿托伐他汀钙片20mg每日1次口服以降脂稳定斑块，单硝酸异山梨酯缓释片40mg每日1次口服以改善冠脉供血。

经过 1 个月的系统康复治疗，患者肢体运动功能有所改善，可缓慢独立行走，活动范围扩大，上肢痉挛减轻，出现部分分离运动，患侧手可以配合健侧完成进食、洗漱等日常活动。查体见：左上下肢近端肌力 3 级，远端肌力 2 级，右上肢近端肌力 4+ 级，远端肌力 4 级，右下肢近端肌力 5 级，远端肌力 5 级。左上肢肌张力增高，其余正常，肌容积正常。右侧指鼻试验、轮替试验、跟膝胫试验稳准，左侧不能完成。位置觉、震动觉对称存 在。BCR（R++，L+++），TCR（R++，L+++），PTR（R++，L+++），ASR（R++，L+++），Babinski 征（R-，L+）。脑膜刺激征（-）。出院康复评定：Brunnstrom 分期：4-4-2；Fugl-Meyer 运动功能评分：68 分；Berg 平衡量表：37 分。ADL 评分：60 分。

医案解读

患者是典型的脑梗死恢复期康复患者，症见左侧肢体活动不利，面色㿠白，气短乏力，纳可，二便可，寐差。舌质淡黯有齿痕，苔白，脉沉。四诊合参，患者年过半百，气血亏虚，气虚则运血无力，血瘀阻滞经络，发为中风，气虚血瘀证。本病以气血亏虚为本，瘀血阻络为标，为本虚标实之证。病位在脑，与脾胃肾有关。治以益气活血，化瘀通络，辨证取穴进行针刺治疗。患者发病后肌力低下，影响步行能力。患者通过眼针运动疗法，并配合肢体功能训练，患者肌力由入院时 1 级增加为 3 级，现患者可以在搀扶下步行，证明眼针运动疗法的有效性。

【验案二十五】

脑梗死半年。

患者李某，男，50岁，以“左侧肢体活动不利半年”为主诉于2017年08月28日由门诊以中风病（脑血管病后遗症）之诊断收住我科。患者于半年前无明显诱因出现左侧肢体活动不利，就诊于沈阳某医院，查头CT提示脑梗死，给予对症治疗，症状好转后，今为求进一步综合治疗就诊于我院门诊。门诊以“中风”之诊断收入院。现症见：左侧肢体活动不利，偶有头晕，面色皖白，气短乏力，纳可，二便可，寐可。病来无发热，无头痛，无恶心呕吐。既往有高血压病史10余年，最高血压达170/100mmHg，口服拜新同治疗，平素血压在140/90mmHg以下。入院时查体见：神志清楚，语言流利，理解力、记忆力、定向力、计算力均减弱，视力、听力粗测正常，双眼睑无下垂，双侧眼球向各个方向运动充分，无眼震，双侧瞳孔等大正圆，直径约4mm，对光反射灵敏。软腭抬举有力，悬雍垂居中，伸舌居中，无舌肌萎缩及纤颤。颈软，无抵抗，Kernig征（-），Brudzinski征（-）。左上肢近端肌力4级，远端肌力4级，左下肢近端肌力3级，远端肌力3级，右上肢近端肌力5级，远端肌力5级，右下肢近端肌力5级，远端肌力5级。左上肢肌张力增高，其余正常，肌容积正常。双侧指鼻试验、轮替试验、跟膝胫试验稳准。双侧位置觉、震动觉对称存在。BCR（L+++，R++），TCR（L+++，R++），PTR（L+++，R++），ASR（L+++，R++），Babinski征（L+，R-）。脑膜刺激征（-）。舌淡黯，苔白有齿痕，脉沉。入院诊断：中医诊断：中风病－中经络（气虚血瘀证）。西医诊断：①脑血管病后遗症；②高血压病3级（极高危）。入院时康复评定：改良 Barthel 指数：45 分；改良 Ashworth：右侧上肢 1 级，下肢 0 级；Fugl-Meyer：90 分；偏瘫侧上田敏式评价：上肢 1、2 充分，3 ～ 5 不充分，6 ～ 10 不可能；下肢 1 ～ 4 充分，5 不充分，6 ～ 10 不可能；Brunnstrom 分期：右侧上肢Ⅲ期，手Ⅱ期，下肢Ⅲ期；偏瘫上肢能力评价：2 级；Berg 平衡量表：45 分；Hoffer 步行能力：3 级。

入院后，康复评定后行运动疗法每日 2 次，偏瘫肢体综合训练每日 2 次，训练内容包括左侧肢体的肌力训练，促进分离运动的恢复，控制异常肌张力，提高立位平衡能力和运动控制能力。行雷火灸（双曲池、双足三里、双肝俞）治疗以调理气血。行眼针、体针相结合的综合针刺治疗及眼针带针康复治疗以提高康复疗效。予阿司匹林肠溶片 0.1g 每日 1 次口服以抗血小板聚集，阿托伐他汀钙片 20mg 每日 1 次口服以降血脂，硝苯地平控释片 30mg 每日 1 次口服以降压。

患者出院时左上肢近端肌力 4+ 级，远端肌力 4+ 级，左下肢近端肌力 4+ 级，远端肌力 4 级，右上肢近端肌力 5 级，远端肌力 5 级，右下肢近端肌力 5 级，远端肌力 5 级。左上肢肌张力增高，其余正常，肌容积正常。双侧指鼻试验、轮替试验、跟膝胫试验稳准。双侧位置觉、震动觉对称存在。BCR（L+++，R++），TCR（L+++，R++），PTR（L+++，R++），ASR（L+++，

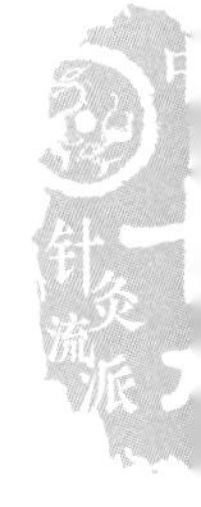

R++），Babinski 征（L+，R-）。脑膜刺激征（-）。出院时评定：改良 Barthel 指数：80 分；改良 Ashworth：右侧上肢 0 级，下肢 0 级；Fugl-Meyer：79 分；偏瘫侧上田敏式评价：上肢 1、2 充分，3 ~ 5 不充分，6 ~ 10 不可能；下肢 1 ~ 4 充分，5 不充分，6 ~ 10 不可能；Brunnstrom 分期：右侧上肢Ⅳ期，手Ⅳ期，下肢Ⅳ期；偏瘫上肢能力评价：2 级；Berg 平衡量表：48 分；Hoffer 步行能力：3 级；

医案解读

患者症见左侧肢体活动不利，偶有头晕，面色㿠白，气短乏力，纳可，二便可，寐可。舌质淡黯有齿痕，苔白，脉沉。四诊合参，患者证属年过半百，气血亏虚，气虚则运血无力，血瘀阻滞经络，发为中风，气虚血瘀证。本病以气血亏虚为本，瘀血阻络为标，为本虚标实之证。病位在脑，与脾胃肾有关。本病当与中脏腑相鉴别，后者有神志不清改变，故可鉴别。针刺是眼针采用上焦区、下焦区、肝区、肾区。同时保留眼针进行康复训练。患者为脑梗死后遗症期，主要功能障碍为左侧肢体运动功能障碍。经眼针运动疗法治疗，患者肢体运动功能恢复较前明显。患者既往高血压病史，应监测血压并长期用药，患者需长期口服抗血小板聚集药物，但需注意有无消化道出血、皮下皮肤出血、牙龈出血等并发症出现，若出现上述症状，立即就医。另外患者偏胖，注意合理饮食，监测血脂。做好二级预防。

【验案二十六】

脑出血 3 个半月康复。

患者王某，女，45岁，以“左侧半身不遂3个半月”为主诉于2017年6月2日由门诊以中风病（脑血管病恢复期）之诊断收住我科。患者于3个半月前在北京因熬夜出现左侧肢体活动不灵，拨打120后送往北京999急救中心，查头CT提示脑出血，给予保守治疗，具体药物不详，治疗12天后，转往沈阳苏家屯区医院继续治疗，病情平稳后为求进一步康复治疗就诊于我院门诊，门诊以中风之诊断收入院。既往史有高血压病史4余年，血压最高180/100mmHg，自服降压药物（具体不详），血压控制在140/80mmHg。否认有药物食物过敏史。

入院时症见：左侧半身不遂，面色皖白，气短乏力。饮食可，睡眠可，二便正常。神经系统专科检查：神志清楚，记忆力、计算力、定向力下降。双眼睑无下垂，无水肿。右侧肢体肌力、肌张力正常，左侧上肢肌力2级，肌张力增高，左侧下肢肌力2级，左共济运动无法检查。深浅感觉正常。左侧肌腱反射亢进。Hoffmann征左侧（-），Babinski征左侧（+）。脑膜刺激征阴性。舌质淡黯，有齿痕，舌苔白，脉沉细。入院诊断：中医诊断：中风-中经络（气虚血瘀证），西医诊断：①脑血管病恢复期；②高血压病3级（极高危）。入院时康复评定：Brunnstrom分期：2-3-2；坐位平衡3级，站立平衡1级，Fugl-Meyer运动功能评分：40分；Breg平衡量表：35分。ADL评分：35分。

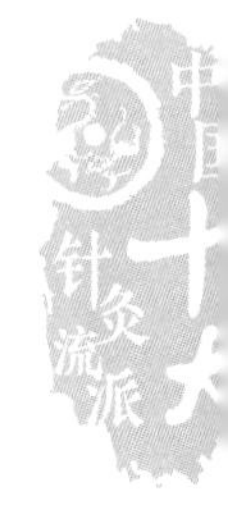

入院后行雷火灸（关元、气海）每日2次以补益气血。行眼针、体针相结合的综合针刺治疗，体针以手、足阳明经穴位为主。眼针取双侧上焦区、下焦区、肝区、肾区。根据康复评定的结果行偏瘫肢体综合训练每日 1 次以改善患肢的运动能力，作业疗法每日 1 次以改善上肢协调运动能力，关节松动训练每日 1 次以减轻肌痉挛，手功能训练每日 1 次以提高手的精细运动能力，运动疗法每日 2 次以改善肢体运动功能。采用关键点控制和抗痉挛手法以改善躯干和肢体的异常运动模式。以上康复治疗在眼针留针期间同时进行以提高疗效。同时予阿托伐他汀钙片 20mg，每日 1 次口服以降脂、稳定斑块。苯磺酸氨氯地平片 5mg，每日 1 次口服。酒石酸美托洛尔片 50mg，每日 1 次口服以辅助降压。予中药汤剂 100ml，每日 3 次口服以益气活血通络，处方用补阳还五汤加减。

经过 1 个月的系统康复，患者病情较前好转，运动功能及日常生活活动能力提高，左上肢能做辅助性工作，配合右侧肢体完成简单的日常活动。站立平衡能力提高。右侧肢体肌力、肌张力正常，左侧上肢肌力 2+ 级，肌张力稍高，左侧下肢肌力 3 级，左共济运动无法检查。深浅感觉正常。左侧肌腱反射亢进。Hoffmann 征左侧（-），Babinski 征左侧（+）。脑膜刺激征阴性。舌质淡黯，有齿痕，舌苔白，脉沉细。出院康复评定：Brunnstrom 分期：4-4-2；Fugl-Meyer 运动功能评分：58 分；Berg 平衡量表：37 分。ADL 评分：60 分。

医案解读

患者中年女性，入院时症见左侧半身不遂，面色㿠白，气短乏力，二便可，寐可。舌质淡黯，有齿痕，舌苔白，脉沉细。四诊合参，证属气虚无以运血，血虚不能载气，气虚血瘀，经脉失养而致中风，证属气虚血瘀之中风，属虚证，病位在脑，与肝肾有关。采用益气养血，活血化瘀之法则进行针药结合对症治疗。患者为脑出血恢复期，处于痉挛期，存在异常运动模式，采用眼针带针康复治疗，在不加重异常运动模式的情况下，使左侧运动功能障碍快速恢复、日常生活活动能力障碍较前改善。患者目前应做好脑卒中的二级预防，监测血压，保持排便通畅，控制训练强度，避免情绪激动，避免因高血压而再次出现脑出血。康复训练下肢继续调整步态，上肢继续精细运动训练。

【验案二十七】

脑梗死 1 个半月康复。

患者王某，男，67 岁，以“右侧肢体活动不利 1 个半月余”为主诉于2017年08月10日由门诊以中风病（脑血管病恢复期）之诊断收住我科。患者于 1 个半月前无明显诱因出现右侧肢体活动不利，言语不清，就诊于苏家屯血栓病医院，查 CT 提示：脑梗死。予活血化瘀及改善循环治疗。病情略见好转后出院。遗留右侧肢体活动不利及言语不清。今为求进一步综合治疗就诊于我院门诊。门诊以中风之诊断收入院。既往有2型糖尿病病史5年，平素服用阿卡波糖片，血糖控制尚可。

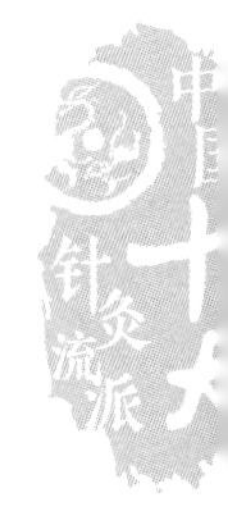

入院时症见右侧肢体活动不利，言语不清，偶有头晕，面色㿠白，气短乏力，纳可，大便干，3 ~ 4 日一行，小便正常，寐可。病来无发热，无头痛，无恶心呕吐。查体见神志清楚，不完全性失语，呼吸调均，发育正常，营养良好，自主体位，查体合作。理解力、记忆力、定向力、计算力均减弱，视力、听力粗测正常，双眼睑无下垂，双侧眼球向各个方向运动充分，无眼震，双侧瞳孔等大正圆，直径约 4mm，对光反射灵敏。软腭抬举有力，悬雍垂居中，伸舌居中，无舌肌萎缩及纤颤。颈软，无抵抗，Kernig 征（-），Brudzinski 征（-）。右上肢近端肌力 1 级，远端肌力 1 级，右下肢近端肌力 1 级，远端肌力 1 级，左上肢近端肌力 5 级，远端肌力 5 级，左下肢近端肌力 5 级，远端肌力 5 级。右上肢肌张力增高，其余正常，肌容积正常。左侧指鼻试验、轮替试验、跟膝胫试验稳准，右侧不能完成。右侧面部、肢体、躯干痛觉过敏，位置觉、震动觉对称存在。BCR（L++，R+++），TCR（L++，R+++），PTR（L++，R+++），ASR（L++，R+++），Babinski 征（L-，R+）。脑膜刺激征（-）。舌淡黯，苔白有齿痕，脉沉。入院诊断：中医诊断：中风病 - 中经络（气虚血瘀证），西医诊断：①脑血管病恢复期；② 2 型糖尿病。入院时康复评定：Brunnstrom 分期：2-3-2。坐位平衡 3 级，站立平衡 1 级，Fugl-Meyer 运动功能评分：55 分；Breg 平衡量表：35 分。ADL 评分：35 分。

根据康复评定后的结果行运动疗法日 2 次，偏瘫肢体综合训练日 2 次。采用上肢主动运动，坐位平衡训练，床边坐站转移，平衡杠内站立练习，并用抗痉挛手法以缓解肌张力。行作业疗法每日 1 次，关节松动训练每日 1 次，手功能训练每日 1 次以改善上肢运动功能，提高日常生活能力。行等速肌力训练日 2 次以缓解肌张力，提高运动协调能力。行低频脉冲电治疗每日 2 次以提高肌力，行电动起立床每日 1 次以提高下肢肌力，防治骨质疏松。行雷火灸每日 2 次以活血化瘀，疏通经络。针刺治疗采用眼针、体针相结合的综合针刺方法。体针取穴以手、足阳明经穴位为主。眼针取双侧上焦区、下焦区、肝区、肾区。眼针不行任何手法，在留针的同时进行上述各项康复治疗。予阿司匹林肠溶片 0. 1g 每日 1 次口服以抗血小板聚集，阿托伐他汀钙片 20mg 每日 1 次口服以降血脂，阿卡波糖片 50mg 每日 3 次口服以降糖。

经 1 个月的系统康复治疗后，患者上肢能持物，能平稳站立，在 1 人辅助下缓慢步行。右上肢近端肌力 3 级，远端肌力 3 级，右下肢近端肌力 3 级，远端肌力 2 级，左上肢近端肌力 5 级，远端肌力 5 级，左下肢近端肌力 5 级，远端肌力 5 级。右上肢肌张力增高，其余正常，肌容积正常。左侧指鼻试验、轮替试验、跟膝胫试验稳准，右侧不能完成。右侧面部、肢体、躯干痛觉过敏，位置觉、震动觉对称存在。BCR（L++，R+++），TCR（L++，R+++），PTR（L++，R+++），ASR（L++，R+++），Babinski 征（L-，R+）。脑膜刺激征（-）。出院前康复评定：Brunnstrom 分期：4-3-4；Fugl-Meyer 运动功能评分：68 分；Berg 平衡量表：37 分。ADL 评分：60 分。

医案解读

患者入院时右侧肢体活动不利，言语不清，偶有头晕，面色㿠白，气短乏力，畏寒，纳可，大便干，小便可，寐可。舌质淡黯有齿痕，苔白，脉沉。四诊合参，证属年过半百，气血亏虚，气虚则运血无力，血瘀阻滞经络，发为中风，气虚血瘀证。本病以气血亏虚为本，瘀血阻络为标，为本虚标实之证。病位在脑，

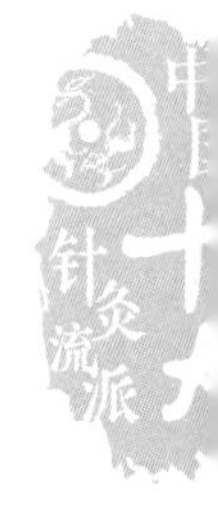

与脾、胃、肾有关。本病当与中脏腑相鉴别，后者有神志不清改变，故可鉴别。患者发病后肌力低下，平衡差，严重影响步行能力及日常生活能力。患者通过眼针带针康复，并配合肢体功能训练，患者肌力由入院时1级增加为3级，现患者可以独立步行。可以在辅助下完成大部分日常生活。

【验案二十八】

脑梗死2个半月康复。

患者赵某，男，75岁，以“右侧肢体活动不利2个半月余”为主诉于2017年6月1日由门诊以中风病（脑血管病恢复期）之诊断收住我科。患者于2个半月前无明显诱因出现右侧肢体活动不利，就诊于当地医院，查头CT提示脑梗死。予活血化瘀及改善循环治疗。病情略见好转后出院。遗留右侧肢体活动不利。今为求进一步综合康复治疗就诊于我院门诊。门诊以中风之诊断收入院。既往有高血压病史11年，最高血压达200/120mmHg，口服美卡素治疗，平素血压在150/90 mmHg以下。青霉素过敏。

入院时现症见右侧肢体活动不利，偶有头晕，面色皖白，气短乏力，畏寒，纳可，二便可，寐可。病来无发热，无头痛，无恶心呕吐。入院查体见神志清楚，语言流利，理解力、记忆力、定向力、计算力均减弱，视力、听力粗测正常，双眼睑无下垂，双侧眼球向各个方向运动充分，无眼震，双侧瞳孔等大正圆，直径约4mm，对光反射灵敏。软腭抬举有力，悬雍垂居中，伸舌居中，无舌肌萎缩及纤颤。颈软，无抵抗，Kernig征（-），

Brudzinski 征（-）。右上肢近端肌力 4 级，远端肌力 4 级，右下肢近端肌力 3 级，远端肌力 3 级，左上肢近端肌力 5 级，远端肌力 5 级，左下肢近端肌力 5 级，远端肌力 5 级。右上肢肌张力增高，其余正常，肌容积正常。左侧指鼻试验、轮替试验、跟膝胫试验稳准，右侧不能完成。右侧面部、肢体、躯干痛觉过敏，位置觉、震动觉对称存在。BCR（L++，R++），TCR（L++，R++），PTR（L++，R++），ASR（L++，R++），Babinski 征（L-，R-）。脑膜刺激征（-）。入院诊断：中医诊断：中风病 - 中经络（气虚血瘀证），西医诊断：①脑血管病恢复期；②高血压病 3 级（极高危）。入院时康复评定：Brunnstrom 分期：2-3-2；坐位平衡 3 级，站立平衡 1 级；Fugl-Meyer 运动功能评分：58 分；Breg 平衡量表：36 分；ADL 评分：45 分。

入院后行针刺治疗每日 1 次，具体方案采用眼针、体针相结合的方法，取穴如下：眼针取肝区（双侧）、肾区（双侧）、上焦区（双侧），体针取曲池（双侧）、内关（双侧）、合谷（双侧）、足三里（双侧）、三阴交（双侧）。予雷火灸日 2 次（双曲池、双足三里、双肝俞、双风池）。予运动疗法，每日 2 次，偏瘫肢体综合训练，每日 1 次，治疗以主动运动和抗阻运动为主以提高患肢肌力，诱发分离运动。行等速肌力训练每日 2 次以提高运动协调能力和运动耐力，行减重支持系统训练每日 2 次以提高步行能力，纠正异常步态。行低频脉冲电治疗每日 2 次以提高肌力，行电按摩每日 2 次以缓解异常升高的肌张力。上述活动最终是为了提高日常生活活动能力。上述康复治疗在眼针留针期间同时进

行。期间予硝苯地平控释片 30mg 每日 1 次口服以控制血压。

经 1 个月的康复治疗后，患者运动功能有所恢复，上肢运动功能和手的抓握功能明显恢复。可以独立安全地步行，日常生活基本自理。右上肢近端肌力 4+ 级，远端肌力 4 级，右下肢近端肌力 3+ 级，远端肌力 3 级，左上肢近端肌力 5 级，远端肌力 5 级，左下肢近端肌力 5 级，远端肌力 5 级。右上肢肌张力稍高，其余正常，肌容积正常。左侧指鼻试验、轮替试验、跟膝胫试验稳准，右侧不能完成。右侧面部、肢体、躯干痛觉过敏，位置觉、震动觉对称存在。BCR（L++，R++），TCR（L++，R++），PTR（L++，R++），ASR（L++，R++），Babinski 征（L-，R-）。脑膜刺激征（-）。出院前康复评定：Brunnstrom 分期：4-3-5；Fugl-Meyer 运动功能评分：68 分；Berg 平衡量表：37 分。ADL 评分：60 分。

医案解读

患者入院时右侧肢体活动不利，偶有头晕，面色㿠白，气短乏力，畏寒，纳可，二便可，寐可。舌质淡黯，有齿痕，苔白，脉沉。四诊合参，患者证属年过半百，气血亏虚，气虚则运血无力，血瘀阻滞经络，发为中风，气虚血瘀证。本病以气血亏虚为本，瘀血阻络为标，为本虚标实之证。病位在脑，与脾胃肾有关。本病当与中脏腑相鉴别，后者有神志不清改变，故可鉴别。经辨证治疗及康复治疗后患者右侧半身不遂情况好转，入院时肌力为 4 级，出院后肌力 4+ 级，饮食可，睡眠可，二便正常。眼针疗法是我院特色疗法，具有取穴少、用针小、针刺浅、手法轻、操作简、见效快等特点，有调和阴阳、理气和血、通经活络、止痛消肿、扶正祛邪等作用，配合各种康复运动，使康复运动的同时持续刺激眼针穴区，达到两种治疗的叠加疗效。

【验案二十九】

丘脑出血伴脑膜瘤 1 个月康复。

患者安某，男，57 岁，以“左半身不遂伴吐字不清 1 个月”为主诉，由门诊以“中风”之诊断收入我疗区。患者入院 1 个月前做家务时突发左侧肢体活动不利，言语不清，送往沈阳军区总医院，行头 CT 示左丘脑出血，行钻孔引流术，后来发现脑膜瘤，行立体定向血肿清除术，住院期间出现意识模糊，行气管切开，伴有吸入性肺炎，经对症治疗病情稳定，后转往解放军 463 医院。目前仍遗留有左侧肢体活动不利，吐字不清，偶有饮水呛咳，为求进一步康复治疗来我院，收入我疗区系统治疗。既往有高血压病病史 30 年，最高血压 180/110mmHg，自服硝苯地平控释片 30mg，每日 1 次以控制血压，未监测血压。痛风病史 10 年，曾应用秋水仙素对症治疗，目前未发作。否认糖尿病、冠心病病史，否认药物及食物过敏史。

入院时症见左侧肢体活动不利，吐字不清，双眼向右凝视，气管切开未封闭，偶有饮水呛咳，咳嗽痰少，饮食尚可、睡眠可、二便正常。神经系统查体：神志清楚，语言不清，理解力、定向力正常，记忆力、计算力减退，视力、听力粗测正常，双眼睑无下垂，双侧眼球向左运动不充分，无眼震，双侧瞳孔等大正圆，直径约 3mm，对光反射灵敏。左鼻唇沟变浅，软腭抬举有

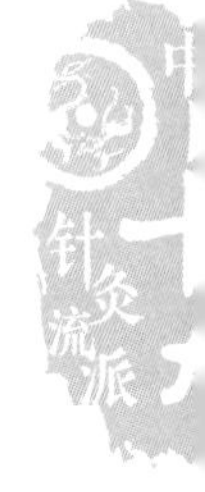

力，悬雍垂居中，伸舌左偏，无舌肌萎缩及纤颤。颈软，无抵抗，Kernig 征（-），Brudzinski 征（-）。右上肢近端肌力 5 级，远端肌力 5 级，右下肢近端肌力 5 级，远端肌力 5 级，左上肢近端肌力 2 级，远端肌力 2- 级，左下肢近端肌力 1 级，远端肌力 2- 级。左上、下肢肌张力 1 级，左下肢轻度肌萎缩。左侧指鼻试验、轮替试验、跟膝胫试验不能完成，右侧稳准。双侧面部、躯干痛温觉对称存在，双侧位置觉、震动觉对称存在。BCR（L+++，R++），TCR（L+++，R++），PTR（L+++，R++），ASR（L+++，R++），Babinski 征（L+，R-）。舌质黯红，苔薄白，脉细涩。2012 年 11 月 18 日外院头 CT 示：颅脑术后改变，脑梗死，脑软化灶。左侧乳突炎。入院诊断：中医诊断：中风 - 中经络（气虚血瘀证）。西医诊断：①脑出血恢复期；②高血压病 3 级（极高危）。

入院时康复评定：Barthel 指数：20 分；改良 Ashworth：左侧上肢 1 级，下肢 1 级；Fugl-Meyer：18 分；偏瘫侧上田敏式评价：上肢 1 ~ 4 充分，5，7 不充分，6，8 ~ 10 不可能；下肢 1 ~ 3 充分，8 不充分，4 ~ 7，9，10 不可能；Brunnstrom 分期：左侧上肢Ⅲ期，手Ⅱ期，下肢Ⅲ期；Berg 平衡量表：0 分；Hoffer 步行能力：1 级；洼田饮水试验：Ⅳ级。

入院后行针刺治疗每日 1 次以益气活血，行瘀通络。取穴：眼针：双侧肝区、肾区、上焦区、下焦区。体针：风池（双）、血海（双）、合谷（双）、足三里（双）、太冲（双）。根据评定结果行运动疗法每日 1 次、偏瘫肢体综合训练每日 1 次。上肢进行主动助力运动，诱发下肢的主动运动，采用关键点控制异常升高的肌张力。行作业疗法每日1次、关节松动训练每日1次、手功能训练每日1次以改善上肢和手的运动功能及日常生活能力。行气压治疗（左上、下肢）每日1次、低频电治疗（左肩、左前臂、左大腿、左小腿）每日1次促进患肢的肌力恢复。行高压氧治疗每日1次以改善脑代谢。上述康复治疗需要在眼针留针的同时进行。同时予硝苯地平控释片30mg每日1次自服以控制血压。

出院时情况：患者左侧肢体活动不利较前减轻，上肢能在减重下做水平运动，能在看护下坐于床边，吐字不清，双眼向左活动受限有所好转，气管切开已封闭，偶有饮水呛咳，咳嗽痰少，饮食尚可、睡眠可、二便正常。查体：神志清楚，语言不流利，理解力、定向力正常，记忆力、计算力减退，视力、听力粗测正常，双眼睑无下垂，双侧眼球向右运动不充分，无眼震，双侧瞳孔等大正圆，直径约3mm，对光反射灵敏。左鼻唇沟变浅，软腭抬举有力，悬雍垂居中，伸舌左偏，无舌肌萎缩及纤颤。颈软，无抵抗，Kernig征（-），Brudzinski征（-）。右上肢近端肌力5级，远端肌力5级，右下肢近端肌力5级，远端肌力5级，左上肢近端肌力2级，远端肌力2级，左下肢近端肌力2级，远端肌力2级。左下肢轻度肌萎缩。左侧指鼻试验、轮替试验、跟膝胫试验不能完成，右侧稳准。双侧面部、躯干痛温觉对称存在，BCR（L+++，R++），TCR（L+++，R++），PTR（L+++，R++），ASR（L+++，R++），Babinski征（L+，R-）。舌质淡红，苔薄白，脉和缓。出院前康复评定Barthel指数：40分；改

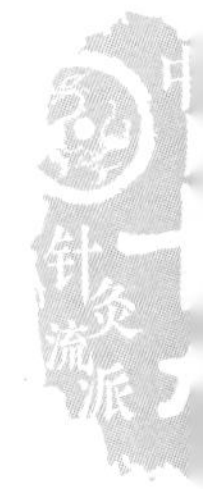

良 Ashworth：左侧上肢 0 级，下肢 0 级；Fugl-Meyer：26 分；偏瘫侧上田敏式评价：上肢 1 ～ 4 充分，5，7 不充分，6，8 ～ 10 不可能；下肢 1 ～ 3 充分，8 不充分，4 ～ 7，9，10 不可能；Brunnstrom 分期：左侧上肢Ⅳ期，手Ⅱ期，下肢Ⅳ期；Berg 平衡量表：4 分；Hoffer 步行能力：1 级；洼田饮水试验：Ⅰ级。

医案解读

患者半身不遂，言语謇涩，口角歪斜，饮水呛咳，舌黯红，苔薄白，脉细涩。四诊合参，患者证属年过半百，气血不足，气虚不能行血，血行不畅，瘀阻经络而致中风，属气虚血瘀证。病位在脑，与肝肾相关。治以益气活血，化瘀通络。患者发病初始有意识障碍，吞咽障碍，来我院时气管切开未封口，伴有咳嗽咳痰，所以治疗的重点是针对吞咽功能。在治疗过程中还要强调家属的护理，应定时翻身拍背，促进排痰，进食时尽量坐位，避免误吸引起的吸入性肺炎。否则会影响康复的进度和预后。针刺治疗在吞咽障碍的治疗中发挥了重要作用。配合系统康复治疗，取得满意的疗效。

（四）诊后絮语

中风病恢复期的患者是我们日常工作中的重点治疗对象，随着急救措施的完善，中风急性期的救治成功率较高，加之康复意识逐渐深入人心，越来越多的中风患者渴望得到进一步的康复治疗以恢复功能障碍，从而重返家庭和社会，实现自我价值，会有越来越多的患者步入恢复期的行列，这部分患者的数量非常庞大。这一时期是中风患者康复的黄金时期，恢复速度较快，若治疗得当，可起到事半功倍的效果。所以也是我们中风康复的最重要的环节。眼针运动疗法就是为了提高康复疗效，缩短康复疗程而采取的一种综合疗法。它汇集了眼针和现代康复的双重作用，对于中风后的肢瘫、失语、感觉障碍、认知障碍、吞咽障碍、尿便障碍均有显著疗效。从上述大量患者资料中可见其安全性也较高，在治疗的过程，无任何患者出现因带针导致的意外伤害，故这种疗法更容易为人们所接受，便于临床推广。

三、中风后肩痛

（一）对中风后肩痛的认识

中风后肩痛是中风病患者临床常见的并发症，其发病的常见原因为肩手综合征、肩关节半脱位和肩部活动不当导致的牵拉损伤。其中肩手综合征在临床最为常见，可伴有手背肿胀疼痛，皮温升高，皮肤颜色变化。其在中风后 1 ～ 3 个月最易出现。中风日久不愈，气血亏虚，不能运行血液，则为瘀血，气血运行不畅，体内水湿代谢异常，化湿生痰，痰浊瘀血痹阻经络，不通则痛，故中风后肩痛的病理因素为痰浊、瘀血，病机多为痰瘀互结，此为本虚标实之证，治疗当标本兼治，痛剧则缓急止痛以治标，痛缓则以益气活血、化痰祛湿、通络止痛之法治本。

（二）眼针熥疗止痛技术治疗中风后肩痛的方案和操作要求

眼针疗法是治疗各种疼痛类疾病的有效方法，而熥疗则兼具热疗的温热作用和药物的治疗作用，对于缓解疼痛有直接的作用。两者的有机结合对于各种原因引起的中风后肩痛的缓解具有奇效。具体的治疗方案和操作要求详见本书“眼针爋疗止痛技术操作规范”部分。

（三）典型验案

【验案一】

脑梗死恢复期伴有肩手综合征。

患者王某，男，59岁，以“右侧半身不遂伴言语謇涩4个半月，加重20天”为主诉于2017年7月27日入院。患者4个半月前无明显诱因出现右侧半身不遂伴言语謇涩症状。当时无意识障碍，无头痛、恶心呕吐等症状，当时就诊于沈阳市第一人民医院，给予改善循环、抗血小板聚集等对症治疗，出院后仍遗留右侧半身不遂伴言语謇涩症状，20天前上述症状加重，查头CT：左侧基底节区、侧脑室旁可见片状低密度影，脑室系统未见明显改变，脑沟裂不宽，中线未见明显移位，印象诊断：脑梗死。20天来上述症状未见明显改善，为求系统化中西医结合康复治疗来我院。入院时症见：右侧半身不遂，言语謇涩，时有头晕，乏力，偶有咳嗽咳痰，偶有饮水呛咳，记忆力减退，右侧肩部疼痛，饮食可、睡眠可、二便正常。既往高血压病病史20余年，最高血压200/110mmHg，自服硝苯地平缓释片30mg每日1次。

入院时神经系统查体：意识清楚，智能正常，语言欠流利，双侧瞳孔等大正圆，直径：左3mm，右3mm，对光反射存在，双侧眼球向各个方向运动灵活，无眼震，伸舌右偏，右侧鼻唇沟变浅，余颅神经检查未见明显异常。左侧上肢、下肢肌力 5 级，右侧上肢肌力 1 级，右侧下肢肌力 3 级。左侧肌张力正常，右侧肌张力增高，BCR（L++，R+++），TCR（L++，R+++），PTR（L++，R+++），ASR（L++，R+++），左侧指鼻试验、轮替试验、跟膝胫试验稳准，右侧不能完成，Babinski 征（左 -，右 +），双侧 Hoffmann 征（-），脑膜刺激征（-）。舌质黯红，苔白，脉沉。入院诊断：中医诊断：中风 - 中经络（气虚血瘀）。西医诊断：①脑血管病恢复期；②高血压病 3 级（极高危）。入院时主要存在的功能障碍是右侧肢体运动功能障碍；右侧肢体肌张力障碍；右侧肩手综合征；日常生活能力障碍；构音障碍；吞咽障碍。具体评分如下：VAS 评分：5 分；Brunnstrom 分期：右侧上肢Ⅲ期，手Ⅲ期，下肢Ⅳ期；改良 Barthel 指数 60 分：二便 20 分，修饰 5 分，如厕 5 分，吃饭 5 分，转移 10 分，活动 10 分，穿衣 0 分，上楼梯 5 分，洗澡 0 分。Fugl-Meyer 运动功能评分：上肢 11 分，下肢 20 分。 Athworth 评分：右侧肘屈伸 1+ 级，右膝屈伸 1 级，右踝关节背屈 1+ 级。洼田饮水试验 3 级。

入院康复评定后，行眼针、体针相结合的综合针刺治疗及眼针运动疗法每日 1 次，及眼针熥疗止痛每日 1 次。体针取曲池、合谷、内关、足三里、太冲（均双侧），留针 30 分钟后起针。眼针熥疗止痛技术具体操作方法如下：采用 0.35mm×13mm 的一次性毫针，眼针取双侧肝区、肾区、上焦区，确定眼针穴位

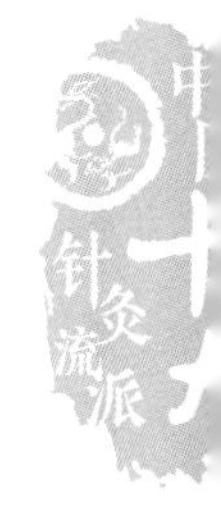

后，采用眶外平刺法，持针在距眼眶内缘2mm的穴区部位进行平刺，刺入真皮达皮下组织，进针7～8mm，保持针体处于该穴区内。进针后不需行针，无需提插、捻转。如果进针后针感不明显，可施以刮柄法或将针体提出1/3，稍改变方向后再行刺入。留针30分钟。期间将装好药的药袋置于蒸锅内蒸透后取出晾至（45±2）℃，在患者可耐受的温度下放置于患处，再在此包上叠加另一刚从锅里取出的热药包，之后用治疗单覆盖于其上，15分钟后两包位置互换，共30分钟后治疗结束。行运动疗法、偏瘫肢体综合训练，具体采用上肢的被动活动，下肢的主动运动和抗阻运动训练，应用神经生理学方法诱发分离运动出现，控制异常肌张力。行作业疗法改善上肢的功能性活动。行关节松动训练、手功能训练改善手的精细活动和协调能力，缓解过高的肌张力。配合中频电治疗（右肱三头肌、右桡侧背伸肌、右三角肌、右股二头肌）以加强控制肌张力。如果体力可以承受，可以行等速肌力训练。右上肢气压治疗以缓解手肿胀。行语言训练、吞咽训练、电子生物反馈疗法以改善构音障碍及吞咽障碍。康复治疗期间给予降压（硝苯地平控释片30mg每日1次口服），抗血小板聚集（阿司匹林肠溶片0.1g，每日1次口服），降脂（阿托伐他汀钙片20mg，每日1次口服）药物治疗。

患者治疗半个月后，运动功能及日常生活活动能力及右侧肩部疼痛症状均有所改善。VAS评分2分；Brunnstrom分期：右侧上肢Ⅵ期，手Ⅲ期，下肢Ⅵ期；改良Barthel指数70分；Fugl-Meyer运动功能评分：上肢12分，下肢20分；

Athworth 评分：右侧肘屈伸 2 级，右膝屈伸 2 级，右踝关节背屈 2 级；洼田饮水试验 3 级。

医案解读

患者为脑梗死恢复期，症状呈肢体瘫及构音障碍，及肩部疼痛。经眼针熥疗止痛治疗肩部疼痛以及眼针运动疗法后，患者肢体运动功能恢复较前明显，肩部疼痛虽有改善但仍有疼痛症状，构音障碍及肩手综合征是康复治疗过程中的难点。眼针熥疗是我科特色疗法，通过药物作用及温热作用来缓解患侧肩部疼痛。患者既往高血压病史，血管条件较差，随时有再次卒中的可能，即使平时已经将血压控制达标，也不能避免再次发生脑卒中。患者康复治疗过程中要严格控制血压，训练强度不宜过大，平时避免情绪激动。患者需长期口服抗血小板聚集药物，但需注意有无消化道出血、皮下皮肤出血、牙龈出血等并发症出现，若出现上述症状，立即就医。

【验案二】

脑干梗死 1 个月伴左肩疼痛。

患者顾某，男，69 岁，以“言语謇涩，双侧肢体活动不利 1 个月余”为主诉，由门诊以“中风”之诊断收入我疗区。患者 2017 年 5 月 19 日无明显诱因出现言语謇涩，继而出现双侧肢体活动不利，伴头晕，急送沈阳军区总医院排除出血性卒中，予尿激酶溶栓，入院观察后完善头 MRI 提示脑干急性梗死，脑内多发腔隙性梗死，脑白质脱髓鞘。予抗血小板聚集、改善循环等

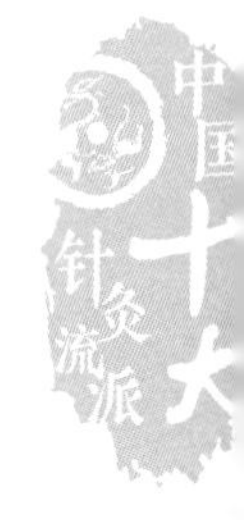

治疗，气管切开，病情好转后出院。现症见：言语謇涩，双侧肢体活动不利，左侧偏重，左肩部疼痛，活动受限，偶有饮水呛咳，无强哭强笑，气管切开，饮食可，睡眠可，二便正常。病来无头痛，无胸闷心慌，无腹胀腹痛。患者既往有冠心病病史 30 年，活动后偶出现胸闷心慌，现未口服药物。糖尿病病史 9 余年，目前三餐时口服阿卡波糖 50mg，晚睡前日 1 次皮下注射地特胰岛素 18IU 以降糖。既往有慢性胃炎病史。否认药物及食物过敏史。

入院时存在的问题为双侧肢体活动不利，四肢肢体末梢麻木感，下肢深感觉障碍，走路无根，不敢落脚，且存在中风后肩痛，右上肢肌力 3+ 级，右下肢肌力 4 级，左上肢肌力 4 级，左下肢肌力 4 级，双侧肢体肌张力正常。双侧指鼻试验欠稳准、双侧跟膝胫试验欠稳准。双侧上肢针刺觉减退，右侧运动觉欠准确，双侧腱反射减弱。Babinski 征（L+，R-）。舌质黯红，苔白腻，脉滑涩。存在的功能障碍：双侧肢体运动功能障碍；日常生活能力障碍；吞咽功能障碍；平衡功能障碍；左肩疼痛。具体评分如下：VAS 评分：6 分；改良 Barthel 指数：40 分（二便 20 分，修饰 5 分，如厕 0 分，吃饭 5 分，转移 5 分，活动 5 分，穿衣 0 分，上楼梯 0 分，洗澡 0 分）；Berg 平衡量表：0 分；坐位平衡 2 级；Fugl-Meyer 运动功能评分：上肢 48 分，下肢 16 分；洼田饮水试验 4 级。治疗目的：近期目标：改善肢体运动功能，增强躯干控制能力，提高坐位平衡功能及日常生活活动能力，改善吞咽功能，减轻肩痛症状。远期目标：生活自理，回归家庭，回归社会。

入院后予熥疗（左肩部）以温阳活血止痛，针刺治疗每日2次以祛风化痰，行瘀通络。针刺采用眼针、体针相结合的综合针刺方法，具体取穴如下：眼针：双侧上焦区、下焦区。普通针刺：血海（双侧），足三里（双侧），三阴交（双侧），曲池（双侧），太冲（双侧）。眼针熥疗止痛技术操作方法：眼针取穴：双侧上焦区、心区、肾区、下焦区。在相应眼穴区距眶内缘2mm处，平刺，由该区始点向该区终点方向，刺入3 ~ 5mm，每穴轻刮针柄10次寻求得气，留针30分钟。期间行熥疗，方法是将装好药的药袋置于蒸锅内蒸透后取出晾至60 ~ 40℃，在患者可耐受的温度下放置于患侧肩部，再在此包上叠加另一刚从锅里取出的热药包，之后用治疗单覆盖其上，15分钟后两包位置互换，共30分钟后治疗结束。行运动疗法、偏瘫肢体综合训练以改善肢体运动功能；行电动起立床训练使患者适应站立位，提高躯干肌力量和平衡能力；行吞咽训练和电子生物反馈疗法以改善吞咽功能，予抗血小板聚集治疗（阿司匹林肠溶片0.1g每日1次口服）；降糖治疗（三餐时口服阿卡波糖50mg，晚睡前日1次皮下注射地特胰岛素18IU）。

治疗1个月后患者气切处已封口，双侧肢体活动不利症状有所好转，深感觉障碍减轻，已逐渐由不能行走到可搀扶行走，现已可自行短距离行走，左肩痛症状减轻，右上肢肌力3+级，右下肢肌力4级，左上肢肌力4级，左下肢肌力4级。VAS评分：3分；Berg平衡量表：41分；坐位平衡3级；Fugl-Meyer运

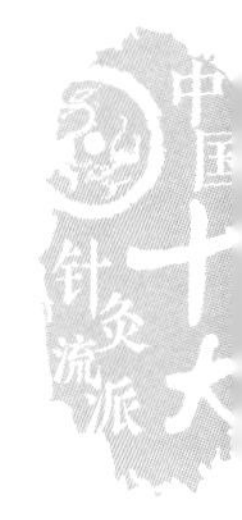

动功能评分：上肢 58 分，下肢 28 分；洼田饮水试验 5 级。患者治疗 1 个半月病情稳定后出院，后 3 个月后复发 1 次，表现为言语功能障碍，肢体活动功能无明显变化。

医案解读

患者为延髓梗死，发病时症状较重，入院时仍戴有气切金属管，偶有饮水呛咳，双侧锥体束损伤可见双侧交叉性肢体瘫，延髓中部内侧丘系损伤引起深感觉障碍，予患者眼针运动疗法及眼针带针烫熨治疗，经眼针运动疗法治疗，患者四肢运动功能、吞咽功能、平衡功能恢复较明显，四肢末端的麻木症状是该患者康复过程中的难点。眼针配合各种肢体运动疗法，使康复运动的同时持续刺激眼针穴区，达到两种治疗的叠加疗效。眼针熥疗止痛技术，是在眼针治疗同时进行中药外治疗法，通经络，温气血，使气血调畅，瘀血得通则疼痛自止。同时做好二级预防，控制好血压血糖，季节变化时注意保暖，减少脑血管病的再次发病率。

【验案三】

左侧额叶、岛叶脑梗死后的肩手综合征。

患者韩某，男，76 岁，以“言语不清、右半身不遂 14 天”为主诉，由门诊以“中风”之诊断收入我疗区。患者入院 14 天前（2015 年 5 月 5 日）晨起时出现口角流涎，当时无意识障碍，无头痛，无肢体运动功能障碍，仍能外出运动，随后出现言语不利，急送沈阳军区陆军总医院行头 CT 示左侧额叶、岛叶片状模糊低密度影，收入院治疗，入院后逐渐出现右侧肢体活动无力，进行性加重，直至完全不能活动，予抗血小板聚集、改善循环等对症治疗。出院时仍有右侧肢体活动不利，言语不利，吞咽困难，排尿障碍。为求进一步中西医治疗来我院。既往有糖尿病病史 5 年，予诺和灵 30R 笔芯（生物合成人胰岛素）12U 早晚餐前注射以控制血糖，血糖控制尚可。8 年前因急性心肌梗死行心脏搭桥术（于沈阳军区陆军总院），术后恢复良好，偶有胸闷，自服欣康。否认高血压病病史。否认药物及食物过敏史。

入院时症见右侧肢体活动不利，言语不利，吞咽困难，偶有胸闷，饮食尚可、睡眠可、大便干，留置导尿。病来无头痛、恶心呕吐、腹胀腹痛。神经系统查体：神志清楚，言语不利，自发言语、命名、复述均受损，理解力可，定向力、记忆力、计算力均减退，视力、听力粗测正常，双眼睑无下垂，双侧眼球向各个方向运动充分，无眼震，双侧瞳孔等大正圆，直径约 3mm，对光反射灵敏。软腭抬举有力，伸舌略向右偏，无舌肌萎缩及纤颤。颈软，无抵抗，Kernig 征（-），右侧 Brudzinski 征（+）。右上肢近端肌力 0 级，远端肌力 0 级，右下肢近端肌力 2- 级，远端肌力 2- 级，左上肢近端肌力 5 级，远端肌力 5 级，左下肢近端肌力 5 级，远端肌力 5 级。右侧指鼻试验、轮替试验、跟膝胫试验不能完成。双侧面部、肢体、躯干痛温觉对称存在，位置觉、震动觉对称存在。BCR（L++，R++），TCR（L++，R++），PTR（L++，R++），ASR（L++，R++），Babinski 征（L-，R+）。舌质黯红，苔黄腻，脉弦滑。头 CT 示：左侧额颞叶梗死，脑白质脱髓鞘，右侧基底节区钙化灶。2015 年 5 月 11 日外院

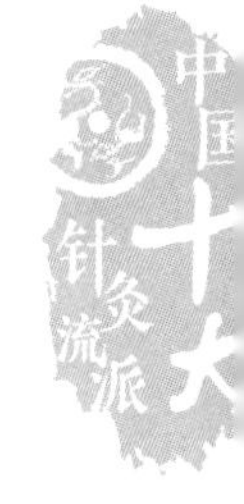

头 MRI+MRA+DWI 示：左侧额叶、岛叶急性期梗死，脑内多发腔隙性梗死、软化灶，双侧颈内动脉未见显影，闭塞可能，建议结合临床，双侧大脑中动脉狭窄、左侧较重，双侧大脑前动脉、双侧大脑后动脉、左侧椎动脉局限性狭窄（沈阳军区总医院）。入院诊断：中医诊断：中风－中经络（风痰瘀阻证）。西医诊断：①脑梗死；② 2 型糖尿病；③冠状动脉粥样硬化性心脏病－陈旧性心肌梗死 冠状动脉搭桥术后。入院初次评定：Barthel 指数：50 分；改良 Ashworth：右侧上肢 0 级，下肢 0 级；Fugl-Meyer：45 分；偏瘫侧上田敏式评价：上肢 1 ~ 3 充分，4、5 不充分，6 不可能；下肢 1 ~ 5、7 充分，6、8 不充分，9 不可能；Brunnstrom 分期：右侧上肢Ⅲ期，手Ⅰ期，下肢Ⅲ期；偏瘫上肢能力评价：0 级；Berg 平衡量表：20 分；Hoffer 步行能力：2 级；洼田饮水试验：Ⅰ级。

入院后行针刺治疗每日 1 次以搜风化痰，行瘀通络。取穴：眼针：上、下焦区。体针：风池（双）、血海（双）、合谷（双）、足三里（双）、太冲（双）。眼针留针的同时进行运动疗法每日 1 次，偏瘫肢体综合训练每日 1 次，作业疗法每日 1 次，关节松动训练每日 1 次，手功能训练每日 1 次，言语治疗每日 1 次，认知知觉功能训练每日 1 次，电子生物反馈疗法每日 1 次，低频电疗（右肩、右上臂、右前臂）每日 1 次，电动起立床每日 1 次以促进肢体运动功能及言语功能恢复。患者在康复过程中出现右肩疼痛，右手背肿胀，考虑为肩手综合征，VAS 评分 6 分。行熥疗（右肩部）每日 1 次以缓解肩痛。予阿司匹林肠溶片 100mg

每日 1 次自服以抗血小板聚集。予阿托伐他汀钙片 20mg 每日 1 次自服以稳定斑块。予丁苯酞软胶囊 0.2g 每日 3 次自服以改善微循环。予奥拉西坦胶囊 0.8g，每日 3 次自服以营养脑神经，予单硝酸异山梨脂缓释片 40mg，每日 1 次自服以改善冠脉供血。予 0.9% 氯化钠注射液 250ml，舒血宁注射液 20ml，每日 1 次静点以改善脑供血。予诺和灵 30R，早 12U，晚 12U，餐前 30 分钟皮下注射以控制血糖。

经过 1 个多月的系统康复治疗，患者右侧肢体活动不利减轻，能在他人的少量帮助下缓慢行走，但仍有异常步态。右肩疼痛明显缓解，右手肿胀明显缓解，言语不利减轻，偶有饮水呛咳，右下肢无浮肿，能部分生活自理，饮食尚可，睡眠可，大便干，小便可。查体：神志清楚，言语不利，自发言语、命名、复述略好转，理解力、定向力可，记忆力、计算力均减退，视力、听力粗测正常，双眼睑无下垂，双侧眼球向各个方向运动充分，无眼震，双侧瞳孔等大正圆，直径约 3mm，对光反射灵敏。软腭抬举有力，伸舌略向右偏，无舌肌萎缩及纤颤。颈软，无抵抗，Kernig 征（-），右侧 Brudzinski 征（+）。右上肢近端肌力 3- 级，远端肌力 2 级，右下肢近端肌力 3- 级，远端肌力 2 级，左上肢近端肌力 5 级，远端肌力 5 级，左下肢近端肌力 5 级，远端肌力 5 级。右侧指鼻试验、轮替试验、跟膝胫试验不能完成。双侧面部、肢体、躯干痛温觉对称存在，位置觉、震动觉对称存在。BCR（L++，R++），TCR（L++，R++），PTR（L++，R++），ASR（L++，R++），Babinski 征（L-，R+）。右手背轻

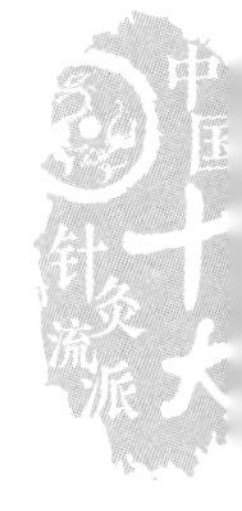

度肿胀，右下肢无浮肿，舌质红，苔薄黄，脉弦滑。VAS 评分 3 分; Barthel 指数: 50 分; 改良 Ashworth : 右侧上肢 0 级，下肢 0 级; Fugl-Meyer : 41 分; 偏瘫侧上田敏式评价: 上肢 1、2 充分，3 ~ 5 不充分，6 不可能; 下肢 1、2、4、5 充分，3、6、7、8 不充分，9 不可能; Brunnstrom 分期: 右侧上肢Ⅲ期，手Ⅰ期，下肢Ⅲ期; 偏瘫上肢能力评价: 0 级; Berg 平衡量表: 20 分; Hoffer 步行能力: 2 级; 洼田饮水试验: Ⅰ级。

医案解读

患者突发言语不利，半身不遂，口舌歪斜，舌强语謇，流涎，舌质黯红，苔黄腻，脉弦滑。四诊合参，证属发病日久后气血失调，血脉不畅，风痰之邪留滞经络，气血运行不畅，而致半身不遂、口舌歪斜、言语謇涩等症。病为中风－中经络，证属风痰瘀阻。病位在脑，与肝肾相关。治以搜风化痰，行瘀通络。因痰瘀互结于肢体经络，患肢经脉瘀阻，不通则痛，故出现肩痛，手肿胀。采用熥疗，利用其温热效应及药物的作用，消散瘀血，疏通经络，配合眼针可加强其活血散瘀之力。此患者出现肩手综合征在发病后 1 个月左右，是肩手综合征的高发期，此时应提前做好预防工作，比如抬高患侧肢体，避免患肢输液，避免不良刺激、人为的损害等。但即使做到这些，有时仍无法避免并发症的发生，一旦出现，应立即采用向心加压缠绕患手、冷－热水交替浸泡等措施，眼针熥疗止痛技术是一种有效的止痛疗法，值得在临床广泛推广。

（四）诊后絮语

综合上述病例，中风后肩痛是中风恢复期的常见并发症，上述病例均在中风后 1 ～ 6 个月内发病，治疗的过程使得眼针熥疗止痛技术的疗效得到了验证，即使如此，肩痛仍然很难彻底根治，更是难以预防。即便在发病早期做到了抬高患侧肢体，避免患肢输液，避免不良刺激及人为的损害等预防工作，仍然会有一部分患者出现肩手综合征，我们对于其发病机制还没有准确的认识，所以所有的预防措施都不具备有效的针对性。这就要求我们在今后的工作中进一步对中风后肩手综合征及肩痛的机制做深入研究，才能在中风出现的早期，有的放矢地预防肩痛出现。

四、眼针治疗各种痛证

痛证是机体受到损伤时发生的一种不愉快的感觉和情绪体验，是一组复杂的病理、生理改变的临床表现，疼痛可以是局部的，也可以是全身性疾病的反映，具有以“疼痛”为主要症状的疾病总称为“痛证”。

疼痛是许多致病因素各自通过一定的方式和途径，导致机体病理变化而表现的一个症状，疼痛的属性不外乎虚实两端，基本病理变化可归纳为“不通则痛”和“不荣则痛”。“不通则痛”是指由于某种或某些致病因素侵袭人体，使其经络、脏腑之气机痹阻，血脉瘀滞不通而引起疼痛。如《素问·举痛论》中所述“寒气入经而稽迟，泣而不行，客于脉外则血少，客于脉中则气不通，故卒然而痛”，可见其作为痛证的基本病机之

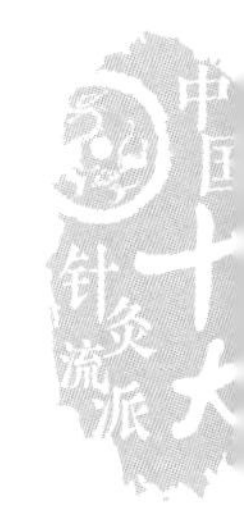

一由来已久。“不荣则痛”是指由于某些邪气侵袭，或脏腑功能低下，致使气血阴阳不足或亏损，脏腑经脉失于温养、濡润所致疼痛。作为痛证虚证的基本病理，早在《黄帝内经》当中也有所阐述。如《素问·举痛论》述：“阴气竭，阳气未入，故卒然痛。”“脉泣则血虚，血虚则痛……按之则热气至，热气至则痛止矣。”

眼针疗法具有疏通经络、调和气血的作用，使得经络气血通畅，达到消肿止痛的目的，可应用于各种部位的疼痛，只要针刺对应的眼针穴区，便可获速效。在临床中常用来治疗各种头痛（也包括枕大神经痛）、舌咽神经痛、腹痛等痛证，下面分别介绍这些痛证的眼针诊疗方案及典型验案。

（一）头痛

1. 对头痛的认识

头痛可以是临床常见症状，伴发于多种疾病，也可以是因外感六淫、内伤杂病导致的以头痛为主要症状的一类疾病，《素问·风论》中称为“脑风”“首风”。头痛多指西医的血管性头痛、紧张性头痛、高血压引起的头痛等。中医的头痛分为外感、内伤两大类，这里主要讨论内伤头痛的眼针治疗。因“脑为髓之海”，五脏六腑之精华皆上注于头，且“头为诸阳之会”，手足三阳经皆在头部相汇集，故六淫之邪，尤其是风邪上扰于头窍，则经气不能上供于头，则发为头痛。或者肝阴血不足，肝阳偏亢，上逆于头发为头痛。或痰浊、瘀血阻滞经络，不通则痛。或气虚不能助血上行，血虚不能濡养头窍，肾精不足，髓海失于充养而空虚，皆可导致头痛发生。头痛多病程较长，因肾精不足、气血亏虚所致头痛为虚证，因肝阳上亢、瘀血阻络、痰浊阻络所致头痛为实证。发病日久，则多为虚实夹杂之证。眼针治疗头痛具有独特的优势，因眼针的施术部位距离头较近，头部的病变能更准确地在眼睛白睛上反映出来，这样一来不但观眼识证的诊断参考价值更大，而且眼针对穴位的刺激具有直接的治疗作用，所以眼针治疗头痛能取得显著的疗效。

2. 眼针治疗头痛的方案和操作要求

（1）治则与选穴

1）治则：虚证头痛治以滋阴养血、益肾填精；实证头痛治以平肝潜阳、化痰、行瘀；虚实夹杂者需兼顾并治。

2）穴位选择

主穴：上焦区。

配穴：肝阳上亢证：加肝区、肾区；

痰浊上扰证：加脾区；

瘀血阻络证：加心区；

肝肾阴虚证：加肝区、肾区；

血虚证：加脾区、心区。

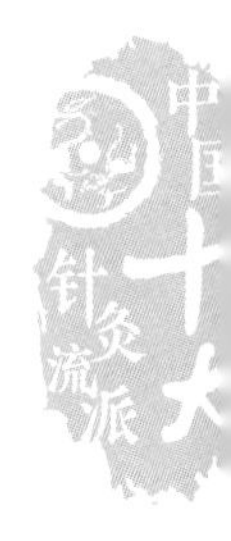

取穴依据：头痛病位在头窍，位于人体上焦，故主穴取上焦区。肝阳上亢证的本质是肝肾阴虚，阴虚不能制阳，而致阳亢，故取肝区、肾区以滋补肝肾之真阴。脾为生痰之源，脾虚则水液不得运化，而聚集成痰，风痰上扰头窍而头痛，故痰浊上扰证配以脾区。瘀血阻于头窍，痛如针刺而痛处固定，因心主血脉，血瘀之证配合心区以起到活血化瘀之功。脾为后天之本，气血生化之源，心主血，主血之化生，故血虚之证取心区、脾区以使血之化生源源不断。

（2）针具选择：0.35mm×13mm 的一次性毫针，所选择的毫针针身应光滑、无锈蚀，针尖应锐利、无倒钩。

（3）体位选择：坐位或仰卧位。

（4）针刺方法：采用眶外平刺法，持针在距眼眶内缘 2mm 的穴区部位，进行平刺操作，刺入真皮，达至皮下组织，进针 7 ~ 8mm，保持针体处于该穴区内。进针后不需行针，无需提插、捻转；如果进针后针感不明显，可施以刮柄法或将针体提出 1/3，稍改变方向后再行刺入。留针 15 分钟。

（5）注意事项

1）留针不宜过久，一般留 15 分钟。

2）初次做好思想工作，消除恐惧心理，以防晕针。

3）下眼睑肿眼胞的应注意，易于出血。

4）眼部皮肤感染或破溃的禁刺。

5）起针时用右手两指捏住针柄活动几下，缓缓拔出 1/2，稍停几秒钟再慢慢提出，急用干棉球压迫针孔，或交给患者自己按压，按压时间宜长，避免出血。

3．典型验案

【验案一】

患者王某，女，34岁，患者于2014年4月17日以“左侧头部及眼眶疼痛反复发作3年半，加重1周”为主诉入院。患者3年半前无明显诱因出现左侧头部及眼眶疼痛，呈跳痛，反复发作，每次可持续1周，伴有食欲减退，无肢体运动功能障碍，曾应用天麻素注射液对症治疗，可缓解。1周前头痛再发，持续不缓解，故来诊。行头CT检查未见异常。入院时患者左侧头部及眼眶周围跳痛，颈部酸胀疼痛，左手麻木，食欲差，睡眠差，精神不振，面唇紫黯，大便干，小便如常。既往史: 2006年4月于北方医院行阑尾炎手术，2006年9月因卵巢囊肿于中国医科大学附属第一医院行手术治疗，无后遗症状。2012年于北方医院诊断为颈椎病（神经根型），仍有颈酸手麻后遗症。入院后查体未见神经系统阳性体征，舌质黯，有瘀斑，苔薄白，脉细涩。入院诊断：中医诊断为头痛（瘀血阻窍证），西医诊断为偏头痛状态、颈椎病。入院后行眼针治疗，取穴：双侧上焦区、心区、脾区。找准穴位后，采用眶外横刺，患者自觉有酸胀感后留针15分钟。配合体针的血海、膈俞、足三里。每日1次，共治疗15次。住院期间予雷火灸（双足三里）每日1次以培补气血。熥疗（颈部）每日1次以缓解颈部酸痛。15天后患者头痛发作停止，颈部酸痛及左手麻木减轻，精神状态佳，面色转润，食欲可。舌淡红，苔薄白，脉细和柔和。好转出院。

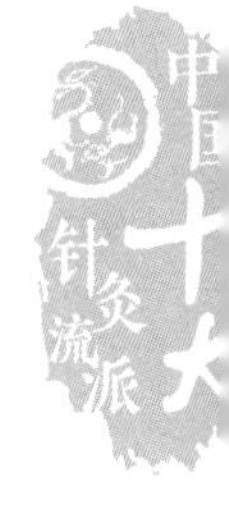

医案解读

患者青年女性，左侧偏侧头痛、眼眶痛，伴有颈部酸痛，左手麻木，夜寐差，精神不振，面唇紫黯，纳差，大便干，小便正常，舌质黯，有瘀斑，苔薄白，脉细涩。四诊合参，患者曾做过多次大型手术，均为有创治疗，导致经脉循行不畅，加之平素常有情志不遂，气机不畅，气滞不能行血，瘀血留滞头部经络，不通则痛。瘀血阻滞颈部及手臂经络，使血不能濡养肢体，则颈部酸痛，左手麻木。辨证属瘀血阻络，治以活血化瘀，通络止痛。眼针主穴取双侧上焦区，配以双侧心区、脾区以活血、生血，以通经络，濡养头窍及肢体。同时还应用雷火灸、熥疗等温热性质的疗法，温通经络，令血运通畅，既能缓解局部之痛，也能使血液上行之路畅通无阻。体针和雷火灸的补益气血作用，使新血源源不断地化生，脉管内血液充沛，则运行更加顺畅，可令患者速愈。

【验案二】

患者王某，女，65岁，于2017年9月14日以“后枕部头痛伴颜面潮红7天”为主诉由门诊以“头痛”之诊断收入院。患者入院7天前因家庭矛盾，情志不遂而出现头痛，以后枕部为主，为阵发性胀痛，伴有颜面潮红，经休息后可暂时缓解，7天来头痛反复发作，时轻时重，严重影响日常生活。为求中医治疗来诊。头CT未见异常。入院时症见后枕部阵发性胀痛，遇紧张及情绪激动时加重，伴有颜面潮红，双目胀痛，视物模糊，心烦易怒，口干口苦，记忆力差，饮食差，睡眠差，大便干，小便可。既往有高血压病史 2 年，最高达 230/110mmHg，自服硝苯地平控释片 30mg/ 日，坎地沙坦西酯片 8mg/ 日以控制血压，血压控制尚可。查体见后枕部压痛阳性，记忆力减退。舌质红，苔黄，脉弦。入院诊断：中医诊断为头痛（肝阳上亢证），西医诊断为枕大神经痛、高血压病 3 级（极高危）。入院后继续予降压药物控制血压。予天麻素注射液活血化瘀。眼针主穴取双侧上焦区，配以双侧肝区、肾区。确定穴位后，采用眶外横刺法，针刺入皮下时患者自觉有酸胀感，不必施手法，然后留针 15 分钟。体针刺双侧风池、太冲、太溪。其中风池用泻法，太冲、太溪用补法。每日 1 次，共 15 天。期间还进行雷火灸（双侧太冲、肝俞）每日 1 次，中药蒸汽浴治疗（五行池）每日 1 次以调理气血。15 天后患者病情好转，后枕部头痛减轻，情绪较前舒畅，面红目赤减轻，无口苦咽干，舌淡红，苔薄黄，脉和缓有力。

医案解读

患者老年女性，头痛以后枕部为主，呈阵发性胀痛，紧张及情绪激动时加重，伴有心烦易怒，双目胀痛，口苦咽干，颜面潮红，舌红，苔黄，脉弦，四诊合参，证属肝阳上亢。患者平素性情急躁，因恼怒太过，肝失调达，肝气郁结，气郁日久化火，肝阴被劫而耗伤，阴虚不能制阳，风阳上扰头目，则颜面潮红，双目胀痛。肝火上扰，则心烦口苦，结合舌脉，符合肝阳上亢之象。其病机为肝阳风火，上扰清窍，治以平肝潜阳，清火息风。病位在头窍，与肝关系密切，因年老，肾阴亦亏虚，肝肾阴虚为

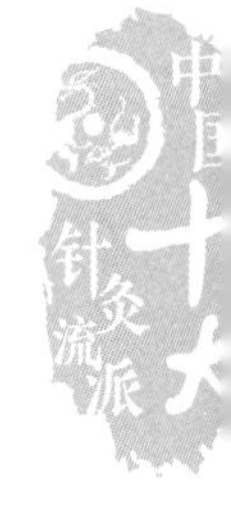

本，肝阳上亢为标，属本虚标实之证。眼针治疗时主穴取上焦区，配以肝区、肾区以滋补肝肾阴血，夯实根本，才能取效。体针取风池，以平肝息风，取太冲、太溪为肝经、肾经原穴，共济肝肾之阴，即“壮水之主，以制阳光”之意，人体内水源充足，则上亢之阳复藏于阴，而获效。在进行雷火灸、中药蒸汽浴治疗时应把握好时间，不宜时间过长，以免大汗淋漓，重伤阴液，而加重病情。

【验案三】

患者金某，男，46岁。

初诊：2017年9月29日。

主诉：右侧后枕部疼痛2周。

现病史：2周前开始出现右侧后枕部头痛，不伴恶心呕吐及咽痛，夜间疼醒，跳痛。每于活动后加重，余(-)。曾查头MRI示：蛛网膜囊肿(枕大池)，口服西比灵略好转。

既往史：健康。

查体：BP：110/80mmHg 舌质淡红，苔薄白，脉浮缓。左眼肺区脉络鲜红。

诊断：西医诊断：枕大神经痛。

中医诊断：头疼(气滞头痛)。

治疗：查眼部络脉后予眼针治疗，针刺双侧肺区、上焦区。配合中药汤剂以理气止痛。具体方剂如下：

桂枝 15g	生黄芪 15g	白芍 30g	大枣 15g
炙甘草 10g	鸡血藤 20g	葛根 25g	威灵仙 15g
羌活 10g	防风 10g	元胡 25g	秦艽 10g

共7剂，每日1剂，煎取200ml，分2次服。疼痛明显减轻。

医案解读

头痛位于后枕部，属上焦，故取主穴上焦区。查看眼部白睛络脉发现左眼肺区脉络鲜红，根据观眼取穴原则，故予针刺双侧肺区。针刺后疼痛明显减轻。可见眼针治疗的取穴简单，而疗效显著之特点。此例头痛因气行不畅，阻滞经络而发，治疗应行气通络，兼以调和营卫。经脉通畅，则头痛可止。配合应用的汤剂以黄芪桂枝五物汤为基础，方中以黄芪为君，甘温益气，补在表之卫气。桂枝散风寒而温经通痹，与黄芪配伍，益气温阳，和血通经。桂枝得黄芪益气而振奋卫阳；黄芪得桂枝，固表而不致留邪。芍药养血和营而通血痹，与桂枝合用，调营卫而和表里，两药为臣。生姜辛温，疏散风邪，以助桂枝之力；大枣甘温，养血益气，以资黄芪、芍药之功；与生姜为伍，又能调和营卫，调诸药，以为佐使。因患者右侧后枕部疼痛属膀胱经走行区域，故予桂枝加葛根汤。桂枝加葛根汤证是外感风寒，太阳经气不舒，津液不能敷布，经脉失于濡养，发为后枕部疼痛。本病虽不是因外感而发，因部位属膀胱经，故按经脉循行的部位论治，而取此方，足太阳膀胱经为一身之表，故用太阳经引经药羌活、防风以引经。

4. 诊后絮语

头痛为临床常见病，在临证时除了辨证论治，还应根据头痛部位来划分其归因于哪一经的病变，采用引经药物或该经的穴位进行准确地治疗，可提高疗效。其中偏头痛的发病率较高，从循经论治上，属少阳头痛，中医又称为“偏头风”，其特点是因情绪波动或疲劳过度而诱发，一侧头痛，发作时疼痛剧烈，多呈胀痛，可伴有眼眶及牙齿疼痛，女性较男性高发。治疗上除了准确地辨证施治外，还应做好心理疏导，往往能获得事半功倍的疗效。枕大神经痛的病变部位在后枕部，属太阳经，其发病常伴有颈椎病，还应注意颅底病变，仔细鉴别，避免漏诊。验案二中的患者虽然是枕后疼痛，其他的伴随症状却属肝经病变，故治疗时应灵活辨证。

（二）腹痛

1. 对腹痛的认识

腹痛是指胃脘以下，耻骨毛际以上部位发生疼痛为主症的病证。本病与感受外邪、饮食所伤、情志失调、素体阳虚等因素相关，病机为寒凝、食积、气郁等邪阻滞气机，脉络痹阻，不通则痛，或中脏虚寒，脏腑经络失养，不荣则痛。中医的腹痛属于西医学的肠痉挛、急性或慢性胰腺炎、腹型癫痫以及精神性腹痛等疾病的范畴。腹痛的中医辨证分虚实两端，实证多腹痛发病急骤，痛势剧烈，拒按，包括寒邪内阻、饮食积滞、肝郁气滞各证。虚证表现为腹痛隐隐，时作时止，喜温喜按，纳少便溏，神疲怯冷，面色无华，舌淡苔薄白，脉沉细，为中虚脏寒之证。眼针治疗腹痛以温中散寒、缓急止痛、消食导滞、温中补虚、疏肝行气及活血化瘀为辨证大法。可与体针及艾灸相配合，可获良效。

2．眼针治疗腹痛的方案和操作要求

（1）治则与选穴

1）治则：虚证腹痛治以温中补虚，缓急止痛；实证腹痛治以温中散寒、消食导滞、疏肝行气、活血化瘀。

2）穴位选择

主穴：中焦区或下焦区。

配穴：寒邪内阻证：加脾区、肾区；

饮食积滞证：加脾区、胃区；

肝郁气滞证：加肝区；

中虚脏寒证：加脾区、小肠区。

取穴依据：腹痛病位在腹部，位于人体中焦，故主穴取中焦区。寒邪内阻证是因寒邪侵入腹中，使脾胃运化不利，气机升降失常，气阻中焦而疼痛。人体一身之阳气有赖于肾阳的温煦，寒邪伤于脾，甚则累及肾阳，故取脾区、肾区。平素暴饮暴食，饮食积滞，伤于脾胃，脾胃失于健运，气机不畅则腹痛。故取脾区、胃区。因情志不遂，肝气失于调达，气机郁滞，横逆犯胃，则脾胃气机不畅而腹痛，故取肝区。若患者脾阳不振，运化失常，气血化生不足，脏腑失于温养而致腹痛，取脾区、小肠区以温运健脾，缓解疼痛。

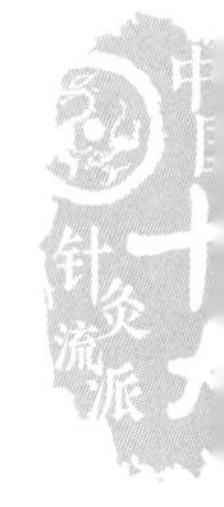

（2）针具选择: 0.35mm×13mm 的一次性毫针。

（3）体位选择: 仰卧位。

（4）针刺方法: 采用眶外平刺法，持针在距眼眶内缘 2mm 的穴区部位，进行平刺操作，刺入真皮，达至皮下组织，进针 7 ~ 8mm，保持针体处于该穴区内。进针后不需行针，无需提插、捻转；待患者自觉眼部酸胀得气之后，留针 15 分钟。如果进针后针感不明显，可施以刮柄法或将针体提出 1/3，稍改变方向后再行刺入。

（5）注意事项

1）留针不宜过久，一般留 15 分钟。

2）初次做好思想工作，消除恐惧心理，以防晕针。

3）下眼睑肿眼胞的应注意，易于出血。

4）眼部皮肤感染或破溃的禁刺。

5）起针时用右手两指捏住针柄活动几下，缓缓拔出 1/2，稍停几秒钟再慢慢提出，急用干棉球压迫针孔，或交给患者自己按压，按压时间宜长，避免出血。

3. 典型验案

闻某，男，75 岁。

初诊: 2017 年 8 月 28 日。

主诉: 下腹部掣痛 17 年，加重半年。

现病史: 于 17 年前曾有外伤及牵掣后出现于下腹部，每于卧起时出现掣痛。活动后减轻，午睡后出现此症。饮食、睡眠、二便均正常。查腹部 CT 示：膀胱充盈欠佳，精囊腺形态欠规则，盆腔内未见异常肿大淋巴结。

既往史：腰椎骨质增生。

查体：BP 140/80mmHg，舌体胖大，舌质紫黯，苔白润，左脉弦，右脉弦细。

诊断：中医：腹痛（肝郁气滞证）。

西医：腹痛待查。

治疗：查看眼部络脉后予眼针治疗，针刺双侧下焦区、肝区、肾区。针刺即刻，令患者尝试做卧起动作，活动腰部。疼痛较前明显减轻，针刺前患者不可顺畅起卧，疼痛难忍。针刺即刻，可顺畅起卧，疼痛可忍。令其诊室内步行活动，诱发疼痛，疼痛均较前明显减轻。针刺前不可挺直腰大步走路，针刺后可直腰大步行走。予中药汤剂 7 剂，每日 2 次口服以理气止痛。具体方剂如下：

当归 10g　赤芍 15g　白芍 20g　炙甘草 10g

茯苓 15g　泽泻 10g　猪苓 10g　桃仁 10g

吴茱萸 6g　太子参 15g　生姜 3g

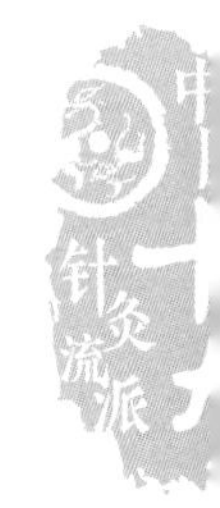

回访：2017 年 9 月 15 日。

电话回访，腹部疼痛较前明显减轻。基本生活活动不受影响，偶有疼痛可耐受。对治疗效果很满意。

医案解读

患者老年男性，下腹部疼痛半年余。患者自诉就诊于多家大型医院，诊断较明确，予止痛药后可片刻止痛，未能根除，效果均不理想。遂来我院以期中医针药结合的整体治疗。查患者白睛络脉后，见患者双眼肝区、肾区、下焦区络脉异常，予眶外斜刺。针刺入后有得气感，针刺中嘱患者适当活动，疼痛均明显减轻。查患者下腹部压痛，腹硬，肌紧张，无反跳痛。患者腹股沟处疼痛明显，环阴器，属肝经巡行之处。且有外伤史，认为其有血瘀之象。故予当归芍药散以疏肝活络，行气止痛，当归芍药散出自《金匮要略·妇人妊娠病脉证并治》:“妇人怀娠，腹中㽲痛，当归芍药散主之”。《金匮要略·妇人杂病脉证并治》:“妇人腹中诸疾痛，当归芍药散主之。”现在当归芍药散的适应证不仅局限于女性，而在于与肝血相关的腹痛。其中重用芍药以养血柔肝、和营、缓急止痛，佐以当归、川芎以调肝和血，更配以茯苓、白术、泽泻健脾渗湿，共奏调肝脾、理气血、利水湿之效。可见眼针治疗在腹痛治疗中起到了应针起效的神奇作用，再配以经方巩固疗效，令患者迅速解除了痛苦。

4．诊后絮语

腹痛病因众多，病情复杂多变，准确地辨证施治难度很大，需要临床仔细辨别。严重的腹痛需及时到外科进行紧急处理，否则会危及生命。眼针治疗腹痛属远端取穴，手法轻，刺激较小，与腹部局部的常规针刺相比，患者接受治疗时更加放松。腹痛的辨证虽然复杂，但观眼识证的方法使得辨证的过程更加简捷、直观，简化了治疗过程，更易于临床医生掌握，尤其是按照白睛脉络的病变区域取穴治疗，收到了奇效。

（三）舌咽神经痛

1. 对舌咽神经痛的认识

舌咽神经痛是舌咽神经分布区发作性剧痛，疼痛部位在同侧舌根和喉部。西医方面仍然病因不明。有一小部分可由带状疱疹引起，也可能是椎动脉或小脑后下动脉压迫舌咽神经引起。临床表现为舌根、咽部、扁桃体呈间歇发作，可持续数秒钟。咳嗽、打呵欠、吞咽、说话均可诱发，甚至出现喉部痉挛、心律失常或晕厥。和三叉神经痛类似，需仔细鉴别。中医认为舌咽痛多为肝郁化火或肾阴虚火旺所致。眼针治疗舌咽神经痛可从肝肾论治。《灵枢》中有记载“肾足少阴之脉，起于小趾之下……其直者，从肾上贯肝、膈，入肺中，循喉咙，挟舌本”。可见喉部、舌咽部为肾经分支走行之处。观察眼睛白睛脉络可见肝区、肾区络脉明显，也为眼针的诊疗提供佐证。

2. 眼针治疗舌咽神经痛的方案和操作要求

（1）治则与选穴

1）治则：肝郁化火证可疏肝解郁，行气降火；肾阴虚火旺可滋肾阴，降虚火。

2）穴位选择

主穴：肝区或肾区。

配穴：上焦区、下焦区。

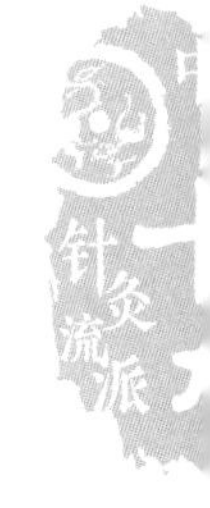

取穴依据：因情志不遂，肝郁气滞化火，灼伤脉络，上扰舌咽而致痛，故可取肝区，发病部位属人体上焦，故配合上焦区。若因肾阴虚火旺，虚火上炎，扰于咽喉也可发为咽痛。肾属人体下焦，故取肾区，配合下焦区。

（2）针具选择：0.35mm×13mm 的一次性毫针。

（3）体位选择：仰卧位或坐位。

（4）针刺方法：同其他痛证的治疗。

（5）注意事项：同其他痛证的治疗。

3．典型验案

康某，女，55 岁。

初诊：2017 年 7 月 7 日。

主诉：右侧咽连及牙根及耳根痛 10 余天。

现病史：于 2 年前曾有 1 次上症发作，于今年 6 月 26 日加重，口服止痛药物（具体药物、剂量不详）好转，饮食时加重，睡眠尚可，便调，口苦，疼剧时呕吐，短暂（5 秒钟）意识缺失。

既往史：肾小球肾炎 20 余年，肺癌术后化疗。

查体：BP：100/58mmHg，舌质淡红，苔薄黄，脉沉缓。

辅助检查：心电图：窦性心动过缓。

诊断：中医诊断：面痛（肝郁化火证）。

西医诊断：舌咽神经痛。

治疗：眼针治疗，根据观眼诊病，双肾区延伸至下焦区，心区脉络明显。结合病位，取双上焦区、肾区和下焦区。配合芍药甘草汤加祛风化痰，行气活络之药，处方如下：

白芍 30g　甘草 10g　天麻 15g　钩藤 15g
菊花 15g　僵蚕 15g　柴胡 15g　法半夏 10g
太子参 15g　黄芩 10g　郁金 15g　丹参 15g
白芷 10g　细辛 3g　羌活 10g　防风 10g
当归 15g

二诊：2017 年 7 月 10 日。

病情变化：经针药结合治疗，疼痛好转，施以眼针后效果更佳，眠差，纳可，便调，周身乏力，舌质红，苔薄黄，脉滑，BP：100/60mmHg。

治疗：上方去天麻、钩藤、当归，加麦冬 15g，五味子 6g，生黄芪 15g。继续目前眼针治疗。

三诊：2017 年 7 月 17 日。

病情变化：服药后疼痛基本消失，眠可，纳可，便调，舌质红，苔薄黄，脉弦，Bp：100/60mmHg。

治疗：7 月 10 日方加炒白术 10g，陈皮 10g。共 5 剂。继续眼针针刺双上焦区、肾区、下焦区。

四诊：2017 年 7 月 21 日。

病情变化：服药后一度疼痛明显减轻，口腥减轻，昨日复

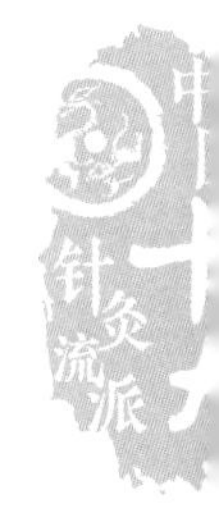

发，舌质红，苔黄，脉沉细无力。眠差。

治疗：前方中养阴安神之品，处方如下：

白芍 50g	炙甘草 15g	天麻 15g	僵蚕 15g
羌活 10g	元胡 20g	白芷 10g	麦冬 15g
玄参 15g	柴胡 15g	黄芩 15g	山豆根 5g
酸枣仁 20g	郁金 20g	夜交藤 30g	合欢皮 25g
五味子 10g	丹参 20g	太子参 10g	

医案解读

该患者于外院确诊为“舌咽神经痛”。患者右侧咽连及牙根及耳根痛 10 余天，疼剧时呕吐，短暂（5 秒钟）意识缺失。饮食时加重，口苦，睡眠尚可，便调，舌质淡红，苔薄黄，脉沉缓。四诊合参，诊断为“面痛（肝郁化火证）”。《证治准绳·杂病》：“面痛皆属火……暴痛多实，久痛多虚。高者抑之，郁者开之，血热者凉血，气虚者补气，不可专以苦寒泻火为事。”肝郁化火证常与肝火上炎证相鉴别，两者均为气郁化火，郁火内盛，不同的是郁火的轻重之别，肝火上炎之郁火较重，有火势上炎的眩晕、头胀痛、面红目赤的症状，有灼伤血络的吐血、衄血等出血的症状；肝郁化火之郁火较轻，没有炎上、灼伤苗窍、灼伤血络的症状。从病因分析，肝郁化火多由忧思郁怒伤肝，木失调达，郁而化火，肝火上犯，遂至面痛，治宜清泻肝火，通经活络。

观察患者双眼，首诊时络脉从双肾区延伸至下焦区，心区脉络明显。延伸络脉多提示疾病有传变，根部粗大多提示顽固疾病。根据病位取穴原则，舌咽部属人体上焦，故取上焦区。根据观眼取穴的原则，肾区和下焦区可见络脉延伸，故加用肾区和下焦区。足少阴肾经“从肾上贯肝膈，入肺中，循喉咙，挟舌本”，可见舌咽部病变与肾经联系密切，根据循经取穴原则，亦应选取肾区。找准穴位，沿眶缘平刺，患者自觉眼部有酸胀感为得气之象，留针15分钟，疼痛立即缓解，且以皮内针留针下焦区。配合中药治疗，以芍药甘草汤为主，酸甘化阴以调和肝脾，柔筋止痛，加清泻肝火、通经活络之品。二诊时疼痛缓解，仍沿眶缘平刺上焦区、肾区、下焦区，留针15分钟；配合中药治疗。三诊时疼痛基本消失，观察双眼络脉颜色变浅，沿眶缘平刺上焦区、肾区、下焦区，留针15分钟。四诊时疼痛偶复发，沿眶缘平刺上焦区、肾区、下焦区，留针15分钟后疼痛立减，可见眼针治疗面痛之效明显、迅速。

4．诊后絮语

目前，舌咽神经痛的病因尚未明确，多考虑为脱髓鞘引起的传入冲动与迷走神经之间发生的“短路”引起的。该病常与“三叉神经痛”相混淆，可通过疼痛部位及触发点鉴别。若疼痛持续者，应排除扁桃体炎、耳咽管肿瘤、鼻咽癌浸润颅底。治疗舌咽神经痛主要采用综合内科治疗，必要时进行手术。常用药物有加巴喷丁或卡马西平等抗癫痫药，亦可每日肌肉注射维生素B_{12}。有时可用局部喷雾麻醉的短时止痛来进行诊断性治疗。从上述病案可见，舌咽神经痛的眼针治疗也可根据观眼取穴的原则进行，

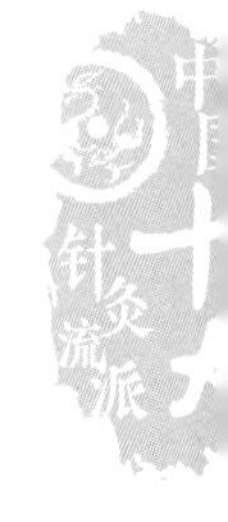

操作简单，易于掌握，疗效显著。在多次临证的过程中，观察到眼睛脉络的变化与患者病情的好转程度相对应，更加印证了观眼识证的准确性。

五、眼针运动疗法治疗其他神经系统疾病

（一）对神经系统疑难杂病的认识

神经系统疾病类型繁多，病症复杂，除了常见原因的中风病外，还有一些少见原因所致的中风，比如真性红细胞增多症、颅内静脉窦血栓形成等。此外还可见到多系统萎缩、脊髓空洞征、斜坡脑膜瘤等罕见的疑难杂病。像吉兰-巴雷综合征、帕金森病、颅脑外伤等疾病也会在临床中常常遇到。对于这些疾病，我们按中医的痿证、颤证、颅脑内伤病进行论治。这些疾病的病因病机较复杂，有些是由于先天禀赋不足导致，有些是因为后天劳伤过度所致。

（二）眼针运动疗法治疗痿证、颤证、颅脑内伤病的治疗方案和操作要求

具体可参考眼针运动疗法操作规范。

（三）典型验案

【验案一】

多系统萎缩4年康复。

患者张某，女，61岁，以“双侧肢体无力4年，头晕语言不清2年，排便无力半年”为主诉，由门诊以“痿证”“多系统

萎缩”之诊断收入我院。患者4年前出现行走不稳，走路左偏，病情进行性加重，2年前出现尿频、头晕、饮水呛咳症状，半年前出现排便无力症状。曾就诊于沈阳中国医科大学附属第一医院，诊断为：多系统萎缩。2017年5月病情有所加重，遂就诊于北京三零一医院，予丁苯酞改善线粒体功能，维生素B_1、维生素B_{12}营养神经，辅酶Q10改善能量代谢，美多巴改善椎体外系症状等治疗后病情平稳出院。出院后仍遗留双侧下肢体无力症，语言不清，排便无力症状。为求进一步中西医结合治疗，于2017年8月18日由门诊以痿证、多系统萎缩之诊断收入我院。症见：双侧肢体无力症，头晕，语言不清，大便排便无力，小便失禁。既往史：否认冠心病、高血压、糖尿病等疾病。否认药物及食物过敏史。

入院时患者主要存在的问题为双侧肢体活动无力，以右侧为主，言语不清，排便困难。神经系统查体：神志清楚，构音障碍，理解力、记忆力减退，定向力、计算力正常，视力、听力粗测正常，双眼睑无下垂，双侧眼球向各个方向运动充分，无眼震，双侧瞳孔等大正圆，直径约3mm，对光反射灵敏。鼻唇沟对称，无舌肌萎缩及纤颤。颈软，无抵抗，Kernig征（-），Brudzinski征（-）。左上肢肌力5-级，左下肢肌力4级，右上肢肌力4级，右下肢肌力4级，四肢肌张力增高。BCR（L++，R++），TCR（L++，R++），PTR（L-，R-），ASR（L-，R-），Babinski征（L-，R-）。右手指鼻试验欠稳准，双手轮替笨拙，双侧跟膝胫试验不稳。舌质淡，苔薄白，脉细弱。存在的功能障

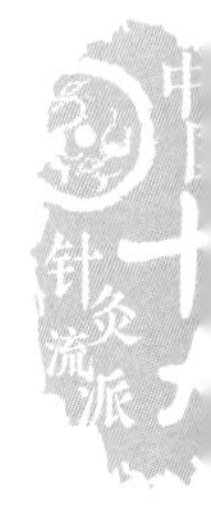

碍：双侧肢体运动功能障碍；日常生活能力障碍；吞咽功能障碍；平衡功能障碍。具体评分如下：改良 Barthel 指数：60 分 Fugl-Meyer 运动功能评分：上肢 48 分，下肢 16 分。洼田饮水试验 4 级。治疗目的：近期目标：改善肢体运动功能，增强躯干控制能力，提高坐位平衡功能，日常生活活动能力，改善吞咽功能。远期目标：回归家庭、回归社会。辅助检查：头 MR：桥脑萎缩，不典型“十字征”。胸椎 MR：胸 5 椎体异常信号影。肛门括约肌电图：肛门括约肌神经源性损害。心电图正常。

入院后行针刺治疗以健脾升清，补中益气。取穴：眼针：脾穴、中焦区、下焦区。体针：脾俞（双）、血海（双）、足三里（双）、上巨虚（双）、太冲（双）。头针：感觉区。雷火灸（双风池、曲池、足三里、脾俞）以培补气血、改善患肢血液循环。眼针带针烫熨操作方法：眼针取穴：双侧上焦区、心区、肾区、下焦区。在相应眼穴区距眶内缘 2mm 处，平刺，由该区始点向该区终点方向，刺入 3 ~ 5mm，每穴轻刮针柄 10 次寻求得气，留针 30 分钟。期间行烫熨治疗，方法是将装好药的药袋置于蒸锅内蒸透后取出晾至 60 ~ 40℃，在患者可耐受的温度下放置于患侧肩部，再在此包上叠加另一刚从锅里取出的热药包，之后用治疗单覆盖其上，15 分钟后两包位置互换，共 30 分钟后治疗结束。西医治疗予多巴丝肼 125mg 每日 3 次口服。辅酶 Q10 片 10mg 每日 3 次口服。维生素 B_1 片 10mg 每日 3 次口服，维生素 B_{12} 片 50μg 每日 3 次口服。康复治疗予：运动疗法日 2 次，偏瘫肢体综合训练日 2 次，等速肌力训练日 2 次，作业疗法每日

1次，关节松动每日1次，手功能训练每日1次。电动起立床日2次，减重支持训练日2次。

治疗1个月后，患者排便困难症状改善明显，小便仍有失禁症状，双侧肢体肌力略有增强，在搀扶下可自行如厕，扶扶手可行走约20米左右。Fugl-Meyer运动功能评分：上肢58分，下肢28分。Barthel指数：80分.

医案解读

该患者患多系统萎缩4年余，该病属难治性疾病，目前特效疗法不多。我们从肢体肌力及改善排便排尿方面促进患者恢复。眼针配合烫熨治疗，联合现代康复疗法，中西医结合治疗取得了较满意的效果。但是该患者由于病情较重，发病时间较长，想进一步取得明显效果实属不易。我们建议患者继续积极治疗原发病，治疗与康复相结合，以达到良好的康复效果。

【验案二】

多系统萎缩2年半康复。

患者高某，女，56岁，退休工人，以“四肢进行性麻木无力伴言语笨拙2年半”为主诉2015年8月10日入院。患者2年半前无明显诱因出现左上肢麻木无力，尚能抬举、持物，未诊治。此后逐渐出现左下肢、右侧上下肢麻木无力，伴有言语笨拙，2年前出现小便失禁，就诊于中国医科大学附属第一医院，行头MRI示脑萎缩，未明确诊断。1年半前无诱因自觉尾椎麻木，偶有肉跳、痛性痉挛。5个月前就诊于北京天坛医院，诊断

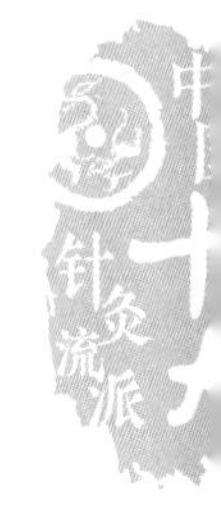

为多系统萎缩。服用美多巴 1/4 片，每日 2 次，口服半个月后口服盐酸金刚烷胺片 1 片，每日 2 次，服用至今。为求进一步诊治来我院治疗，收入我疗区治疗。患者既往 7 年前行子宫肌瘤切除术。

入院时四肢麻木无力，行走不稳，言语笨拙，偶有饮水呛咳，自觉尾椎处疼痛，耳鸣，饮食差，睡眠尚可，小便失禁，大便无力。查体见：神志清楚，语言笨拙，记忆力减退，听力减退，四肢肌力 5- 级，四肢肌张力 1 级，Babinski 征（L+，R+）。舌质淡，苔薄白，脉沉细。入院后中医诊断为痿证（脾胃虚弱），西医诊断为多系统萎缩。入院时存在的主要功能障碍是双下肢运动功能障碍、构音障碍。

入院后行眼针、体针、头皮针相结合的综合针刺治疗每日 1 次以健脾和胃，益气养血。体针取脾俞、胃俞、合谷、足三里、太冲（均双侧）。眼针疗法具体操作方法如下：眼针取双侧脾胃，确定眼针穴位后，常规消毒皮肤，以左手拇、食指固定眼区穴位皮肤，右手用小镊子夹住针柄，采用平刺法在眼针穴区距眶内缘 2mm 处由该区始点向该区终点方向，沿皮下将针刺入 5 ~ 8mm，不必行针，在露在外面的针身和针柄下的皮肤表面之间，粘贴一小块胶布，然后再用一条较前稍大的胶布覆盖在针上以保护针身固定在皮内，避免因运动将针刮碰。行烫熨治疗改善小便失禁和腰骶疼痛症状（腰部、下腹部 / 日）。予雷火灸（双足三里、关元）每日 1 次培补气血。住院期间查尿常规示：亚硝酸盐（NIT）: ++，白细胞（LEU）: +，混浊度（HZD）: +，白细胞（WBC）: 424.8/μl，细菌计数（BACT）: 32197.3/μl，镜检白细胞（NY-WBC）: ＞40/HP。血常规示：中性粒细胞百分比（NEU%）: 70.30%，血小板分布宽度（PDW）: 12.3%。提示尿路感染，嘱患者多饮水以促排尿。给予盐酸金刚烷胺片0.2g/日口服以对症治疗。

患者治疗1个月后四肢麻木无力减轻，行走不稳减轻，语笨、饮水呛咳减轻，自觉尾椎处疼痛略有缓解，耳鸣，饮食可，睡眠可，小便失禁缓解，大便无力。查体：神志清楚，语言笨拙，记忆力减退，视力粗测正常，听力减退，四肢肌力5-级，四肢肌张力1级。Babinski征（L+，R+）。后经随访了解到患者采取保守治疗病情稳定，有继续进行康复治疗的意愿。

医案解读

患者于外院确诊为多系统萎缩。多系统萎缩是一种表现为多种临床症状综合征的神经系统变性疾病。临床表现为小脑、锥体外系、自主神经损害症状，可有重叠。本例患者与进行性核上性麻痹相鉴别，后者虽步态不稳，宽基步态，构音障碍，但为中轴性强直，垂直性眼肌麻痹。本病目前尚无特异性治疗。治疗多予对症治疗。醋酸氟氢可的松、血管α受体激动剂等改善体位性低血压，曲司氯铵、奥昔布宁改善逼尿肌痉挛引起的排尿功能障碍，帕罗西丁可能有助于改善对左旋多巴治疗无效的帕金森综合征。确诊患者多预后不良。

患者四肢麻木乏力，言语笨拙，神疲乏力，倦怠懒言，纳差，夜寐可，大便费力，小便失禁，舌淡，苔薄白，脉细弱。四

诊合参，中医诊断为痿证（脾胃虚弱）。病位虽在肌肉筋脉，但根本病因在五脏虚损。本例患者肢体软弱无力逐渐加重，神疲肢倦，是脾虚不健，生化乏源，气血亏虚，筋脉失养，脉道不充，舌淡苔白，脉细弱无力。久病及肾，脾肾亏虚，少阴肾经挟舌根，太阴脾经连舌本、散舌下，咽部肌肉痿废不用故见言语謇涩。肾虚则二便失司则见小便失禁，大便无力。肾开窍于耳，肾虚清窍失养则见耳鸣重听。治以双脾俞、胃俞、合谷、足三里、太冲以补中益气、健脾升清。雷火灸双足三里、关元以培补气血。配合头针取运动区。眼针疗法根据病位取穴取双脾胃区。对痿证的治疗除针刺外，还应配合内服药物、推拿、气功等综合疗法，加强活动锻炼等。

【验案三】

斜坡脑膜瘤术后康复。

患者谷某，女，53岁，工人，以“行走不稳7个月，视物成双伴吐字不清21天”为主诉于2017年7月10日入院。患者7个月前无诱因出现行走不稳，伴有恶心呕吐，就诊于辽宁省人民医院行头CT提示颅内占位。随后就诊于北京天坛医院，诊断为“斜坡脑膜瘤”，于21天前行择期开颅脑膜瘤切除术，术后遗留有行走不稳，视物成双，吐字不清，左侧面瘫，左耳听力减退，白天困倦，精神萎靡。现患者为求进一步中西医治疗来我院，收入我疗区。患者否认既往高血压、糖尿病、冠心病病史。

入院时行走不稳，需在一人保护下缓慢行走，看远处物体时视物成双，说话吐字不清，偶有饮水呛咳，口角向右侧歪斜，左侧面部麻木板滞，左耳听力差，白天困倦乏力，精神萎靡。查体见神志清楚，构音障碍，记忆力减退，左耳听力减退，双眼视物成双，左眼睑下垂，双眼有水平眼震，左鼻唇沟略浅，左额纹浅，伸舌左偏。四肢肌力5-级。双侧指鼻试验、轮替试验、跟膝胫试验稍笨拙。Babinski征（L+，R-）。左侧颞顶部见长约12cm手术瘢痕。辅助检查：2017年6月12日北京天坛医院头MRI示左侧脑桥、小脑区脑膜瘤。2017年6月20日北京天坛医院头CT示脑膜瘤术后改变。舌质红，苔薄白，脉弦细。入院后中医诊断为中风-中经络（阴虚风动），西医诊断为脑血管病恢复期。入院时存在的主要功能障碍为日常生活能力障碍；平衡功能障碍；轻度吞咽障碍。具体评分如下：改良Barthel指数65分：二便20分，修饰5分，如厕5分，吃饭5分，转移10分，活动10分，穿衣5分，上楼梯0分，洗澡5分。Berg平衡量表：31分。洼田饮水试验3级。

入院康复评定后行运动疗法日2次、偏瘫肢体综合训练日2次以改善患肢运动功能；平衡功能训练每日1次以改善平衡功能，电子生物反馈疗法每日3次、吞咽训练每日1次以改善吞咽功能。行眼针、体针相结合的综合针刺治疗及眼针运动疗法每日1次。头皮针取双运动区、双晕听区。体针取曲池、合谷、内关、足三里、三阴交（均双侧）。留针30分钟后起针。眼针运动疗法具体操作方法如下：眼针取双侧上焦区、肾区、肝区，确定眼针穴位后，常规消毒皮肤，以左手拇、食指固定眼区穴位皮肤，右手

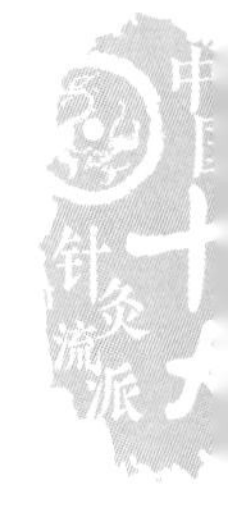

用小镊子夹住针柄，采用平刺法在眼针穴区距眶内缘2mm处由该区始点向该区终点方向，沿皮下将针刺入5～8mm，不必行针，在露在外面的针身和针柄下的皮肤表面之间，粘贴一小块胶布，然后再用一条较前稍大的胶布覆盖在针上以保护针身固定在皮内，避免因运动将针刮碰。随后进行各项康复训练。行雷火灸以培补气血。予预防癫痫发作（奥卡西平片 0.6g日/次），营养神经（弥可保 1.0mg/日）药物治疗。

出院时患者行走较前平稳，可在一人看护下缓慢行走，仍有视物成双，说话较前清晰，偶有饮水呛咳，无明显左眼睑下垂，左侧面部麻木板滞，左耳听力差。查体见神志清楚，构音稍欠清，记忆力差，左耳听力差，双眼视物成双，左眼睑轻微下垂，左鼻唇沟略浅，左额纹浅，伸舌左偏，四肢肌力5-级，双侧指鼻试验、轮替试验、跟膝胫试验稍笨拙。Babinski征（L+，R-）。具体评分如下：改良Barthel指数70分：二便20分，修饰5分，如厕5分，吃饭10分，转移10分，活动10分，穿衣5分，上楼梯0分，洗澡5分。 Berg平衡量表：31分。洼田饮水试验5级。

出院1个月后随访，患者生活完全自理，可独立出门进行日常活动，说话正常，仅有张口咀嚼时略感不适。

医案解读

患者于外院确诊为斜坡脑膜瘤。脑膜瘤是位于脑膜与脑膜间隙的良性肿物。根据肿物生长不同位置而出现相应临床表现。展神经在斜坡中部穿过硬脑膜，滑车神经沿斜坡上缘小脑幕附着处走行，舌下神经与动眼神经与斜坡头尾两端临近，舌咽神经、迷走神经及面、听神经均行走于斜坡侧方。故引起患者目前症状。脑膜瘤易复发。手术切除是最有效的治疗方法，对未能全切，无法手术的复发脑膜瘤或某些特殊类型的脑膜瘤需要放射治疗。手术治疗虽能解除对神经的压迫，受损的神经恢复需要依靠药物等治疗，因此在早期康复治疗尤为重要。

患者肢体乏力，舌强语謇，口角歪斜，舌质红，苔薄白，脉弦细。四诊合参，诊断为中风－中经络（阴虚风动）。《临证指南医案·中风》："精血衰耗，水不涵木，木少滋荣，故肝阳偏亢，内风时起。"患者平素性格急躁，常有情志不遂，肝火偏旺，耗伤阴血，加之年龄增大，阴血亏虚更甚，肝肾阴虚，虚风内动。病位在脑，与肝肾相关。治以滋阴息风，培补肝肾。根据三焦取穴及辨证取穴原则针刺上焦区、肝区、肾区。眼针穴区埋针，延长针刺时间，同时进行康复训练。训练后再将眼针取出。治疗后，患者出院时行走较平稳，言语清楚，偶有饮水呛咳。眼针运动疗法治疗脑病肢体运动障碍、构音障碍均取得疗效，临证可验。

【验案四】

脊髓空洞症的康复。

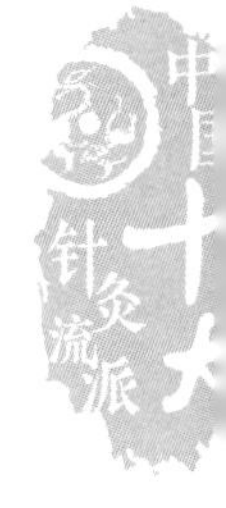

患者黄某，女，57 岁，以"双上肢进行性无力、双手肌肉萎缩 6 个月"为主诉于 2012 年 12 月 25 日入院。患者 6 个月前无明显诱因出现右手小指及无名指麻木无力，逐渐波及整个右手及左手，以尺侧为重。症状进行性加重，逐渐出现双手大鱼际及骨间肌肌肉萎缩。曾肌注维生素 B_{12}、针刺等对症治疗，症状无明显好转。为求中西医结合治疗入院。患者既往血管炎病史，刻下左小腿内侧皮肤可见红斑。6 个月前诊断为腔隙性脑梗死。氯霉素及磺胺类药物过敏史。

入院时双上肢麻木无力，双手指抓握及伸展无力，尺侧较重。偶有胸闷心悸。查体见神志清楚，语言流利，记忆力减退，双上肢近端肌力 5 级，尺侧手指伸肌肌力 3 级，双下肢肌力 5 级，双手大鱼际及骨间肌萎缩。舌质淡，苔薄白，脉沉弱。入院后中医诊断为痿证（脾胃虚弱证），西医诊断为脊髓空洞症、腔隙性脑梗死、血管炎、颈椎病。

入院行眼针、体针相结合的综合针刺治疗及眼针运动疗法每日 1 次。体针取脾俞、胃俞、合谷、足三里、太冲（均双侧），留针 30 分钟后起针。眼针运动疗法具体操作方法如下：眼针取双侧脾胃区，确定眼针穴位后，常规消毒皮肤，以左手拇、食指固定眼区穴位皮肤，右手用小镊子夹住针柄，采用平刺法在眼针穴区距眶内缘 2mm 处由该区始点向该区终点方向，沿皮下将针刺入 5 ～ 8mm，不必行针，在露在外面的针身和针柄下的皮肤表面之间，粘贴一小块胶布，然后再用一条较前稍大的胶布覆盖在针上以保护针身固定在皮内，避免因运动将针刮碰。穴位埋针延长针刺时间，同时进行康复训练。予低频电治疗（双前臂尺侧）每日 1 次，作业疗法每日 1 次，手功能训练每日 1 次，运动疗法每日 1 次以改善上肢精细活动，提高日常生活活动能力，改善肌肉萎缩。予营养神经（维生素 B_1 片 10mg、维生素 B_{12} 片

50μg 每日 3 次口服）药物治疗。

左下肢内侧瘙痒，左小腿内侧皮肤大片色素沉着，有裂纹，舌质淡，苔薄白，脉沉弱。血管外科会诊后予以补充诊断：左下肢静脉曲张、血栓性浅静脉炎、瘀滞性皮炎。执行血管外科会诊意见，予马栗种子提取物片 800mg，日 2 次自服改善静脉循环。予水调散日 2 次适量外敷以减轻左小腿内侧皮肤病变。行双下肢静脉彩超以明确病情。双下肢静脉彩超回报示：左小腿内侧浅静脉曲张。左小腿交通静脉瓣关闭功能不全。提示下肢静脉曲张，静脉回流差。加用悬吊治疗日 2 次以改善上肢运动功能。

出院时患者双上肢麻木无力好转，双手指抓握及伸展力量增强。左下肢内侧皮肤瘙痒明显减轻。查体见记忆力减退，双上肢近端肌力 5 级，尺侧手指伸肌肌力 3 级，双下肢肌力 5 级，四肢肌张力正常，双手大鱼际及骨间肌萎缩。余（-）。

医案解读

患者于外院确诊为脊髓空洞症，是一种慢性进行性脊髓病。累及延髓时成为延髓空洞症，可单独发生或与脊髓空洞症并存。但延髓空洞症很少单独发生，多为脊髓空洞的延伸。临床表现为相应支配区出现感觉障碍、运动障碍、神经营养性障碍。本病进展缓慢，目前无特效疗法，多予 B 族维生素、ATP、辅酶 A 等营养神经，对症治疗，感觉障碍者防止冻伤烫伤，被动运动按摩等防止关节挛缩。

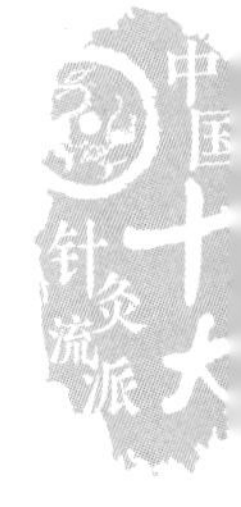

患者慢性起病，双上肢进行性无力、双手肌肉萎缩，神疲乏

力，倦怠懒言，纳差，舌淡，苔薄白，脉细弱。四诊合参，中医诊断为痿证（脾胃虚弱）。患者平素体质虚弱，脾胃为后天之本，气血生化之源，年老脾胃虚弱，致气血两虚。脾主四肢肌肉，脾胃虚弱则肌肉瘦消乏力。病位在肌肉筋脉，根本原因在脏腑虚损。病机为脾胃虚弱，四肢肌肉失养。“诸痿治法，当养阳明与冲脉”。中医予针刺脾俞、胃俞、合谷、足三里、太冲以健脾和胃，益气养血。眼针疗法根据病位取穴原则取脾胃区。眼针留针期间同时进行康复治疗以加强刺激，促进手功能恢复。

本病较难治愈，控制病情进展尤为重要。注意日常调护。感觉障碍较重患者应避免手脚接触过热过冷物品，避免烫伤冻伤。保持情志舒畅，合理营养膳食，摄入高蛋白、丰富微量元素、高能量、高维生素食物等。

【验案五】

脑干海绵状血管瘤术后，可疑重症肌无力。

患者李某，男，54岁，工人，以“右侧眼睑下垂3年，近2年加重”为主诉于2014年9月9 日入院。患者3年前因脑干海绵状血管瘤行手术治疗，遗留有右眼睑下垂，2年前右侧眼睑下垂加重，晨起时较轻，随后逐渐加重，左侧肢体协调功能差，于我院多次口服中药汤剂治疗，今日为求进一步中西医结合治疗来我院门诊，由门诊以“重症肌无力？”收入我疗区。现症见：右侧眼睑下垂，眼裂缩小，白天较重，晨起减轻，复视，左侧肢体协调性差。患者既往3年前因脑干海绵状血管瘤于火箭军总医院行手术治疗，术后遗留有右眼外展、内收受限，右眼睑下垂，双眼上视受限，复视。高血压病病史10余年，最高达180/100mmHg，平素口服络活喜1片/日，血压控制尚可。吸烟史约20余年，约4～5根/天，饮酒史约20余年，1两白酒/日。查体见右侧眼球外展、内收、上视运动不充分，右眼睑下垂，右侧眼裂缩小，无眼震，左眼球上视受限。Babinski征（L±，R-）。舌质淡，苔薄白，脉沉细。入院后中医诊断为痿证（脾胃虚弱证）。西医诊断为重症肌无力待确定，高血压病3级（极高危），脑干海绵状血管瘤后遗症。

入院后完善新斯的明试验，结果阳性，支持重症肌无力诊断，予溴吡斯的明对症治疗，予雷火灸（双足三里）每日1次以培补气血。行眼针、体针相结合的综合针刺治疗。体针取足三里、梁丘、三阴交、地机、合谷（均双侧），留针30分钟后起针。眼针疗法具体操作方法如下：眼针取双侧上焦区、下焦区、脾胃区。中药汤剂以活血清热，补益肝肾：

枸杞子10g　菊花15g　苏木15g　茯苓25g
泽泻10g　山药15g　山茱萸15g　丹参15g
桑叶15g　茺蔚子15g　当归15g　白蒺藜10g
沙苑子15g

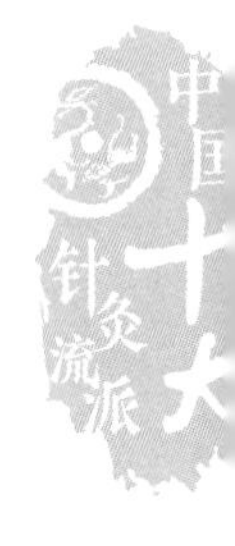

患者治疗1个月后头晕、头沉减轻，右侧眼睑下垂，眼裂缩小，复视，晨起症状轻，下午重，左侧肢体协调性略差。查体见右侧眼球外展、内收、上视运动不充分，右眼睑下垂，右侧眼裂缩小，左眼球上视受限，四肢肌力5级，四肢肌张力正常。

Babinski 征（L±，R-）。舌质淡，苔薄白，脉沉细。

医案解读

重症肌无力是一种神经-肌肉接头传递功能障碍的获得性自身免疫性疾病。主要表现为骨骼肌极易疲劳或波动性肌无力，活动后加重，休息和应用胆碱酯酶抑制剂治疗后症状减轻。治疗予胆碱酯酶抑制剂改善症状。肾上腺皮质激素、免疫抑制剂抑制自身免疫。患者应慎用或禁用氨基糖苷类抗生素、地西泮、苯巴比妥等药物。呼吸肌受累出现呼吸困难者是本病直接致死的原因。一旦出现危象，发生呼吸肌瘫痪，应立即行气管插管或切开，人工呼吸机辅助呼吸。防止发生窒息，积极防治感染。

患者渐进性发病，右侧眼睑下垂，眼裂缩小，左侧肢体协调性差，舌质淡，苔薄白，脉沉细。四诊合参，中医诊断为痿证（脾胃虚弱）。“阳明为宗筋之长，阳明虚则宗筋纵，纵筋纵则不能束骨而流利机关，此不能步履，痿弱筋缩之证作矣”。脾胃虚弱，运化失职，输布失常，气血津液生化乏源，无以濡养五脏，运化血气，以致肢体痿弱不用，病位在筋脉肌肉，根在脏腑虚损。西医予营养神经治疗，中医予针刺足三里、梁丘、三阴交、地机、合谷补益气血、健脾和胃。头皮针取感觉区、运动区改善肢体活动。眼针根据三焦取穴原则取双侧上焦区、下焦区，根据脏腑辨证取脾胃区。李杲《脾胃论》有云：“脾病则下流乘肾……则骨乏无力，是为骨蚀”。予枸杞子、茯苓、泽泻、山药、山茱萸补益肝肾，填精益髓。丹参、桑叶、菊花清热。茺蔚子、苏木活血通络，当归养血活血。菊花、白蒺藜、沙苑子清热明目。清脾胃湿热，醒脾健脾，补肾填精，润养宗筋。治疗 1 个月后，患者头晕昏沉症状明显好转，眼睑下垂较前明显缓解。本病缠绵，应坚持治疗，避免劳累。畅情志，慎起居，防止病情进展。

【验案六】

上矢状窦静脉血栓形成的康复。

患者刘某，女，25 岁，以“左侧肢体活动不利 21 天”为主诉，于 2016 年 7 月 8 日入院入我疗区。患者于 21 天前晨起无明显诱因出现左侧肢体麻木无力，休息后无缓解，症状逐渐加重，到当天夜间已不能下地行走，上肢不能抬举，急送中国医科大学盛京医院，行头 MRI 示上矢状窦静脉血栓形成，到医院不久出现 2 次癫痫发作，短时间缓解，次日晨起就诊于沈阳军区总医院继续对症治疗，予疏血通、奥卡西平片、长春西汀片等药物治疗及针灸治疗，病情稳定后仍遗留有左侧肢体无力，不能坐起，生活不能自理，为求进一步中西医结合治疗来我院。否认高血压、糖尿病、冠心病病史。后追问病史得知患者发病前有服用调节月经的药物（具体药名及成分不详）。

入院时左侧肢体活动不利，不能坐起，不能行走，上肢不能持物，饮食尚可，睡眠差，二便正常。病来无头痛、无恶心呕吐、无胸闷气短、无咳嗽咳痰、无腹胀腹痛。查体见：神志清楚，语言流利，理解力、记忆力、定向力、计算力均正常，视力、听力粗测正常，双眼睑无下垂，双侧眼球向各个方向运动充分，无眼震，双侧瞳孔等大正圆，直径约 3mm，对光反射灵敏。鼻唇沟居中，软腭抬举有力，悬雍垂居中，伸舌居中，无舌

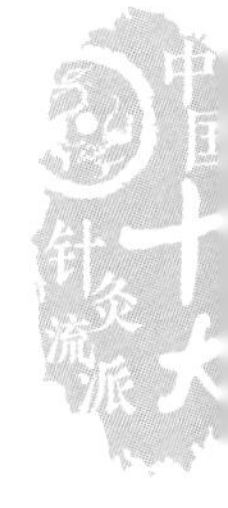

肌萎缩及纤颤。颈软，无抵抗，Kernig 征（-），Brudzinski 征（-）。左上肢近端肌力 3 级，远端肌力 2 级，左下肢近端肌力 2 级，远端肌力 2 级，右上肢近端肌力 5 级，远端肌力 5 级，右下肢近端肌力 5 级，远端肌力 5 级。四肢肌张力正常，无肌萎缩。右侧指鼻试验、轮替试验、跟膝胫试验稳准，左侧欠稳准。双侧面部、肢体、躯干痛觉正常，位置觉、震动觉对称存在。BCR（L++，R++），TCR（L++，R++），PTR（L++，R++），ASR（L++，R++），Babinski 征（L+，R-）。舌质黯红，苔薄白，脉细涩。头 MRV 示：上矢状窦静脉血栓形成（2015 年 12 月于沈阳军区总医院，自阅片），入院后中医诊断为中风 - 中经络（气虚血瘀证），西医诊断为上矢状窦静脉血栓恢复期、继发性癫痫、贫血、泌尿感染。

入院时主要存在左侧运动功能障碍。康复评定的具体评分：Barthel 指数：25 分；改良 Ashworth：左侧上肢 0 级，下肢 1 级；Fugl-Meyer 运动功能评分：上肢 30 分，下肢 16 分；Brunnstrom 分期：左侧上肢Ⅵ期，手Ⅵ期，下肢Ⅱ期；Berg 平衡量表：14 分。2016 年 1 月 11 日血常规示：白细胞计数（WBC）：6.95×10^{9}/L，中性粒细胞计数：4.77×10^{9}/L，红细胞计数（RBC）：4.65×10^{12}/L，血红蛋白：79g/L；镜检白细胞 35 ~ 40/HP，生化示：总胆固醇（CHOL）：5.64mmol/L，低密度脂蛋白（LDL-C）：3.84mmol/L，载脂蛋白 A1（APOA-1）：1.74g/L，尿素（UREA）：2.6mmol/L，肌酐（CREA）：47μmol/L，尿酸（UA）：228μmol/L。提示贫

血、尿路感染、营养状况较差。复查血常规（2016年1月20日）：中性粒细胞百分比（NEU%）：71.00%，嗜酸细胞百分比（EOS%）：6.5%，淋巴细胞百分比（LYM%）：16.70%，嗜酸性粒细胞计数：0.51×10^9/L，血红蛋白：71g/L，红细胞压积（HCT）：27.90%，红细胞平均体积（MCV）：64.3fL，平均血红蛋白量（MCH）：16.4pg，平均血红蛋白浓度（MCHC）：254g/L，红细胞分布宽度CV（RDW-CV）：19%，血小板分布宽度（PDW）：11.2%。尿常规：白细胞（LEU）：+++，白细胞（WBC）：356.8/μl，细菌计数（BACT）：3011.8/μl，镜检白细胞（NY-WBC）：＞40/HP。贫血三项：铁蛋白（FERR）：4.63ng/ml。

入院康复评定后予运动疗法每日1次，偏瘫肢体综合训练每日1次，训练内容为肌力训练，诱发正常肌张力，抑制异常运动模式。作业疗法每日1次，手功能训练每日1次以改善手的精细活动和日常生活活动能力。关节松动训练每日1次缓解过高的肌张力。等速肌力训练日2次以提高运动协调能力。电动起立床日2次以促进下肢负重能力，防止肌肉萎缩、下肢深静脉血栓形成和骨质疏松。行针刺治疗每日1次以益气活血，行瘀通络。体针取肩髃（左侧）、曲池（左侧）、手三里（左侧）、外关（左侧）、合谷（左侧）、足三里（左侧）、解溪（左侧）、丘墟（左侧）、昆仑（左侧）、太冲（左侧），留针30分钟后起针。眼针运动疗法具体操作方法如下：眼针取双侧肾区、肝区、上焦区、下焦区，确定眼针穴位后，常规消毒皮肤，以左手拇、食指固定

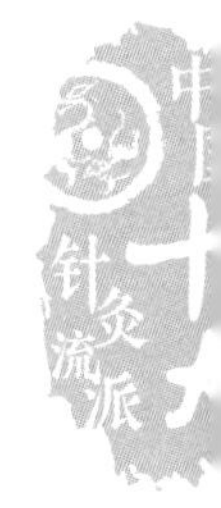

眼区穴位皮肤，右手用小镊子夹住针柄，采用平刺法在眼针穴区距眶内缘 2mm 处由该区始点向该区终点方向，沿皮下将针刺入 5 ~ 8mm，不必行针，在露在外面的针身和针柄下的皮肤表面之间，粘贴一小块胶布，然后再用一条较前稍大的胶布覆盖在针上以保护针身固定在皮内，避免因运动将针刮碰。随后进行各项康复训练。入院后给予抗血小板聚集（阿司匹林肠溶片 100mg/ 日）、抗凝（华法林钠片 2.5mg/ 日）、控制癫痫发作（奥卡西平片 600mg/ 日）、补铁（复方硫酸亚铁叶酸片 100mg/ 日）药物治疗。

患者经治后左侧肢体活动不利有所好转，无头晕，能独立坐起、站立、缓慢步行，饮食尚可，睡眠差，二便正常。舌质黯红，苔薄白，脉缓和。查体见：神志清楚，语言流利，颈软，无抵抗，Kernig 征（-），Brudzinski 征（-）。左上肢近端肌力 3 级，远端肌力 2 级，左下肢近端肌力 2 级，远端肌力 2 级，右上肢近端肌力 5 级，远端肌力 5 级，右下肢近端肌力 5 级，远端肌力 5 级。四肢肌张力正常，无肌萎缩。右侧指鼻试验、轮替试验、跟膝胫试验稳准，左侧欠稳准。双侧面部、肢体、躯干痛觉正常，位置觉、震动觉均对称存在。BCR（L++，R++），TCR（L++，R++），PTR（L++，R++），ASR（L++，R++），Babinski 征（L+，R-）。再次评定：Barthel 指数：60 分；改良 Ashworth：左侧上肢 0 级，下肢 0 级；Fugl-Meyer 运动功能评分：上肢 56 分，下肢 30 分；Brunnstrom 分期：左侧上肢Ⅵ期，手Ⅵ期，下肢Ⅴ期；Berg 平衡量表：44 分。复查凝血四项（2016年2月2日）回报：凝血酶原时间（PT）：15.70秒，国际标准化比值（INR）：1.35，活化部分凝血活酶时间（APTT）：29.50秒，凝血酶时间（TT）：18.90秒，纤维蛋白原（FIB）：2.458g/L，PT活动度（PT%）：48.70%。血常规示（2016年2月4日）：淋巴细胞百分比（LYM%）：19.90%，血红蛋白（HGB）：88g/L，红细胞平均体积（MCV）：70.9fL，平均血红蛋白量（MCH）：18.4pg，平均血红蛋白浓度（MCHC）：260g/L，红细胞分布宽度CV（RDW-CV）：28%，红细胞分布宽度SD（RDW-SD）：67fL，血小板计数（PLT）：339×10^9/L，血小板压积（PCT）：0.320，血小板分布宽度（PDW）：11.2%。临检血液：凝血酶原时间（PT）：15.90秒，国际标准化比值（INR）：1.36，PT活动度（PT%）：47.60%。

医案解读

患者为上矢状窦血栓恢复期。主要症状为左侧肢体活动不利，不能坐起，不能行走，上肢不能持物。脑静脉的血栓形成较少见，其病因有炎性和非炎性两种，大多数因静脉窦血栓蔓延所致。炎性颅内静脉系统血栓形成，好发于海绵窦和乙状窦。乙状窦血栓形成主要由化脓性中耳炎、乳突炎侵及乙状窦的骨壁，形成血栓，或先导致通向乙状窦的静脉发生血栓，再蔓延至乙状窦。上矢状窦血栓形成常由额窦、鼻腔炎症，脑炎，或脑脓肿引起。或由横窦、海绵窦、岩窦、翼丛等诸静脉血栓扩散至上矢状窦所致。本病应与脑出血鉴别，后者见突发肢体活动不利、言语

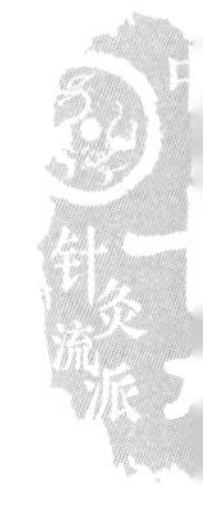

不利等局灶性神经功能损害症状，可伴有头痛、恶心、呕吐等颅内压增高症状，头CT见颅内高密度病灶。

患者左半身不遂，舌质黯红，苔薄白，脉细涩。四诊合参，患者证属气血不足，气虚不能行血，血行不畅，瘀阻经络而致中风，属气虚血瘀证。病位在脑，与肝肾相关。治以益气养血，行瘀通络。《灵枢·海论》："脑为髓之海，其输上在于其盖，下在风府。"

【验案七】

吉兰－巴雷综合征的康复。

患者刘某，男，20岁，以"四肢无力麻木2年，加重10天"为主诉于2017年7月27日入院。患者2年前无明显诱因出现双下肢无力，逐渐加重，当时就诊于中国医科大学附属第一医院，诊断为"慢性吉兰－巴雷综合征"，予营养神经、激素等药物治疗，病情仍逐渐进展，并累及双侧上肢，10天前患者自觉四肢麻木较前明显，就诊于北京协和医院，行肌电图检查示上下肢周围神经源性损害，继续口服激素治疗，为求进一步中西医结合康复治疗来我院。既往体健。否认药物食物过敏史。

入院时四肢无力，双下肢较重，仅能缓慢行走，四肢麻木，末端较明显，饮食、睡眠、二便正常。查体见双侧上肢肌力4级，双侧下肢近端肌力4级，远端肌力3级。四肢末端痛温觉稍差。四肢腱反射减弱。舌质淡，苔薄白，脉细弱。入院后中医诊断为痿证（脾胃虚弱），西医诊断为吉兰－巴雷综合征。

入院后行雷火灸以培补气血（百会、关元、双足三里）。行眼针、体针相结合的综合治疗以健脾和胃，化痰祛湿。体针取脾俞、血海、足三里、丰隆、梁丘（均双侧）。眼针取双侧上焦区、下焦区、脾区，确定眼针穴位后，常规消毒皮肤，在眼针穴区距眶内缘 2mm 处由该区始点向该区终点方向，沿皮下将针刺入 5 ~ 8mm，不必行针。针刺留针 30 分钟。予维生素 $B_1$10mg、甲钴胺片 0.5mg　3 次 / 日口服以营养神经。予醋酸泼尼松片 45mg，1 次 / 日口服以抗炎。

经治疗后患者四肢无力好转，双足背屈力量稍弱，能缓慢行走，双踝疼痛减轻，四肢麻木减轻。查体：双侧上肢近端肌力 5- 级，远端肌力 5- 级，肌张力正常，双侧下肢近端肌力 5- 级，远端肌力 4 级。肌张力正常。四肢末端痛温觉稍差，指鼻跟膝胫试验双侧稳准。四肢腱反射减弱。

医案解读

患者于外院确诊为吉兰 - 巴雷综合征，即慢性炎症性脱髓鞘性多发性神经病，是一种自身免疫性疾病，引发自身免疫的机制尚不明确。临床表现为进行性对称性麻痹，四肢无力，不同程度的感觉障碍。本病与急性吉兰 - 巴雷相鉴别，后者起病 1 ~ 3 周前多有呼吸道胃肠道感染史或疫苗接种史，病情 2 周左右达高峰，脑脊液中可见蛋白细胞分离，神经活检可见到髓鞘脱失。而慢性吉兰 - 巴雷症状进展超过 8 周，神经活检可见反复阶段性髓鞘脱失与再生呈“洋葱头”状。本病累及面神经时可出现面神经麻痹，与特发性面神经麻痹相比，本病多表现为双侧面神经麻

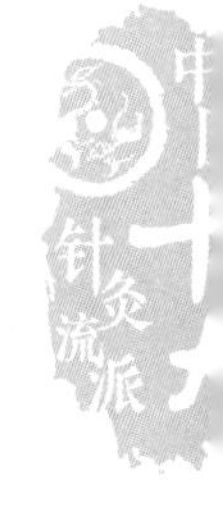

痹，后者多为单侧。糖皮质激素为治疗首选，也可予免疫球蛋白注射或免疫抑制剂。B 族维生素等营养神经治疗。病情稳定后应早期进行康复治疗，以免出现失用性肌萎缩。

患者青年男性，四肢痿软无力，麻木不仁，逐渐加重，病情迁延未愈，近期加重明显，伴神疲乏力，倦怠懒言，舌质淡，苔薄白，脉细弱。四诊合参，中医诊断为痿证（脾胃虚弱证）。平素脾虚，易化生痰湿，加之学业繁重，脾胃运化功能失调，气血化生不足，肌肉筋脉失养，而致四肢痿软无力、麻木之症。《素问·痿论》："阳明者，五脏六腑之海，主润宗筋，宗筋主束骨而利机关也。"本病病程较长，平素也应注意调护。肢体麻木感觉障碍的患者尤应注意避免烫伤冻伤。

【验案八】

真性红细胞增多症导致脑梗死的康复。

患者马某，女，61 岁，以"右半身不遂 6 个月，加重 1 天"为主诉，于 2012 年 2 月 27 日入院。6 个月前于骑自行车时出现右半身活动不利，语言不利，急送中国医科大学附属第一医院行头 CT 示脑梗死，住院对症治疗，好转后出院，仍遗留有右侧肢体活动不利。昨日中午散步时突然出现右侧肢体不利加重，由家属扶回家中休息，当时无意识不清，无头痛、恶心呕吐等症状，休息后症状无缓解，为求诊治来我院急诊行头 CT 示脑梗死，收入我疗区系统治疗。既往史：真性红细胞增多症病史 5 年，自服羟基脲对症治疗。高血压病病史 2 余年，最高血压 190/100mmHg，自服硝苯地平控释片 30mg，每日 1 次以控制血压，未监测血压，否认糖尿病、冠心病病史。

入院时现症见：右侧肢体活动不利，言语略笨拙，饮食尚可、睡眠可、二便正常。查体见神志清楚，语言流利，理解力、定向力正常，记忆力、计算力减退，视力、听力粗测正常，双眼睑无下垂，双侧眼球向各个方向运动充分，无眼震，双侧瞳孔等大正圆，直径约 3mm，对光反射灵敏。右鼻唇沟变浅，软腭抬举有力，悬雍垂居中，伸舌略向右偏，无舌肌萎缩及纤颤。颈软，无抵抗，Kernig 征（－），Brudzinski 征（－）。右上肢近端肌力 4 级，远端肌力 3 级，右下肢近端肌力 4 级，远端肌力 3 级，左上肢近端肌力 5 级，远端肌力 5 级，左下肢近端肌力 5 级，远端肌力 5 级。四肢肌张力、肌容积正常。右侧指鼻试验、轮替试验、跟膝胫试验欠稳准，左侧正常。双侧面部、肢体、躯干痛温觉对称存在，位置觉、震动觉对称存在。BCR（L++，R++），TCR（L++，R++），PTR（L++，R++），ASR（L++，R++），Babinski 征（L-，R+）。舌质红，苔黄，脉弦。头 CT（2012 年 2 月 27 日于我院急诊）示：双侧基底节区及侧脑室体旁、双侧顶叶、脑干内可见多发低密度影，脑室系统扩大，脑沟、脑裂增宽、加深，中线结构居中。右侧上颌窦黏膜增厚。提示为脑梗死，脑干梗死？轻度脑萎缩。入院后中医诊断为中风－中经络（风阳上扰证）。西医诊断为脑梗死，高血压病 3 级（极高危），真性红细胞增多症。

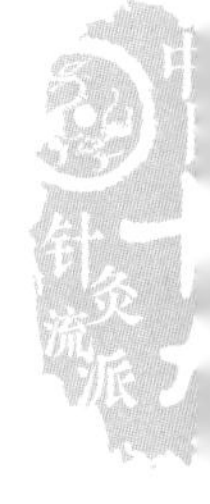

入院康复评定后行运动疗法每日 1 次，等速肌力训练每日 1 次促进肢体运动功能恢复。行眼针、体针相结合的综合针刺治

疗及眼针运动疗法每日1次。体针取风池（双）、合谷（双）、足三里（双）、三阴交（双）、太冲（双），留针30分钟后起针。眼针运动疗法具体操作方法如下：眼针取双侧肝区、上焦区，确定眼针穴位后，常规消毒皮肤，以左手拇、食指固定眼区穴位皮肤，右手用小镊子夹住针柄，采用平刺法在眼针穴区距眶内缘2mm处由该区始点向该区终点方向，沿皮下将针刺入5～8mm，不必行针，在露在外面的针身和针柄下的皮肤表面之间，粘贴一小块胶布，然后再用一条较前稍大的胶布覆盖在针上以保护针身固定在皮内，避免因运动将针刮碰。随后进行各项康复训练。同时予硝苯地平控释片30mg/日、羟基脲片2片/日口服以对症治疗。

患者经治后右侧肢体活动不利减轻，言语略笨拙，右踝关节疼痛减轻，饮食可，睡眠可，二便正常。查体：BP：120/70mmHg，神志清楚，语言略笨拙，理解力、定向力正常，记忆力、计算力减退，颈软，无抵抗，左上肢肌力5级，左下肢肌力5级，右上肢近端肌力4级，远端肌力3级，右下肢近端肌力4级，远端肌力3级，四肢肌张力、肌容积正常。BCR（L++，R++），TCR（L++，R++），PTR（L++，R++），ASR（L++，R++），Babinski征（L-，R+）。心肺腹理诊无异常，双下肢无水肿。舌质红，苔薄白，脉象从容和缓。

医案解读

患者为脑梗死，且真性红细胞症病史5年、高血压病病史2年余。此次脑梗死的病因就是真性红细胞增多症，患者由血液成分改变导致脑动脉血栓形成，脑组织本身对缺血缺氧非常敏感，供应血流中断的 4 ~ 6 分钟内其即可发生不可逆性损伤。西医治疗以内科支持治疗为主，且积极改善脑循环、脑保护、抗脑水肿降颅压等措施的整体化治疗。本患者应积极处理原发病，即真性红细胞增多症。真性红细胞增多症（PV）是一种造血干细胞的克隆性慢性骨髓增殖性疾病。PV 起病隐袭，进展缓慢，通常经历以下两个进展阶段：①增殖期或红细胞增多期，常有红细胞增多；②红细胞增多后期，表现为全血细胞减少、髓外造血、肝脾肿大、脾亢和骨髓纤维化。出血和血栓是 PV 的两个主要临床表现，少数患者可进展为急性白血病。PV 患者有一定的出血倾向，故应注意抗凝及抗血小板聚集药物的应用。

患者突发半身不遂，肢体麻木，舌质红，苔黄，脉弦。患者性格急躁，平素常有头晕、手麻等症，是为肝火偏旺，阳亢化风，风邪上扰清窍，横窜络脉而发病。四诊合参，病为中风、中经络，证属风阳上扰。病位在脑，与肝肾相关。《临证指南医案·中风门》:“木火体质，复加郁勃，肝阴愈耗，厥阳升腾……养肝熄风，一定至理。”中医治疗以平肝潜阳，活血通络为原则。该患者眼针治疗仅选双侧肝区、上焦区，体现了眼针治疗的辨证思想，主要根据神志、全身兼症等进行辨证。治法以通经活络，平肝息风，醒脑开窍为主。中风后运动障碍、感觉障碍、言语障碍、吞咽障碍、认知障碍等均可应用眼针治疗，且带针康复利于治疗时监督和指导，可增强康复之效。

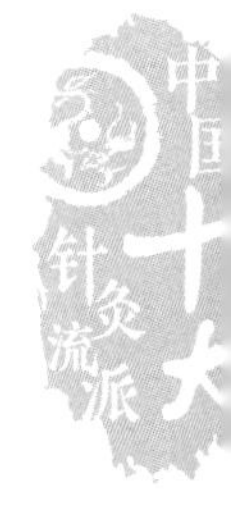

【验案九】

帕金森病 4 年。

患者谢某，男，61 岁，以“双手见轻微静止性震颤、步行困难4年，加重1个月”为主诉，于2011年8月29号收入我院。4 年前患者出现双手轻微静止性震颤、步行困难，近 1 个月双手轻微静止性震颤加重，动作迟缓，在床上翻身费力，步行困难，表情淡漠，说话不清，头晕，全身乏力，易出汗，饮食尚可，小便频，大便干，睡眠差。舌质红，苔白腻，脉细数。为求进一步中西医结合康复治疗来我院。患者既往帕金森病病史 4 年，现自服美多巴、息宁对症治疗。

入院时神志清楚，言语不利，呼吸平稳，营养中等，表情淡漠，家属扶入病房，被动体位，查体合作。全身皮肤黏膜完整，无黄染及破溃，皮肤温度、湿度、弹性均正常，无瘀点瘀斑，无皮下结节，未见肝掌及蜘蛛痣，浅表淋巴结无肿大。头型如常，发少，眼睑无浮肿，巩膜无黄染，结膜无充血及苍白，耳鼻结构正常，鼻道及外耳道未见异常分泌物，口唇无发绀。颈部对称，气管居中，甲状腺无肿大。双肺呼吸音清，无干湿啰音。心音纯，律齐，心率 84 次 / 分，各瓣膜听诊区无病理性杂音。腹平坦，未见胃肠型及蠕动波。全腹软，无压痛、反跳痛及肌紧张，肝脾肋下未及。双下肢无水肿。神经系统查体：神志清楚，言语缓慢，发音不清，理解力、定向力正常，计算力、记忆力减退，视力、听力粗测正常，双侧眼球向各个方向运动充分，无眼震，双侧瞳孔等大正圆，直径约 3mm，对光反射灵敏。鼻唇沟对称，伸舌可见舌肌颤动。颈软，无抵抗，右上肢肌力5级，右下肢肌力5级，左上肢肌力4级，左下肢肌力4级，四肢肌张力增高，肌容积正常。BCR（L++，R++），TCR（L++，R++），PTR（L++，R++），ASR（L++，R++），Babinski征（L+，R-）。头CT示（2011年8月29日于辽宁中医药大学附属医院）：右侧额叶侧脑室体前角旁见斑点状低密度影，脑室系统轻度扩大，脑沟、脑裂增宽、加深，中线结构居中。

康复评定后行运动疗法每日1次，作业疗法每日1次，等速肌力训练每日1次以促进肢体运动功能恢复，低频电疗（5个部位）以改善脑供血。行眼针、体针相结合的综合针刺治疗及眼针运动疗法每日1次。体针取风池（双）、曲池（双）、合谷（双）、足三里（双）、太冲（双），留针30分钟后起针。眼针运动疗法具体操作方法如下：眼针取双侧肝区、肾区、上焦区、下焦区，确定眼针穴位后，常规消毒皮肤，以左手拇、食指固定眼区穴位皮肤，右手用小镊子夹住针柄，采用平刺法在眼针穴区距眶内缘2mm处由该区始点向该区终点方向，沿皮下将针刺入5～8mm，不必行针，在露在外面的针身和针柄下的皮肤表面之间，粘贴一小块胶布，然后再用一条较前稍大的胶布覆盖在针上以保护针身固定在皮内，避免因运动将针刮碰。随后进行各项康复训练。入院后查血常规示大致正常。凝血四项正常。生化示：总胆固醇（CHOL）5.81mmol/L，低密度脂蛋白（LDL-C）4.28mmol/L，载脂蛋白A1（APO-A1）1.12g/L，载脂蛋白B（APOB）1.19g/L，肌酐（CREA）50μmol/L，同型半

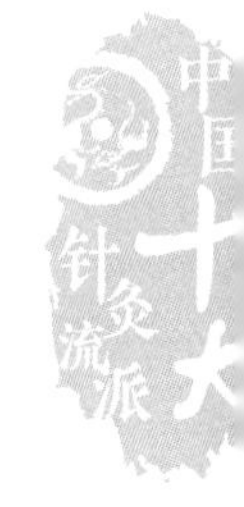

胱氨酸（HCY）40.5μmol/L，余无异常。提示血脂异常，血同型半胱氨酸增高。予美多巴 125mg，每日 2 次餐后自服对症治疗。予中药汤剂 100ml，每日 3 次口服以滋阴潜阳，息风通络，处方如下：

麦冬 15g	五味子 10g	天麻 15g	钩藤 15g
山茱萸 20g	生地黄 15g	酸枣仁 15g	伸筋草 15g
茯神 10g	生龙骨 15g	生牡蛎 15g	当归 20g
甘草 10g			

患者治疗 15 天后病情明显好转，左侧肢体活动不利减轻，无头晕乏力，仍有言语不利，动作迟缓，步行困难，表情淡漠，饮食尚可，小便尚可，大便干，睡眠差。舌质淡红，苔薄白，脉沉细。查体：神志清楚，言语缓慢，发音不清，理解力、定向力正常，计算力、记忆力减退，视力、听力粗测正常，双侧眼球向各个方向运动充分，无眼震，双侧瞳孔等大正圆，直径约 3mm，对光反射灵敏。鼻唇沟对称，伸舌可见舌肌颤动。颈软，无抵抗，右上肢肌力 5 级，右下肢肌力 5 级，左上肢肌力 4 级，左下肢肌力 4 级，四肢肌张力增高，肌容积正常。BCR（L++，R++），TCR（L++，R++），PTR（L++，R++），ASR（L++，R++），Babinski 征（L+，R-）。心肺腹理诊无异常，双下肢无水肿。

医案解读

患者为帕金森病，本病的病因及发病机制十分复杂，至今仍未彻底明确，考虑与年龄因素、环境因素、遗传因素、氧化应激、线粒体功能缺失、蛋白酶体功能异常、免疫反应、细胞凋亡、兴奋性氨基酸毒性、胶质细胞增生及炎症反应等因素相关。帕金森病最显著的生物化学特性是脑内多巴胺含量减少，多巴胺含量在基底节中减少程度与黑质致密区多巴胺神经元丧失的严重程度密切相关，由于黑质多巴胺能神经元变性、丢失，纹状体多巴胺含量显著减低，乙酰胆碱系统相对亢进，产生震颤、肌强直、运动减少等临床症状。患者症状首先表现在双手静止性震颤，继而加重并出现动作迟缓、在床上翻身费力、步行困难、表情淡漠、说话不清等症状。震颤通常为本病的首发症状，多自一侧上肢远端开始，表现为规律性的手指屈曲和拇指对掌运动，如“搓丸样”运动。本病肌强直的特点为伸肌与屈肌的张力同时增高。当腕、肘关节被动运动时，检查者感受的阻力增高是均匀一致的，称为“铅管样强直”；如患者合并有震颤，则在伸屈腕关节时可感到在均匀阻力上出现断续的停顿，如同齿轮转动一样，称为“齿轮样强直”。运动迟缓是帕金森病一个重要的运动症状，可表现多种动作的缓慢，随意运动减少，尤其以开始动作时为甚。中晚期患者因平衡功能减退而出现姿势步态的异常，“慌张步态”是帕金森患者的特有体征，表现为迈步时以极小步伐前冲，越走越快，不能立刻停下脚步。除以上运动障碍症状外，帕金森患者还可出现精神方面的改变，自主神经功能的异常及感觉障碍等。本病需与继发性帕金森综合征、多系统萎缩及纹状体－黑质变性等疾病相鉴别。西医治疗以综合治疗、药物为主、改善症状、延缓病程及提高生活质量为原则。常用治疗药物有抗胆碱

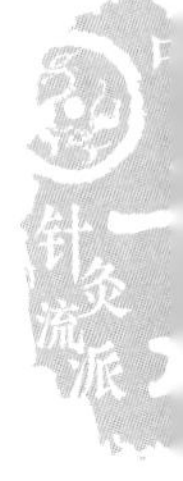

药、金刚酰胺、复方左旋多巴、多巴胺受体激动剂、MAO-B 抑制剂及 COMT 抑制剂等。但目前口服药物均有不同程度的副作用，且长期治疗效果有减退的可能性。此外，手术治疗也仅能改善症状，不能根治疾病；细胞移植治疗及基因治疗虽有良好前景但目前尚未正式进入临床应用阶段。

患者双手轻微静止性震颤加重，动作迟缓，在床上翻身费力，步行困难，表情淡漠，说话不清，头晕，全身乏力，易出汗，饮食尚可，小便频，大便干，睡眠差。舌质红，苔白腻，脉细数。四诊合参，辨为颤证（阴虚风动证）。《证治准绳·颤振》："颤，摇也，振，动也。筋脉约束不住，而莫能任持，风之象也。"中医认为本病在筋脉，与肝、脾、肾密切相关；基本病机为肝风内动，筋脉失养。肝藏血主筋，脾为气血生化之源，主肌肉，肾藏精生髓，肝、脾、肾亏损，则阴精不足，筋脉失养而致肢体震颤，故养肝健脾益肾为治疗之本。本患者辨为阴虚风动证，故在治以滋阴潜阳，息风通络。予中药汤剂配合针刺治疗及康复训练以改善症状。其中眼针取双侧肝区、肾区、上焦区、下焦区；每日 1 次针刺以息风通络。通过辨证取穴，选双侧肝区、肾区；病位取穴选双侧上焦区、下焦区。经治 15 天后病情明显好转，左侧肢体活动不利减轻。现中医无法替代西医治疗，西医亦没有长期疗效显著、副作用小的治疗方法，但中西医结合，可有效缓解患者症状，提高患者生活质量，延缓病程。眼针疗法相较于体针疗法具有操作简单、疗效迅速、易于配合康复训练等特点；且配合康复训练疗效持久、安全易学、运动规范。在准确、全面的康复评定的基础上，配合科学、正确的训练，对于帕金森患者有较好的治疗效果，应广泛应用。

【验案十】

车祸致脑外伤后遗症。

患者郑某，男，40 岁，自由职业者，以“外伤后左半身不遂、言语謇涩 7 个月”为主诉于 2012 年 11 月 20 日入院。患者于 2011 年 6 月 7 日发生车祸，导致全身多处外伤，当时意识不清，四肢无自主活动，急送中国医科大学附属第四医院行气管插管、呼吸机辅助呼吸、药物治疗等对症治疗，3 天后转往中国医科大学附属第一医院，急诊行头 CT 示：小脑蚓部挫伤，环池受压不清，脑组织肿胀。收入院对症治疗，病情稳定，目前仍遗留有左侧肢体活动不利，言语不利。为求进一步系统康复治疗来我院。患者否认既往高血压、糖尿病、冠心病病史。

入院时意识模糊，左侧肢体活动不能，混合性失语伴构音障碍，鼻饲饮食，小便正常，大便干。查体见双肺呼吸音略粗，可闻及痰鸣音。意识模糊，混合性失语，构音障碍，理解力、定向力、记忆力、计算力均减退，右眼睑下垂，左鼻唇沟变浅，伸舌不配合。左侧肢体肌力 0 级，右侧肢体肌力 5 级。四肢肌萎缩。右侧指鼻试验、轮替试验、跟膝胫试验不配合，左侧不能完成。BCR（L+++，R++），TCR（L+++，R++），PTR（L+++，R++），ASR（L+++，R++），Babinski 征（L+，R+）。舌诊不配合，脉细涩。辅助检查：头 CT 示（2011 年 6 月 9 日于中国医科大学附属第一医院）：小脑不规则高密度影，环池受压明显，

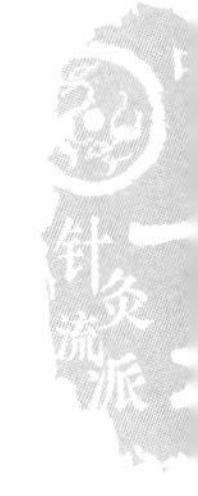

脑组织肿胀，蛛网膜下腔见高密度影。入院后中医诊断为中风-中经络（气虚络瘀），西医诊断为脑外伤（恢复期）。入院时存在的主要功能障碍是左侧肢体运动障碍，混合性失语伴构音障碍，吞咽障碍。

入院后行眼针、体针相结合的综合针刺治疗及眼针运动疗法每日1次。体针取百会、廉泉，左侧肩髃、臂臑、曲池、手三里、外关、合谷、足三里、丰隆，留针30分钟后起针。眼针运动疗法具体操作方法如下：眼针取双侧肝区、肾区、上焦区、下焦区，确定眼针穴位后，常规消毒皮肤，以左手拇、食指固定眼区穴位皮肤，右手用小镊子夹住针柄，采用平刺法在眼针穴区距眶内缘2mm处由该区始点向该区终点方向，沿皮下将针刺入5～8mm，不必行针，在露在外面的针身和针柄下的皮肤表面之间，粘贴一小块胶布，然后再用一条较前稍大的胶布覆盖在针上以保护针身固定在皮内，避免因运动将针刮碰。随后进行各项康复训练。康复评定后予行运动疗法每日1次，低频电疗（左三角肌、左桡侧背伸肌、左胫骨前肌）每日1次以促进运动功能恢复，气压疗法（双下肢）每日1次以防止下肢静脉血栓形成，予电子生物反馈疗法（吞咽）每日1次以促进吞咽功能恢复。治疗半月后加悬吊治疗及减重支持系统训练每日1次，等速肌力训练（双下肢）每日1次，脑循环治疗仪每日1次以促进运动功能恢复。予盐酸氨溴索30mg，2次/日雾化以化痰。

半年后再次住院因排便费力，予麻仁软胶囊2粒每日3次，开塞露20ml，必要时肛门注入以促进排便。继续进行眼针带针康复治疗，眼针疗法同前，康复方案予运动疗法日 2 次，偏瘫肢体综合训练每日 1 次，平衡功能训练每日 1 次。作业疗法每日 1 次，手功能训练每日 1 次，悬吊治疗日 2 次，减重支持系统训练每日 1 次以促进肢体运动功能恢复。行电子生物反馈疗法日 2 次，言语训练每日 1 次，认知知觉功能障碍训练每日 1 次以促进语言功能恢复。行吞咽功能训练每日 1 次以促进吞咽功能恢复。

出院时患者左半身活动不利减轻，言语不利减轻，偶有饮水呛咳，左侧口角流涎减轻，咳嗽、咳痰减轻，左手握力增强。查体见意识清楚，构音障碍，理解力正常，定向力、记忆力、计算力均减退，右眼睑下垂，左侧鼻唇沟变浅。左上肢肌力 2+ 级，左下肢肌力 3 级，右上肢肌力 5 级，右下肢肌力 5 级。肌容积增加。BCR（L+++，R+++），TCR（L+++，R+++），PTR（L+++，R++），ASR（L+++，R++），Babinski 征（L+，R+）。

医案解读

患者外伤后半身不遂，口角歪斜，舌强语謇，肌肉瘦削，大便干，脉细涩。四诊合参，中医诊断为中风 - 中经络（气虚血瘀）。本例患者病因明确，因突发损伤而致瘀血阻于肢体脑窍，气血运行不畅，筋脉失养，加之长期卧床，久卧伤气，气虚不能行血，瘀血阻于脉络而致半身不遂，舌强语謇，肌肉瘦削。早期为“瘀”，后期“瘀虚”并重。病位在脑，与肾关系密切。《灵枢·海论》有云：“脑为髓之海”。《灵枢·经脉》曰：“人始生，先成精，精成而脑髓生”，《素问·五脏生成》曰：“诸髓者，皆属于脑”。故早期予患者活血通络，营养神经治疗为主，后期予

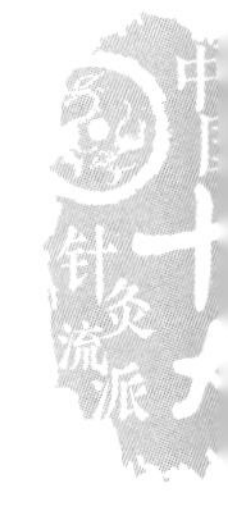

患者补肾益精，化瘀通络为主。整个治疗期间均予患者针刺结合康复运动疗法。头皮针与体针均留针30分钟。根据眼针疗法三焦取穴原则，上下肢活动不利取上焦区、下焦区。眼针穴区埋针可以延长留针时间，并同时进行康复治疗，增加刺激，促进患者肢体功能的恢复。本例并非个例，眼针运动疗法对患者肢体运动障碍改善较大，经长时间临床应用检验，均取得明显疗效，现已成为我科的常规治疗。减轻患者及家属的负担，治疗前后有明显疗效，增强患者及家属治病的信心，为他们带来希望，值得应用推广。

【验案十一】

吉兰－巴雷综合征4个月。

患者刘某，女，60岁，以“四肢痿软无力4个月余”为主诉，由门诊以“痿证”“吉兰－巴雷综合征”之诊断收入我院。患者4个月前无明显诱因出现四肢麻木无力症状，排便困难，发热，当时就诊于解放军二零二医院，予抗感染治疗，起病2天后症状加重，四肢不能抬起，就诊于中国医科大学附属医院，其后就诊于沈阳军区总医院，完善肌电图后诊断为吉兰－巴雷综合征，给予丙种球蛋白、改善循环、营养周围神经等药物治疗，出院后症状略有缓解，今日为求系统化中西医结合治疗，由门诊以“痿证”之诊断收入院治疗。现症见：四肢痿软无力，神疲乏力，倦怠懒言，偶有头晕，偶有心慌，情绪焦虑，夜寐一般，纳差，二便正常。病来无神志障碍，无头痛及恶心呕吐。

患者入院时神志清楚，语言流利，理解力、记忆力、定向力均正常，计算力减退。双眼睑无下垂，双侧眼球向各个方向运动充分，无眼震，双侧瞳孔等大正圆，直径约 4mm，对光反射灵敏。双侧额纹及鼻唇沟正常，无舌肌萎缩及纤颤。颈软，无抵抗，Kernig 征（-），Brudzinski 征（-）。双侧上肢近端肌力 3 级，远端肌力 2 级，肌张力减低，双侧下肢近端肌力 3+ 级，远端肌力 3 级。肌张力减低。针刺觉、运动觉未见确切异常，指鼻、跟膝胫试验双侧稳准。四肢腱反射消失，Babinski 征（L-，R-）。四肢麻木，无力，自觉双手、双足、后背部发热，神疲乏力，倦怠懒言，偶有气短，记忆力减退，夜寐一般，纳差，二便正常。目前存在问题：患者四肢肌力低下，远端大于近端，不能站立，ADL：20 分。平衡及步态无法检查。四肢感觉减退，下肢重于上肢。智能、语言、吞咽正常。治疗目的：预防关节挛缩，防止肌肉萎缩，促进肌力及感觉恢复。

入院后予行针刺治疗日 2 次以健脾升清，补中益气。采用眼针、体针相结合的方法，取穴：眼针：双侧脾区、中焦区、下焦区。体针：脾俞（双）、血海（双）、足三里（双）、上巨虚（双）、太冲（双）。予维生素 B_1，10mg 每日 3 次口服，维生素 B_{12}，50μg 每日 3 次口服以营养周围神经。酒石酸美托洛尔片 25mg，每日 2 次口服以降心律。予运动疗法、偏瘫肢体综合训练、作业疗法、关节松动、手功能训练以改善肢体功能。训练计划：作业疗法每日 2 次，手功能训练每日 2 次，关节松动训练每日 2 次，针灸日 1 次，电动起立床日 1 次，电按摩每日 2 次。雷火灸（双曲池、双足三里）每日 1 次。中药熏蒸床（双下肢）

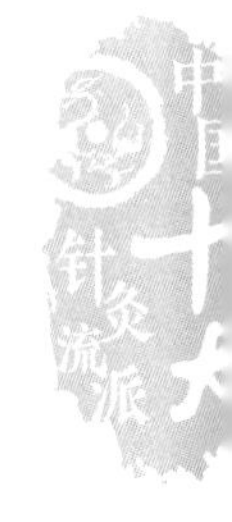

每日 1 次。低频电刺激（双上肢、双下肢）每日 1 次。等速肌力训练（双上肢、双下肢）每日 1 次。

治疗后患者四肢痿软无力症状有所好转，神疲乏力症状好转，可搀扶行走，夜寐一般，纳差，二便正常。生命体征平稳，计算力减退。双侧上肢近端肌力 3 级，远端肌力 3 级，肌张力减低；双侧下肢近端肌力 3+ 级，远端肌力 3+ 级，肌张力减低。四肢腱反射消失。ADL：40 分。立位平衡 2 级，Berg 平衡量表：26 分，Holdden 步行：2 级。患者病情稳定后出院，后随访了解到患者保守治疗后病情恢复稳定。

医案解读

患者为急性吉兰－巴雷综合征的患者，入院时已进入恢复期，表现为四肢痿软性瘫，严重影响个人及全家生活质量，恢复生活能力为亟待解决的问题。眼针带针康复并配合双侧肢体功能训练，眼针取穴也调整为双侧中焦区，脾区及下焦区，激发气血生化之源，对比患者发病后 3 个月余肢体肌力未有明显变化，患者在院期间经治疗取得了较好的效果，拓展了眼针带针康复的治疗范围。

【验案十二】

徐某，男，53 岁。以“右眼睑下垂伴视物模糊 2 个月余”为主诉，于 2017 年 2 月 21 日收入我疗区。患者 2 个月余前无明显诱因出现舌头发麻症状，后就诊于当地医院，给予活血化瘀药物（具体不详）治疗，治疗期间出现右眼睑下垂，视物重影现象，当时无意识障碍，无头痛、恶心呕吐等症状。后就诊于沈阳市第四人民医院，查头 MRA 提示无异常。为求进一步中西医结合治疗来我院。既往史：否认高血压，冠心病病史。

入院时右眼上睑下垂，视物重影，纳可，寐可，二便正常。无周身乏力、头痛、吞咽困难、眼球搏动等症状。查体见：记忆力、计算力正常，右眼上睑下垂。双侧腱反射减弱，双侧指鼻试验、轮替试验、跟膝胫试验欠稳准。舌红少苔，脉细数。入院后中医诊断为痿证（肝肾阴虚证），西医：重症肌无力单纯眼肌型?

患者入院后予内科二级护理。低盐低脂饮食，血压每日监测 1 次。完善各项入院检查。中医治以平肝潜阳，滋养肝肾。予中药常规服配合针刺治疗，方药如下：

生黄芪 50g　陈皮 10g　炒白术 15g　当归 15g

枳壳 10g　益母草 30g　防风 10g　升麻 10g

山萸肉 15g　枸杞子 15g　山药 15g　莲子 15g

生牡蛎 30g　菊花 15g　桑叶 15g　夏枯草 30g

上诸药 7 剂，每日 1 剂，水煎分 3 次口服。

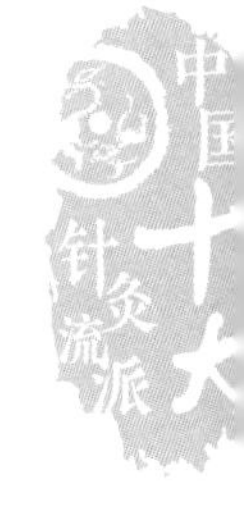

采用眼针、体针相结合的针刺疗法。眼针疗法具体操作方法如下：眼针取右侧脾区，右侧上焦区，右侧肾区。确定眼针穴位后，常规消毒皮肤，以左手拇、食指固定眼区穴位皮肤，右手用小镊子夹住针柄，采用平刺法在眼针穴区距眶内缘 2mm 处由该区始点向该区终点方向，沿皮下将针刺入 5 ～ 8mm，不必行针，在露在外面的针身和针柄下的皮肤表面之间，粘贴一小块胶布，然后再用一条较前稍大的胶布覆盖在针上以保护针身固定在皮内，避免因运动将针刮碰。体针：主穴为双侧足三里、悬钟、太冲。配穴：右侧足临泣、右侧养老、右侧阳白、右侧四白、右侧太阳、右侧攒竹、神庭。留针 20 分钟后起针。雷火灸：双三阴交，以温阳止痛。西医治疗以营养神经及对症治疗为原则。予维生素 B_1 片 10mg 每日 3 次口服，维生素 B_{12} 片 50mg 每日 3 次口服。经治后症状缓解。出院后患者于北京解放军第 309 医院查 CK、CK-MB 未见异常，抗乙酰胆碱受体抗体：阳性。

半年后随访，右眼已好转，偶感“眼皮发紧”，眼皮上睑下沉病情未复发。

医案解读

重症肌无力是一种神经肌肉接头的传递接头障碍的获得性自身免疫性疾病；病变部位在神经－肌肉接头的突触后膜，该膜上的 AchR 受到伤害后，受体数目减少。主要临床表现为骨骼肌极易疲劳，活动后症状加重，休息和应用胆碱酯酶抑制剂治疗后症状明显减轻。按照 Osserman 分型，本患者考虑为单纯眼肌型重症肌无力。本病需要与眼肌型重症肌无力鉴别，后者有如下特点：①隐匿起病；②病情长达数年或数十年；③症状无波动，病情进展非常缓慢；④抗胆碱酯酶药物治疗无效。目前重症肌无力的西医药物治疗主要分为抗胆碱酯酶抑制剂、肾上腺皮质激素、免疫抑制剂等。对于单纯眼肌型重症肌无力临床上常用胆碱酯酶抑制剂治疗，溴吡斯的明是最常使用的药物，但胆碱酯酶抑制剂类药物有胆碱能危象的风险。

患者视物重影，纳可，寐可，二便正常。舌红少苔，脉细数。肾阴素亏，水不涵木，肝失所养，导致肝阴不足，肝阳上亢。通过四诊合参辨为“痿证（肝肾阴虚证）”。针药并举治以平肝潜阳，滋养肝肾。中药汤剂为临床验方，为补中益气汤化裁而来，方中重用黄芪，取其补中气，固表气，且升阳举陷之功；加生牡蛎、菊花、桑叶、夏枯草以平肝潜阳。针灸以眼针、体针结合治疗，《素问·痿论》：“各补其荥而通其俞，调其虚实，和其逆顺。”眼针取右侧脾区，右侧上焦区，右侧肾区。按照五轮学说，上眼睑属肉轮，为脾区所主；按病位取穴，病变位置属上焦，故取上焦穴；观眼可见：患者肾区颜色浅淡，故取肾区。体针：主穴为双侧足三里，双侧悬钟，双侧太冲。足三里为足阳明经本穴，可调理脾胃、补中益气；悬钟穴为八会穴之髓会，治以疏肝益肾；太冲穴为厥阴肝经之输穴、原穴，调控肝经之气血。佐以局部取穴，配穴：右侧足临泣，右侧养老，右侧阳白，右侧四白，右侧太阳，右侧攒竹。

（四）诊后絮语

神经系统疾病种类繁多，具有致残作用的疾病除了常见的脑血管疾病外，还有一些较少见脑血管病，如脑静脉血栓形成、血液系统疾病导致的脑血管病。此外，其他的一些疾病类型，如神经系统变性病（多系统萎缩、运动神经元病）、运动障碍疾病（帕金森病）、脊髓疾病（脊髓空洞症）、周围神经病（面神经麻痹、

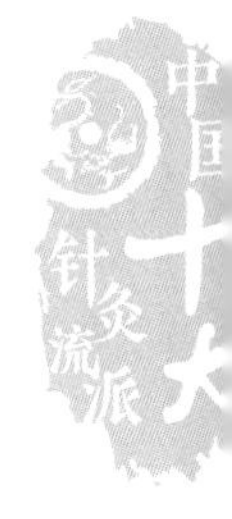

吉兰－巴雷综合征）、神经肌肉接头疾病（重症肌无力）均可导致患者丧失生活自理能力，最后因各种并发症死亡。上述总结了我科近年来诊治过的一些神经系统罕见病，眼针疗法参与到了康复治疗中，眼针结合现代康复在神经系统少见病、疑难病的治疗过程中仍然取得了令人满意的疗效。对于那些没有有效治疗手段，临床无法治愈的疾病，比如多系统萎缩，多了一种行之有效的治疗手段，就让迷茫无助的患者多了一丝希望。未来在疑难病的诊治中，希望眼针会发挥让人意想不到的神奇疗效。眼针治疗神经系统疾病的机制也有待进一步研究。

六、眼针治疗肠易激综合征

（一）对肠易激综合征的认识

肠易激综合征（irritable bowel syndrome，IBS）是以持续或间歇的腹痛、腹胀、腹泻或便秘、黏液便等表现为主的临床综合征。中青年多发，女性发病多于男性，有家族聚集倾向，常常与其他胃肠道功能紊乱伴发。本病具有起病缓慢，病程较长，间歇发作的特点。根据大便的性状，IBS 可分为腹泻型、便秘型、混合型和不定型四种临床类型，我国以腹泻型多见。

肠易激综合征对应中医的泄泻、便秘。最多见于泄泻。彭氏眼针学术流派将其病因病机概括为食滞肠胃、肝气郁结、外感寒湿或过食生冷而致脾土被困、湿热之邪伤及肠胃、久病体虚及先天禀赋不足而致脾气亏虚和肾阳不足。基本病机为脾虚和湿盛。

病位在肠，为脾脏所主，与肝、肾两脏关系密切。治疗可采用温化寒湿、清利湿热、消食导滞、疏肝理气、健脾益气、温肾止泻等法则。从调理大肠、脾、胃、肝、肾等脏腑的功能紊乱入手，循序渐进地治疗，并强调护卫脾胃之气。

（二）眼针治疗肠易激综合征的治疗方案和操作要求

1．治则与选穴

（1）治则：健脾化湿止泻，兼以疏肝、补肾。

（2）穴位选择

主穴：大肠区。

配穴：食滞胃肠证：加脾区、胃区；

寒湿困脾证：加脾区、小肠区；

肝气郁结证：加肝区、脾区；

肠道湿热证：加脾区、小肠区；

脾气虚弱证及肾阳虚证：加脾区、肾区。

取穴依据：泄泻病位在胃肠，故取大肠区为主穴。因暴饮暴食，食滞胃肠而不消化，出现水谷不化，大便不成形。可取脾区、胃区。若因情志不畅，肝气郁结，肝木郁克脾土，而致脾虚不能运化水谷引起泄泻，多伴有泻前腹痛，泻后痛减，可取肝区、脾区。若患者年老体弱，肾阳不足，肾阳不能温养脾阳，脾肾阳虚，不能消化吸收饮食物，而致泄泻频作，常黎明时分便意频繁。可加脾区、肾区。外感寒湿之邪或内伤饮冷而致寒湿内

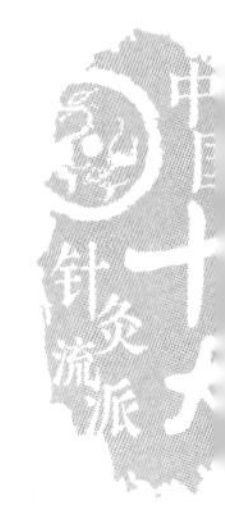

生，均可阻碍脾胃气机，影响食物消化吸收，取脾区、小肠区，肠道湿热之证亦同此类。

2．针具选择

0.35mm×13mm的一次性毫针，所选择的毫针针身应光滑、无锈蚀，针尖应锐利、无倒钩。

3．体位选择

坐位或仰卧位。

4．针刺方法

采用眶外平刺法，持针在距眼眶内缘2mm的穴区部位，进行平刺操作，刺入真皮，达至皮下组织，进针7～8mm，保持针体处于该穴区内。进针后不需行针，无需提插、捻转；如果进针后针感不明显，可施以刮柄法或将针体提出1/3，稍改变方向后再行刺入。留针15分钟。

5．注意事项

（1）留针不宜过久，一般留15分钟。

（2）初次做好思想工作，消除恐惧心理，以防晕针。

（3）下眼睑肿眼胞的应注意，易于出血。

（4）眼部皮肤感染或破溃的禁刺。

（5）起针时用右手拇、食两指捏住针柄活动几下，缓缓拔出1/2，稍停几秒钟再慢慢提出，急用干棉球压迫针孔，或交给患者自己按压，按压时间宜长，避免出血。

（三）典型验案

【验案一】

患者张某，男，28岁，本院研究生，2008年9月10日来诊。以“腹泻反复发作1年，近1周加重”为主诉，患者1年前开始出现腹泻，常与进食有关，与情绪波动无关，1年来反复发作，1周来再次加重，大便呈水样，每日4～5次。化验便常规结果正常。查体见腹软，无压痛，肠鸣音亢进，舌淡胖，边有齿痕，苔薄白，脉细。观察白睛脉络见脾胃区、中焦区脉络浅淡。中医诊断：泄泻（脾气虚弱证），西医诊断：肠易激综合征。治以益气健脾止泻。行眼针疗法，取穴：双侧中焦区、大肠区、脾区。确定穴位后，采用眶外平刺，快速进针，不施手法。留针15分钟后起针。连续治疗7天后腹泻逐渐减轻，每日1～2次，呈黄色软便。继续针刺7天，腹泻痊愈，食欲佳，舌、脉如常。

医案解读

患者青年男性，学业繁重，长期伏案劳作，妨碍脾胃气机并耗伤气血，脾胃气机升降失调，运化无力，而致泄泻频发。此亦为泄泻的基本病机，治疗采用针刺中焦区、大肠区、脾区以调节中焦脾胃气机及大肠的传导功能，并嘱其避免劳累思虑过度。1周显效，2周痊愈。

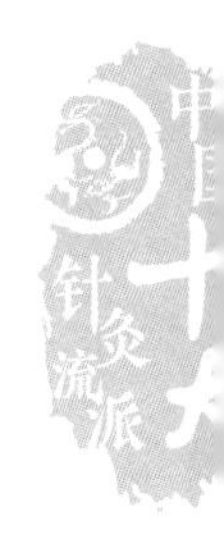

【验案二】

患者刘某，男，25岁，2009年10月13日就诊。以“腹泻、腹痛2年余”为主诉来诊。患者2年前因空腹食用西红柿后，自觉腹痛，随后腹泻。每日晨起时腹痛、腹泻，早餐后腹泻，常先有腹痛，随后泄泻，每日 1 ~ 2 次，便质溏，色黄，无黏液脓血。曾服用中成药“固肠止泻丸”，中药汤剂（具体处方不详），无明显疗效。既往有右髌骨骨折 3 年，目前活动自如。就诊时患者面色黄，舌淡红，苔薄白，脉细无力。观察白睛脉络见脾胃区脉络浅淡，门诊检查后除外胃肠道器质性病变。诊断为肠易激综合征，中医诊断为泄泻（脾气虚弱证）。治以益气健脾止泻。行眼针针刺，穴位取双侧中焦区、大肠区、脾区、胃区，采用眶外平刺，沿眼眶内缘外 2mm 处进针，不施提插、捻转手法，患者自己有酸胀感，留针 15 分钟后起针，每日 1 次，共治疗 1 个月，期间嘱患者禁食生冷油腻，2008 年 11 月 19 日复诊时自述排便每日 1 次，便前无腹痛，无便溏，呈黄色软便，患者面色转润，舌脉如常。

医案解读

患者晨起进食寒凉食物，伤及脾胃，脾胃虚弱，不能运动化水谷，则常有进食后腹泻。面色黄，舌淡红，脉细无力均为脾胃虚弱之征象，白睛脉络也与之相对应，治疗以健脾和胃为主，病位在人体中焦，病体现于大肠，主穴取大肠区、中焦区，配以脾区、胃区。针刺时患者眼周有酸胀感为得气之象，1 个月而基本痊愈。

【验案三】

患者曲某，女，45 岁，2009 年 10 月 13 日以“腹泻 7 年余”为主诉就诊，患者 7 年前开始无任何诱因出现腹泻，伴有腹痛、腹胀，每日 4 ~ 5 次，大便色黄，不成形，偶有便血，呈鲜红色，偶有黏液便。5 年前就诊于沈空司令部门诊部，行胃肠钡餐透视，诊断为肠易激综合征，曾口服整肠生、黄连素，效果不明显。3 年前就诊于中国人民解放军第 463 医院，诊断为结肠过长，未进行任何治疗。既往史：1981 年患痢疾，经住院治疗后痊愈。就诊时舌体胖大，中间薄黄苔，脉沉细。诊断为肠易激综合征，行眼针疗法，穴位取双侧大肠区、中焦区、脾区、胃区，采用眶外平刺，沿眼眶内缘外 2mm 处进针，不施提插、捻转手法，仅轻刮针柄，待患者自觉有酸胀感后留针 15 分钟，每日 1 次，治疗期间嘱患者禁食生冷油腻，共治疗 1 个月，2009 年 11 月 18 日最后来诊时症状明显好转，排便每日 1 次，便前无腹痛，无便溏，呈黄色软便，患者面色转润，舌脉如常。

医案解读

患者中年女性，长期腹泻，既往有痢疾病史，素有脾胃损伤，日久脾胃愈加虚弱，久泻中气下陷，则泄泻不易速愈。根据舌脉，辨证为脾胃虚弱，治以益气健脾和胃，兼以收敛固涩。眼针取大肠区以治标，取中焦区以培补中气，配合脾区、胃区以健脾和胃，1 个月后腹泻好转。

【验案四】

患者王某，女，63 岁，于 2009 年 11 月 23 日以“腹泻腹痛 10 余年”为主诉就诊。患者 10 年前无明显诱因出现大便不成形，色黄，伴有腹胀，每日排便 3 ~ 4 次，无黏液、无便血，未系统诊治，曾服用思密达、肠舒片，症状稍缓解，此后

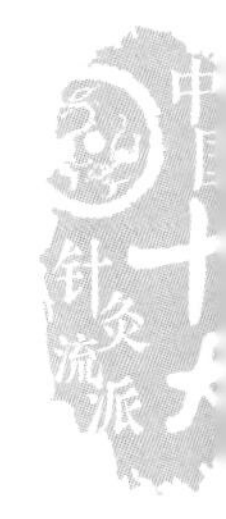

10年间仍长期腹泻，反复发作。否认既往有高血压、糖尿病、冠心病病史，否认传染病病史，否认手术外伤史，否认药物过敏史。舌体胖大，舌质淡，苔薄白，脉弦细。诊断为肠易激综合征。

行眼针疗法，穴位取双侧中焦区、大肠区、脾区、胃区，采用眶外平刺法，沿眼眶内缘外2mm处进针，不施手法，轻刮针柄，待患者自觉眼睛有酸胀感后留针，15分钟后起针，每日1次，治疗期间嘱患者禁食生冷油腻，共治疗16天，2009年12月8日最后来诊时腹泻症状消失，排便规律，每日1次，呈黄色软便，舌脉如常。

医案解读

患者老年女性，发病10余年未愈，久病脾胃虚弱，结合舌脉，中医辨证为脾胃虚弱证，治以益气健脾止泻。取大肠区以止泻，取中焦区、脾区、胃区以培补脾胃之气，针刺后得气，16天而获痊愈。长期慢性腹泻的患者，以脾胃虚弱证居多，尤其老年人，素体气血不足，更易致脾胃阳虚，故应嘱其禁食寒凉，顾护脾胃阳气。

【验案五】

患者李某，男，22岁，2009年11月25日以“腹泻6年”为主诉来诊。患者6年来长期腹泻，易在吃寒凉食物时发生，情绪紧张时尤为明显，偶有腹痛、腹胀。一般在进食后30分钟～1小时之间腹痛，有便意，为不成形稀便，色黄，无黏液脓血便，偶有酸腐味，泄后痛减。2年前于大连金州做肠镜检查，诊断为：肠易激综合征。自行口服整肠生，效果不明显。既往无高血压、糖尿病、冠心病病史，否认手术外伤史，否认药物过敏史。舌质红，苔薄黄，脉弦。结合症状与舌脉，中医诊断为：泄泻（肝郁脾虚证）。治以疏肝解郁，健脾止泻。行眼针疗法，穴位取双侧大肠区、中焦区、肝区、脾区，采用眶外平刺法，沿眼眶内缘外2mm处进针，不施手法，轻刮针柄，待患者自觉眼睛有酸胀感后留针，15分钟后起针，每日1次，嘱患者治疗期间禁食生冷油腻，保持心情舒畅，多进行体育活动。共治疗50天，次年1月18日最后来诊时腹泻症状明显减轻，排便次数减少，每于寒冷饮食时发作。舌质红，苔薄白，脉缓和。

医案解读

患者青年男性，腹泻6年，与进食寒凉及情绪紧张有关，伴腹痛，结合舌脉，考虑与寒凉饮食伤及脾胃，脾气亏虚，加之肝气郁结，肝郁克脾，则成肝郁脾虚之证，病情迁延日久，久病脾胃更加虚弱，治以疏肝健脾，兼以温补脾胃。取大肠区以止泻，取中焦区、脾区、胃区以培补脾胃之气，同时进行心理疏导，调节情志，进行体育锻炼，使气血舒畅，肝气得以舒展，脾胃气机升降如常，大肠传导正常而获痊愈。

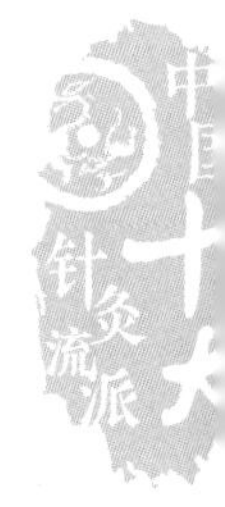

【验案六】

患者张某，女，35岁，于2010年1月7日以“腹泻5年余”为主诉来诊，5年来患者反复排不成形便，伴有腹痛，无黏液脓血，多于晨起时发作，生气时加重，进食寒凉时加重，便后腹痛可缓解。否认既往高血压、糖尿病病史，否认肝炎、结核病史，否认药物过敏史。2000年行剖宫产手术。就诊时自述平时畏寒怕冷，舌质淡红，苔薄白，脉沉细。诊断为肠易激综合征，中医诊断为泄泻（脾肾阳虚证）。治以补气健脾，温肾止泻。行眼针疗法，穴位取双侧大肠区、肾区、脾区，采用眶外平刺法，沿眼眶内缘外2mm处进针，不施手法，轻刮针柄，待患者自觉眼睛有酸胀感后留针，15分钟后起针，每日1次，嘱患者治疗期间禁食生冷油腻。同时配合中药包热敷中下腹部，每次30分钟，每日1次。上述治疗共3周，1月28日最后来诊时腹泻症状明显减轻，腹痛缓解，排便次数减少。舌质红，苔薄白，脉缓和。

医案解读

患者中青年女性，曾行剖宫产手术，伤及中焦脾胃之气，长期畏寒怕冷，为阳虚体质，故进食寒凉时腹泻，为脾胃阳虚之证。发病5年未愈，久病及肾，故常于晨起时欲排便（五更泻），综上，此患者为脾肾阳虚之证。大肠传导失常为标，脾肾虚寒为本，治以温补脾肾为主，兼以收敛固涩。眼针取大肠区、脾区、肾区，同时配合中药包热敷中下腹部，使中焦阳气及肾阳得复，泄泻得止。

（四）诊后絮语

肠易激综合征是以排便异常为主要表现的临床综合征，临床以泄泻症状多见，故本章选取的验案皆为泄泻。中医泄泻多由外感寒湿热邪，内伤饮食，情志失调及脏腑功能失调所引起，病机较复杂，但总的病机不外乎脾虚湿盛。采用眼针疗法治疗以泄泻为主的肠易激综合征收获了显著的临床疗效。因为通过观眼识证可以准确判断证型，了解疾病的根本症结所在，针刺取穴时针对性更强，故应针取效。

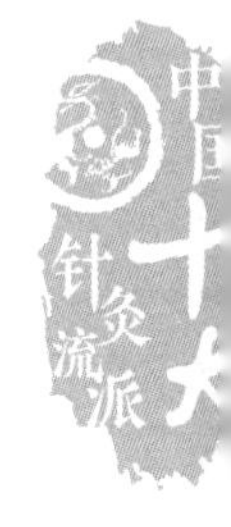

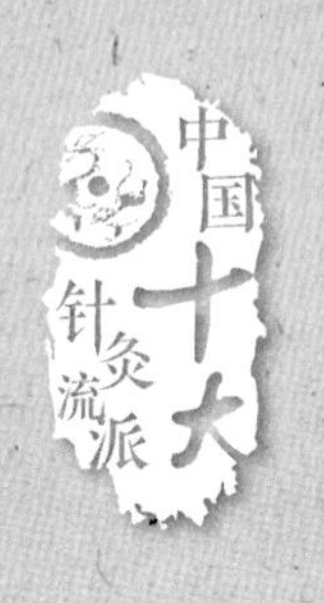

辽宁彭氏眼针流派临床经验全图解

第四章

彭静山教授眼针疗法验案摘录

一、中风病验案

【验案一】

杨某，女，40岁，医生。

患脑血栓形成，右半身偏瘫，肌力0级。住院治疗，卧床不能坐立。邀余会诊时，正在输液。观眼后针上、下焦经区，针后离床试行，由护士提着输液瓶，绕屋行走如常。第2天出院，步行半里。继续针10次，半月后上班工作，迄今3年无恙。

摘自《眼诊与眼针》

【验案二】

刘某，女，52岁，退休工人。

1989年10月12日初诊。主诉双下肢行走痿软不利、双上肢握力减退1个月余。1个月前在农田劳动时，无明显诱因突然感觉四肢无力，双下肢痿软，不能行走，双手握力丧失。某医院诊为“周期性麻痹”，住院治疗，给予抗感染药物静脉滴注（药名不详），15天后出院。患者自感双手握力较前好转，但下肢症状无缓解。既往有贫血、心脏病史。查体：神疲面黄，舌有白苔，六脉沉迟。双眼上焦区、下焦区络脉明显，颜色淡红。直腿抬高试验：左36cm，右48cm。

诊断：中风先兆症。

治疗：眼针双上、下焦区。

处方：当归 15g　白芍 20g　白术 15g　泽泻 10g

川芎 10g　牛膝 15g　天麻 15g

3 剂，水煎服。

治疗经过：针后再测直腿抬高试验，左 47cm，右 56.5cm。用上法针 3 次之后，自述症状好转，上肢基本痊愈。走路较前轻便，唯蹲下起立时困难。针刺取双下焦、肝区、肾区穴位。五诊（1989 年 10 月 21 日）后，再行直腿抬高试验，针前左 71cm，右 74cm，针后左 77cm，右 84cm。自述下蹲时自感轻松，起来时困难。七诊（1989 年 10 月 26 日）时，自言症状日趋好转，无特殊异常感觉。尔后又同前法针治 5 次，11 月 2 日又行直腿抬高试验，左 90cm，右 92cm，患者肢体活动自如。又针 5 次，以巩固疗效。

摘自《名老中医学术经验传承——名医针灸特色疗法》

【验案三】

阎某，男，60 岁，工人。

于 1983 年 3 月 7 日由家属搀扶进入诊室。

主诉：于 1 周前突然右侧口眼歪斜，语言謇涩，上下肢运动功能障碍，诊为脑血栓形成。 治疗 6 天，有所好转。但自己不能走路。

诊见：神志清醒，语謇，口角向左侧歪邪。面色萎黄，舌质红，舌根与舌尖有淡黄苔，六脉沉数无力。看眼右上、下焦及大肠区有形色丝络变化。肢体检查：取仰卧位，右手抬高 30cm，

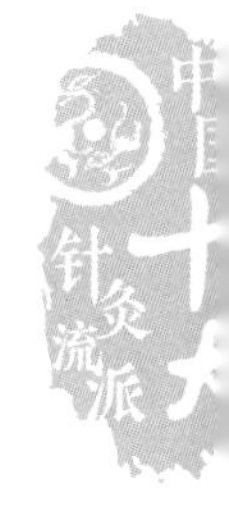

不能屈肘。

诊断：脑血栓形成。

治疗：眼针双上、下焦区，右大肠区。

处方：黄芪 16g　当归 10g　赤芍 10g　党参 10g　菖蒲 10g　枸杞 10g　川芎 8g　红花 8g　桃仁 8g　远志 8g。

每日 1 剂，煎取 300ml，分 3 次口服。

预后：药后半月，面色转润，睡眠已安，精神渐振，身倦解除，记忆力明显增强。对指定物件名称稍加思索即可答出。

摘自《眼针对偏瘫预后的探讨》

【验案四】

李某，男，52 岁，干部。

2 周前晨起，突觉右侧肢体活动受限，诊为脑血栓形成。经治好转，但不能走路，于 1983 年 5 月 6 日家属背进诊室。

诊见：神疲面黄，舌质润，有白苔，喉中听到痰声，六脉滑。直腿抬高试验左侧正常，右侧 21cm。看眼双上、下焦区均有丝络变化。治疗：眼针刺其双上、下焦区。针后直腿抬高试验正常 /80cm，立即离床走路，并且能上、下楼梯，共治疗 7 次，随访迄今无恙。

摘自《眼针对偏瘫预后的探讨》

【验案五】

王某，男，58 岁，家属。

病情：脑血栓形成后遗症，已半年，走路蹒跚，左臂不能动。曾服药、针灸均无效。

1981年5月参加《针灸学辞典》定稿会住在苏州地区招待所，该所工作人员向我求治。

诊见：精神疲倦，六脉无力，言语尚可，左臂不能抬。看眼上焦区络脉分叉而弯曲，颜色黯赤。病程较久，经络郁阻。乃针刺双上焦区。针1次而能抬臂一尺许，针2次而至肩，第3天未针，左臂已能上举。定稿会毕，全体去上海。天津中医学院针灸系汤德安医师在苏州亲眼所见，到上海与我院研究生朱凤山同去第二医院参观，尚津津乐道此疗法，闻者颇以为奇。

【验案六】

路某，女，43岁，医生。

1970年9月10日夜间，突然脑血栓形成，当即入院治疗。11日邀余会诊治疗。

诊见：仰卧输液，精神清醒，面色微赤，形体胖，六脉沉缓，除右半身不遂以外，无其他症状。看眼双上、下焦区有改变，络脉粗而颜色赤。

诊断：中风偏瘫。

右半身肌力为0级，丝毫不能活动。凡中风，只有偏瘫而无其他症状者，针刺效果均佳。

治疗：针刺双上、下焦区。

效果：针刺入后，右脚即能抬起，右臂亦能活动。令其离

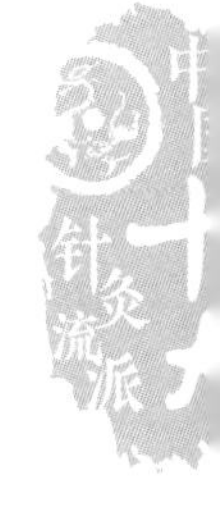

床，由陪护人手提输液瓶，眼眶带针，试令行走，即迈步自如，与无病相同。全病室患者 6 人，加陪护共 10 余人，颇为惊奇，欢声四起。次日即出院，步行回家。共针 5 次，二旬后即上班工作，迄今健康如初。

按：中风偏瘫，或由其他原因导致突然运动障碍，不能举臂，不能行走，不能回顾或不能俯仰，针上、下焦区 1 次即恢复常态的病例很多，不一一列举。

【验案七】

代某，男，50 岁，工人。

1976 年 10 月 8 日来诊。主诉：左侧上肢、下肢不能活动已 3 天。先是上肢运动不灵，逐渐下肢也不好使，继则半身偏瘫，小便失禁。经沈阳市某医院诊断为脑血栓形成。

诊见：神志尚清楚，能说话。面色赤，舌赤，脉弦。血压 200/110mmHg，左侧上、下肢运动功能 0 级。左关脉独盛，病因为肝阳上亢，经络受阻，运动失灵。“伸而不屈，其病在筋。肝主筋”，肝阳盛则阴虚，肝主藏血，血不能养筋，故迟缓而不能动。“肝脉络阴器”，故小便失禁。看眼则肝及下焦区均有深赤色的络脉出现。

诊断：中风偏瘫。

治疗：眼针取双心、肝区，及左侧上焦区、下焦区，沿经区界限横刺至皮下。

效果：针刺 10 分钟后，起针。血压 160/80mmHg。左侧上、下肢均能抬起，由别人扶着可以走路。

第 2 次来诊，仍然扶着走进诊室，小便已能控制。左腿抬高试验，抬高 20cm。针刺双侧上焦区、下焦区，起针后抬腿至 40cm，上肢可抬与乳平，自己蹲下，能站起来，不需扶着自己能走路。

以后逐渐好转，至 11 月 22 日，左半身运动已恢复，回家修养。

我院《辽宁中医杂志》编辑室去人随访已痊愈。

【验案八】

于某，男，58 岁，工人。

1977 年 2 月 28 日来诊。主诉：平素着急时则血压上升。十余日前正在吃饭中间，突然左半身不能动，食少，便燥，说话尚清楚。用担架抬进诊室。

诊见：仰卧在担架上，左侧上、下肢瘫，肌力功能 0 级。神疲，面黄，舌质赤，无苔，六脉沉而有力。血压：160/110mmHg。

诊断：中风偏瘫。

治疗：眼针取双侧上、下焦区。双刺法。

效果：留针 15 分钟，起针后，上肢能稍活动，左腿可以抬起，由陪护人搀扶可以走路。患者兴奋欢呼。

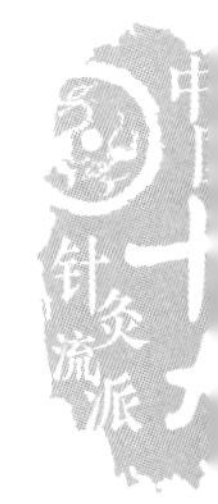

二诊：扶着能走，上肢抬与乳平，直腿抬高试验左腿抬至

22cm。眼针刺双上、下焦区。针后左腿抬至40cm，上肢能举手过头。以后又针2次，自己可以慢慢行走。因距离医院较远，往来不便，在家服药疗养。数月后随访已痊愈。

【验案九】

程某，男，42岁，干部。

1976年12月8日来诊。主诉：有高血压病10多年。忽于昨天左半身不遂，背进诊室。

诊见：仰卧，左侧上、下肢不能动。神志尚清，无面瘫、能说话，面色黄，舌质干、无苔，脉弦。血压160/100mmHg。看眼双上、下焦区均有明显变化。

诊断：中风。

治疗：眼针刺眶外双侧上、下焦区，针刺入后，左侧上、下肢均能活动。

二诊：针前左腿能抬57cm，刺双下焦区后，抬至59cm。因睡眠不好，加刺双心区、左上焦区。

三诊：当天有反复，因为严重失眠，血压上升至170/100mmHg。左半身又不能动了。针刺双上、下焦区后，即能活动，举臂抬腿。

四诊：针后效果能持续1小时，以后又不能活动，针双上、下焦区，留针60分钟，起针后，在左侧上、下焦区及双肝区各埋藏皮内针一支。

从此左上、下肢能持续活动，睡眠逐渐安稳。遂去掉皮内针，只刺左上、下焦区。至12月17日，扶着能走路。20日自己可以走十几步，上肢抬臂日渐其高。到12月22日，扶着能走100米，自己能上楼下楼。继续治疗到3月末，自己能行走500多米。

【验案十】

吴某，男，50岁，工人。

1977年3月3日来诊。

主诉及病史：1976年9月中旬精神发呆，反应迟钝，但能坚持工作。于10月31日突然右半身不遂，失语，持续五六分钟恢复。经过23天，又发生上述症状1次。前后共发作6次，最长时间隔40天。从1977年2月1日右半身不遂，言语不清，语无伦次，迄今。食少，大便燥结。用担架抬进诊室。

诊见：形体壮盛，面色赤，舌有黑苔，神情迟钝，六脉沉缓，右手合谷穴附近肌肉萎缩，大陵穴处比左腕萎缩0.5cm。

诊断：中风后遗症。

治疗：眼针取双上、下焦区，右胆区。双横刺。

效果：针后右腿抬高1尺许，扶着可以慢慢走几步。因上肢有肌肉萎缩现象，用芒针1次。内服补阳还五汤。

共用眼针6次，扶着能走，上肢能抬，回本溪在家服药休养。

此症因肌肉萎缩，已留后遗症，不能完全恢复，经过疗养可能达到生活自理。

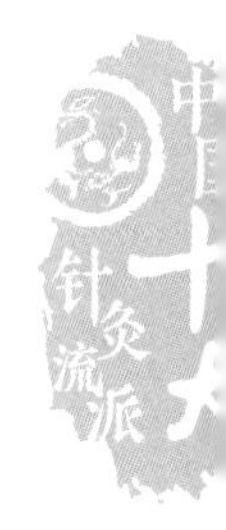

【验案十一】

郝某，男，62岁。

于1981年11月16日来诊。

家属代诉：右侧口眼歪斜、项强、语塞，一侧肢体活动障碍5天。经医院诊为脑血栓形成，用维脑路通等药无效。

诊见：神清，语言不利，面赤，形体肥胖，右眼不能闭合，鼻唇沟变浅，示齿时右口角下垂。血压170/100mmHg。脉弦数，左手不能动。直腿抬高左0cm、右50cm。“观眼识病”见左上、下焦区显见血管曲张鲜红，右眼做倒睫术未查。

诊断：中风。

治疗：针左眼上、下焦区及胆区。

效果：针刺后左手立即高举过头，直腿抬高试验左45～70cm，可以自行走路。复针2次，诸症消失而痊愈。为巩固疗效 ，加用中药治疗。

二、疼痛类疾病验案

（一）内伤腰痛

【验案一】

陆某，女，25岁，工人。

1980年8月22日来诊。

主诉及病史：今年4月15日患尿路结石，腰痛，排尿困难，还有乳腺增生，左重右轻。4月21日住院，8月18日出院。腰痛走路蹒跚，迈步受限，需以手扶着腰，才能慢慢地走。

诊见：脉数，两尺尤甚，热结下焦。看眼则双下焦区血管鲜红而甚粗。

治疗及疗效：眼针刺其双下焦区，针入以后，腰痛立止，可以自由走路。内服八正散，乳腺增生用量乳截根法，均有效。到9月3日，一切症状消失，高高兴兴地回盘锦工作。

（彭静山，费久志. 针灸秘验与绝招. 辽宁科学技术出版社，2008.）

【验案二】

富某，女，33岁，工人。

1975年8月28日，做人工流产手术后，右侧腰腹疼痛，不敢移动，伏在诊察台上呻吟，不能活动，疼痛甚剧，用眼针刺下焦区，疼痛立止，留针5分钟，毫无痛苦，自己走出诊室，从此未再痛。1976年来治呃逆述之，针后即愈，年余腰腹并无异常。

摘自《针灸秘验与绝招》

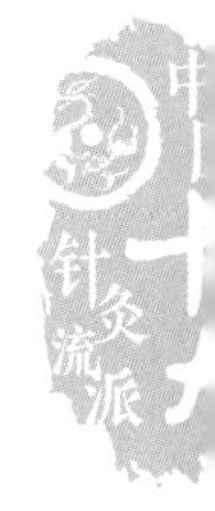

（二）腹痛

【验案一】

魏某，男，58岁，干部。

1977年10月7日来诊。

主诉：1976年9月患胆囊炎，其痛不能忍，二旬始愈。以后又发生两次，比较轻微。今年9月30日，发生剧烈疼痛，导致晕厥。经过公安医院抢救，始见缓解。现在疼痛不断，时轻时重。

诊见：神疲面赤，舌质赤，六脉沉数，左关尤甚。看眼，右眼肝胆区有血管隆起、颜色鲜红。平时有高血压。

治疗：眼针双胆区、右中焦区。

效果：来时正在剧烈疼痛，针后痛止，手压之仍痛。留针5分钟，起针后手压之亦不痛，但有发胀感觉。共针6次，痛止而愈。

摘自《针灸秘验与绝招》

【验案二】

孙某，女，30岁，教师。

1974年9月10日来诊。

主诉：平素无病，突然于9月6日当胸骨下端右侧疼痛，曾服用合霉素及中药未效。某医院诊断为胆道蛔虫病。用镇痛药能够缓解，过去药劲仍痛。注射氯丙嗪即可止痛，但昏昏欲睡，舌头、手指均麻。数日来仅吃多半碗粥又复吐出。

诊见：精神疲倦，面色青黄，舌质干赤，脉来沉数。辨证：确诊胆道蛔虫病，由色、脉、舌苔知胆经有热，故食入即吐。

治疗：眼针取右胆区。

效果：9月11日二诊，疼痛已止，唯注射阿托品及氯丙嗪计5次，故昏昏欲睡，食入仍吐，脉来沉细。知热已清，但气血衰，形体虚。眼针右胆区，配伍中脘、内关。9月12日三诊，痛止、吐止，精神较为清楚，四肢疲乏无力，能稍进饮食，病已入恢复期。昨晚便蛔虫两条，颇为肥大。针右阳陵泉，投乌梅丸10丸，嘱其注意调护，在家服药以驱残留的蛔虫。半年后随访已痊愈，并未复发。

【验案三】

赵某，女，17岁，学生。

1975年10月9日来诊。

主诉及病史：1年前曾患胆道蛔虫病，从昨天早上起，忽又发生胆区痛，其痛和去年患胆道蛔虫病时一样。

诊见：神疲面黄，舌质干，脉来沉细，左关甚微。观眼胆区络脉变粗，而颜色鲜红。

治疗：眼针取右胆区。双刺法。

效果：针入痛止，5分钟后起针，欢喜而去。

【验案四】

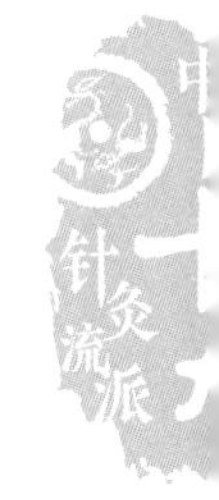

关某，女，36岁，教师。

1975年12月12日来诊。

早有胃病，从11月4日发生右肋下疼痛。在市五院化验白细胞为14×10^9/L，诊断为胆道蛔虫，疼痛逐渐加重，治疗不效。诊其脉则沉细，看眼胆区血管呈粗条怒张，肤色鲜红。针右眼胆区，其痛立止，针2次痊愈。

（三）颈肩腰腿痛

【验案一】

尹某，女，42岁，工人。

1975年6月12日来诊。

1周前睡觉落枕，发生颈项强痛，不敢低头，不能左右回顾，渐至两肩。且逐渐加重。脉来浮数，主于风热，风热入于太阳经则头痛项强。足太阳在颈旁之穴名为天柱，后通督脉之风府穴，前连三焦经之天牖穴，其上则为胆经之完骨穴，其前为小肠经之天窗穴，再前为大肠经之扶突穴，更前延伸连接胃经人迎穴，通达于胸骨窝任脉之天突穴。小肠、大肠、三焦都过肩而上行交颈项。所以，风热袭入人体，首先伤及最外一层太阳经，内传则入阳明胃经，很快牵涉到少阳附近经脉而达肩臂，发生颈项甚至连及肩臂不适，波及至为广泛。看眼双上焦区血管弯曲而颜色鲜红，决定用眼针治疗，针其双上焦区。针后颈项立即轻快，敢于低头和左右回顾。针2次痊愈。针双侧腕骨也有效。

摘自《针灸秘验与绝招》

【验案二】

常某，男，59岁，工人。

1975年4月22日来诊。

主诉：2个月前，开会时以手支颐过久，忽然抖动一下，遂发生肩痛。用过体针、芒针，均无效。右臂前伸、后伸均引起剧痛，活动受限。手压上肢六经，三焦经有压痛，看眼则上焦区血管深赤。针右上焦区，针后痛减。

针3次后，运动逐渐灵活，右手可摸到左颐。按压各经，痛点转移大肠经，看眼则由上焦延伸入大肠区，而上焦颜色转淡。改针右大肠，效果较好，前伸、后伸均不甚痛，针7次而痊愈。

摘自《针灸秘验与绝招》

【验案三】

黄某，男，53岁，教师。

1992年10月23日就诊。

主诉：左肩酸痛，活动受限3个月余。

3个多月前始感左肩酸痛，活动时加剧，以致因痛而活动受限，左侧卧时无法用患肢支撑起床，曾在当地乡卫生院治疗未效而前来求治。现症为左上肢外上举约70°即感肩部酸痛，虽可继续上举至健侧一样的高度，但酸痛难忍，后旋亦感酸痛。

诊断：肩周炎。

治疗：双上焦区，眶内直刺一针，眶外平刺一针，留针15分钟。

结果：进针后即感肩部酸痛减轻，外上举即可增加30cm才感酸痛，5分钟后即可上举成180°与右手一样高度而不感疼痛，至8分钟时，后旋基本无痛，至15分钟起针时，当场左侧卧可

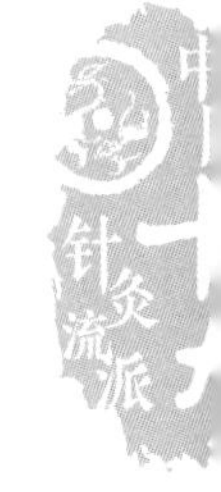

用左手支撑起床而不觉酸痛。

摘自《眼针对五种痛证的临床疗效观察》

【验案四】

王某，女，22岁，工人。

1975年6月14日来诊。

主诉：劳动出汗受风，遂发生左侧胁连背痛，波及腰部，上肢伸屈时，即痛不可忍，已经3天。

诊见：脉来浮数，面黄赤，舌有白苔。看眼胆区变化最明显，颜色鲜红，延伸经上焦而入膀胱。故胁痛上连肩臂，下达腰背。

针治：刺眼胆区。针后疼痛消失，身躯前后左右，弯曲自若。

【验案五】

詹某，男，45岁，干部。

搬运重物致腰部活动受限，不能前俯后仰、左右侧弯。观眼下焦区变化较大，用针尖在双下焦区轻点3下，针后立即恢复正常。

摘自《眼诊与眼针》

【验案六】

田某，男，47岁，工人。

1976年10月4日来诊。

主诉：因2个月前扭伤，发生腰痛，从而左下肢疼痛麻木，行路困难。经过骨科拍片，第三、第四腰椎间盘脱出。外科检查，梨状肌损伤，用按摩手法并服药治疗，现在不能走路，必须扶着人慢行，迟迟不前，举步困难，不能翻身，自己不能上楼，由陪护人背进诊室。

诊见：脉来沉迟，两尺无力，主于下元虚冷。看眼中、下焦区均有明显变化，颜色浅淡，血管较粗。此属扭伤损及督脉，导致阳虚，而影响腰腿之运动功能。

眼针疗法：针刺双侧中、下焦区。

效果：直腿抬高试验，针刺前左腿抬50cm，右腿抬45cm；第1次针后，左腿抬67cm，右腿抬63cm。针2次后，疼痛大减，扶着人能走。第3次针后，自己可以慢慢行走，疼痛麻木均减。针5次以后，两腿均能抬至74cm。自己走来治疗，扶着栏杆，可上三楼，竟毫无痛苦。7次治愈。

摘自《针灸秘验与绝招》

【验案七】

李某，女，67岁。

1975年5月3日邀诊。

主诉：有肺心病、风湿症史。十余日前，发生腰痛，不能翻身和坐立，只好跪伏枕上，耸臀呻吟。痛苦万状，服药无效，度日如年。

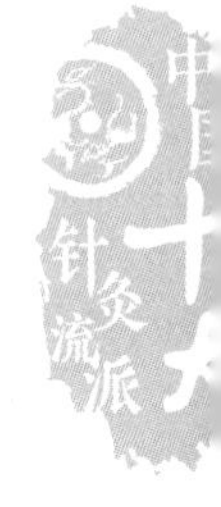

诊见：精神疲倦，面色深赤，舌苔黄厚，脉来沉数，左关有

力。诉说大便七八日 1 次，便如羊粪。看眼双肝区脉络曲张，颜色紫红。

辨证：面赤舌黄，便燥，脉来沉数，症属胃热，左关有力，主于肝郁。询问其家属言平素性情急躁，肝郁日久，移热于下焦，肝脉络阴器，导致大便燥结，热无由出，郁阻经络。肝主筋，故腰痛体缩，只好跪伏。

诊断：郁热腰痛。

治疗：针双眼肝区。

效果：针刺入后，疼痛顿止。留针 5 分钟起下，当即坐起，痛苦全失，笑逐颜开。我辞别出来，其人健谈，边送边谈，口若悬河，直送到大门外，走路如常，含笑向吾车挥手不已。观察 6 年，并未复发。

【验案八】

李某，男，40 岁，工人。

1976 年 12 月 14 日来诊。

主诉：1971 年有左臂外伤史，以后逐渐右臂运动受限。近 1 个月来，右臂肘关节弯曲，右手三指至五指屈伸均受限。握拳不紧，伸指不直，不能上举过头，上举时屈肘不能伸，手只与脸相平。本院诊断为尺神经炎，转来针灸治疗。

用眼针双上焦区，针刺入后，右上肢当即伸直上举，手指伸屈灵活，握拳有力，恢复正常。

摘自《针灸秘验与绝招》

【验案九】

朱某，男，41 岁。

1975 年 6 月 10 日来诊，先到外科。

主诉：左腿疼痛，半年之久，原因不能记忆。

诊见：检查：左腿抬高 45°，有肌肉萎缩。转来针灸科。神疲，面色黄，形瘦，属于虚，肌肉萎缩为虚之明证。脉来沉迟，主于里寒。左关无力，应在肝胆。肝主筋，肝虚则筋失其养，运动受限。久病又复感寒，“不通则痛”。看眼胆经血管变粗。

诊断：寒痹腿疼。

治疗：循经取穴，针肝俞、环跳、阳陵泉、绝骨均左侧，用补法。

预后：1975 年 6 月 16 日二诊。诉 10 日针后无何变化。忽于昨天疼痛甚剧，不能站，不能走，蹲下不能起立。改用眼针，因其疼痛部位在胆经循行所经之处，胆与肝相表里，肝主筋与运动有关。乃针其左眼肝胆区，投以当归拈痛汤。1975 年 6 月 17 日三诊。诉昨天针后，疼痛显著减轻，当即能慢慢行走。晚间才吃药。用眼针同前。1975 年 6 月 21 日四诊。诉行走自如，能蹲能起，疼痛减轻。看眼胆区血管变细，脉来沉缓。因寒邪渐去，停药，单用眼针，刺右胆区。1975 年 6 月 24 日五诊。诉走路如常，蹲下起来和平时一样灵便，腿疼已止，唯足心微痛，其他症状均无。足心痛，病在肾经，眼针左下焦区。1975 年 6 月 26 日六诊。一切症状消失。再用眼针 1 次。病久形衰体弱，

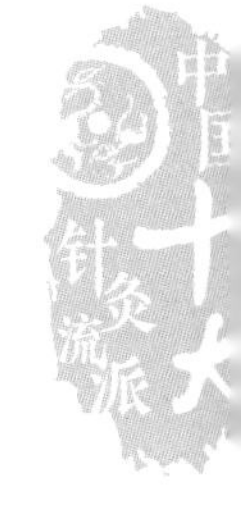

嘱其注意调摄。其病迄今 7 年一直未犯。

摘自《眼针疗法病案选》

【验案十】

龚某，男，39 岁，工人。

1975 年 5 月 26 日来诊。

主诉：1972 年左臀部疼痛不能行走，服中药治愈。于 1 个月前，因受凉导致疼痛复发，不能行走，左侧从臀至腿外侧，腿肚部均痛，经治稍见好转，走路困难，疼痛不止而就诊。刻诊：左腿抬高至 40° 角即呼痛，环跳穴有压痛。看眼下焦区，胆区均有变化，而下焦的病灶似觉陈旧。神清，面色黄，舌无苔，脉沉，左关有力。辨证：从神色、舌苔提供的线索不多，脉来左关沉而有力，《濒湖脉学》言“沉而有力积并寒”，左关属肝胆，其痛处，恰当胆经走行，并有一部分属膀胱区。

诊断：寒痹腿疼。

治以：眼针取左胆区。针后疼痛减轻，抬腿可达 60° 。以后改用胆经首尾循经，局部取穴及邻近取穴，8 次后能够走路，但很吃力。从 6 月 9 日又改眼针取左下焦区，共针 5 次，其痛全止。

摘自《眼针疗法病案选》

【验案十一】

蔡某，男，25 岁，教师。

1975 年 5 月 26 日来诊。

主诉：有风湿病史，平时久坐后下肢发麻。今早骑车上班，走至途中忽然左腿膝关节外侧疼痛甚剧，越来越重，到学校时已不敢屈伸。上楼就诊，颇感困难，每上一节楼梯，一步一停。

脉来沉迟，眼看双下焦区血管颜色和形状都很明显，但颜色较淡，症属虚寒。

针治：用眼针，取双下焦区。针后立刻减痛，5 分钟起针，活动、屈伸，上、下楼行动自如。

【验案十二】

王某，男，47 岁，农民。

1975 年 5 月 28 日来诊。

主诉：10 余天前在树下睡觉受风后走路困难，拄棍行走。外科检查，右腿抬高 40° 角活动时痛，环跳穴有压痛。诊为坐骨神经痛转针灸科治疗。

诊见：神清，面色暗，舌无苔，脉来浮迟。看眼胆区络脉曲张，其痛恰当胆经经脉走行之处。属于虚寒。

诊断：腿痛。

治疗：眼针取右胆区，点刺法。

效果：5 月 29 日二诊。诉腿疼好转，腰部发麻发沉。经过检查，右腿抬高至 80°，因腰部发麻发沉，改眼针双中焦区。

6 月 3 日三诊，疼痛全止，腿仍酸而不适，膝关节发凉为最突出症状。膝关节从经脉走行属胃经，针双眼胃区。

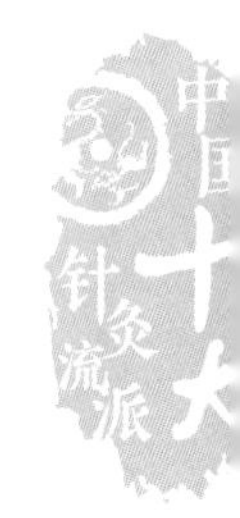

6月5日，酸、皱、发凉均消失。早有右手震颤症，要求治疗。针右眼上焦区。

6月6日，震颤已止。

【验案十三】

孙某，女，42岁，工人。

1975年6月5日来诊。

主诉: 3个月前，开始右小腿外侧痛，以后臀部亦痛，走路知觉迟钝，肌肉萎缩。有时偏头痛，经治疗不效。

诊见: 神清，面色赤。舌有黄苔，脉来沉迟。

辨证: 经络辨证，小腿外侧属胆经走行范围，偏头痛，亦属足少阳胆，少阳为多气少血之经，其痛日久，气分郁滞血行不畅，导致肌肉萎缩。脉沉迟属虚寒，其痛属胆虚不能卫外，被寒气侵袭而发生。面赤，舌苔黄，似乎热证，然从整体分析，乃系假热真寒证。辨别虚实寒热应以脉象为主要依据，即以脉为纲，纲举目张，辨别自易。

诊断: 虚寒腿疼。

治疗: 眼针取右胆区，留针5分钟，顺其经区进行序列刺为补法。

效果: 眼针2次，其痛痊愈。

【验案十四】

李某，女，39岁，工人。

1975年8月20日来诊。

主诉及现病史：骑自行车摔伤右腿，又因劳汗当风，遂致右髂及膝关节疼痛，自觉右腿短缩，每早起浮肿，走路受限，呈跛行。西医诊断骨膜损伤，服药及贴风湿膏虽亦见效，但没有完全止痛，一迈步即疼。

诊见：神清，形态较壮，面色黄，舌无苔，六脉濡象，主于风湿。

诊断：痹证。

治疗：眼针取右下焦区。直刺一针，横刺一针。

效果：针后痛止，迈步如常，试令其上、下楼，亦无痛苦。

【验案十五】

王某，男，52岁，工人。

1976年11月30日来诊。

主诉：1975年扭伤右臂，经治未愈。在2个月以前左臂又扭伤，引起疼痛，不敢抬臂，一活动即痛。

诊见：神清，面黄，每一活动上肢，即出现痛苦表情，六脉沉而有力，血瘀作痛之象。看眼则上焦区有络脉明显。

诊断：陈旧性扭伤。

治疗：对芒针畏痛，改用眼针，双上焦区，1次。

预后：两臂活动正常，毫无痛苦。

摘自《眼针疗法》

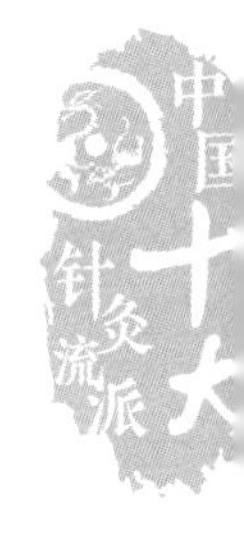

【验案十六】

患者某，男，47岁，干部。

1977年11月7日来诊。

主诉：昨天搬东西扭伤腰，撞于右侧骶部，全脊柱不敢活动，不能俯仰，不能侧弯，四肢尚无恙，可以走路上楼。

诊见：神清，面色赤黄，舌质淡嫩无苔，六脉沉数。看眼肾区脉络变粗而色赤。

辨证：此非内因病，属于扭伤督脉，以致不敢活动。肾主骨，脊柱受伤，故肾区异常。

诊断：扭伤。

治疗：针刺双肾区穴。点刺法，并及下焦区。

效果：针刺入以后，脊柱恢复活动，前后俯仰，左右侧弯，均不受限，高兴而去。后数日于北陵大街路遇，询之已经痊愈。

【验案十七】

特某，女，50岁，教师。

1977年4月10日来诊。

主诉：素患脊椎肥大增生，腰腿疼痛。忽于昨日扭伤腰部，寸步难行，痛不可忍。由三个人背进诊室。

诊见：面赤，舌质干，无苔，脉来沉数。看眼下络脉曲张，颜色鲜红。

辨证：由于肥大性脊椎炎，平时腰腿痛，但能走路，能上班工作。扭伤腰部，伤及督脉，阻滞经络，导致不能走路，不敢活动。

治疗：眼针取双下焦区，双刺法。

效果：针后即能走路，自己走出诊室。以后又治疗 3 次，扭伤已愈，走路如常。其腰腿疼痛，乃系过去早有之症状，因与骨质增生有关，一时难于痊愈。嘱其在家如疼痛发作可指压针过的穴位处。

【验案十八】

王某，男，34 岁，干部。

1978 年 6 月 3 日来诊。

主诉：昨天参加运动，跳木马不慎，闪挫腰痛，其痛处在腰带以下，不敢活动，上肢无妨。由陪护者用担架抬进诊室。

诊见：神疲，体壮，面色黄，舌质干，有黄苔，六脉皆数，两尺尤甚。看眼双下焦区有明显络脉变粗，其色鲜红。损伤在第四、第五腰椎，影响腰部运动。

诊断：腰肌扭伤。

治疗：用睑内点刺法，在双下焦区各点刺 3 下，针尖到皮下为止。

效果：点刺后立即自己爬起，走出诊室，欢喜而去。

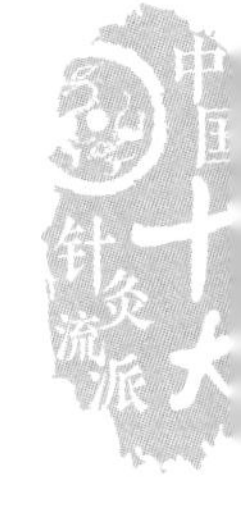

【验案十九】

王某，男，50 岁，干部。

1990年9月2日初诊，急性腰扭伤3天，3天来不能翻身起坐，不能仰俯侧弯，行走活动困难，由两人搀扶，痛苦面容慢步步入诊室，选取双下焦区，配以双肾区，针后2分钟令其开始活动腰部，5分钟后行走活动如常人，高兴而归，次日来诊时诉腰痛明显好转，共针3次痊愈。

摘自《眼针对五种痛证的临床疗效观察》

【验案二十】

王某，男，51岁，工人。

1975年4月26日来诊。

主诉：左手指麻木不好使，不能拿细小的东西，也不能做细致活动，如系裤带、扣纽扣等，均不好使。病程月余。沈阳某医院诊为颈椎病。

诊见：精神微倦，面色略赤，形体较胖，六脉沉缓，右关无力。看眼左胃区有明显改变，色红。血压正常。

辨证：从形态、神色、脉象综合分析，属于虚型，右关无力，胃脾均虚。从脏腑辨证，脾主肌肉，胃主四肢，与眼睛胃区变化亦相符合。

诊断：胃虚手指麻木。

治疗：眼针刺左胃区络脉变化的根部，靠眼眶进针5分。谓之眶内取穴。

效果：术前试令其解开纽扣，自己不能扣上。术后试令其再扣，虽然很笨拙，很吃力，但是能扣上了。

1975年5月6日诉：经过几次治疗，比较见好，麻木减轻，仍针左眼胃区。

1975年5月17日经过眼针治疗，手指麻木已消失，能自己穿衣脱衣，解扣也能扣上，不过手指不太灵活，动作较慢。看眼对照，左胃区颜色转成淡黄。仍针左眼胃区，以促进其恢复。

（四）四肢关节疼痛

【验案】

崔某，女，28岁，工人。

1976年7月26日来诊。

从春节开始，右上臂疼痛。现在移至肘关节肘尖痛。只要一活动即痛。右手不敢用力，干轻活也不行，就是扫地也疼痛难忍。久治不愈。看眼肺区、大肠区、上焦区均有变化，而以上焦区比较明显。用眼针上焦区，1次减轻，2次只有阵发性微痛。针6次痊愈。嘱其活动臂部要注意，不宜用力过猛，以免复发。

三、情志类疾病验案

【验案一】

何某，女，37岁。

1972年1月15日来诊。

主诉：8年前发生失眠，每夜睡少，头痛，心中总觉憋屈，无缘无故时常好哭，久治不效。

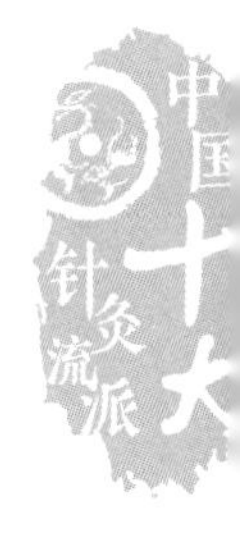

诊见：精神倦怠，形体瘦弱，面赤，舌质干，右寸独数。看眼肺区血管变粗，右眼更为明显。

辨证：无故悲伤，是为脏躁。悲伤为肺经之变动，证见面赤舌干，右寸独数，乃肺经郁热为病。

诊断：脏躁。

治疗：针右眼肺区，留针 15 分钟。

效果：起针后，欲哭泣的情绪消失，心中也不感觉委屈了，精神恢复正常。继续又针 5 次，痊愈。

摘自《针灸秘验与绝招》

【验案二】

张某，男，44 岁，职工。

1976 年 12 月 2 日来诊。

主诉：3 年前因其爱人撞伤头部，进行手术，致使他精神受刺激而失常，心中常抑郁不快。工作劳累，精神一直未得恢复。半月前受感冒，发热后，突然不会说话。某医院诊断为癔症失语症。并有胸背疼痛，腹胀不思食物，大便形如泡沫，服药后便燥。曾经针灸 3 次未效。由其他同志陪护来求治，并代诉病情。

诊见：神清，面色赤，呼吸困难，脉来细数。看眼心、肝两穴区有明显变化。

辨证：忧思伤于心脾，抑郁有损于肝脾，心主言，肝主语，脾虚则不思饮食。解决失语，治心、肝两经为主。

治疗：眼针，刺双上焦区，双心、肝区。

效果：针后即会说话。因外出与人口角几句，又不能说话。当时又回来治疗，用眼针独刺肝经区，针后言语恢复，谈笑风生。

【验案三】

关某，女，37岁，工人。

1976年7月3日来诊。

主诉：半月前因为受惊，而发生精神异常，说话费力，两手发紧，时常抽搐。

诊见：神清不安，面色赤，舌质干，有黄苔，见人如惊，时觉恐惧，忐忑不安。六脉沉细。看眼心肾区络脉柔细。恐能伤肾，神志属心，心肾同为少阴经，互相制约，互相影响。所以出现上述症状。

治疗：眼针刺其心肾两区。手足少阴同刺。

效果：针后一切症状消失，言语行动如常。此为眼针1次痊愈的病例之一。

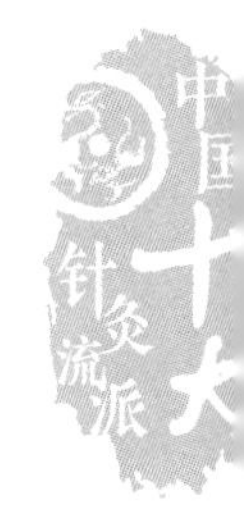

四、震颤类疾病验案

【验案一】

张某，男28岁，工人。

1975年6月14日来诊。

主诉：四肢无力，手不能握，勉强握拳则震颤不已。

诊见：神清，面色赤黑，舌无苔，脉来沉细，两尺尤弱，左寸亦弱。看眼左肾区、右心区络脉粗而弯曲色淡。心主血脉，肾主骨，心肾两虚，血行不畅。《素问·五脏生成》："……故人卧血归于肝，肝受血而能视，足受血而能步，掌受血而能握……"手足血少则出现上述症状。肾主骨，肾虚骨软，则蹲而不能起。

诊断：心肾虚痿软震颤

治疗：眼针取右心区、左肾区，埋皮内针。

效果：1975年6月16日二诊，主诉：蹲下起来，握力恢复。已无震颤，渐觉四肢有力。唯有烧心感觉，实际是消化不良。脉象出现沉缓，右关无力，看眼心肾两区均渐恢复。前症已愈，宜治胃病。眼针刺双胃区。针入即感觉胃口舒畅，胃病如失。

【验案二】

陈某，女，12岁，学生。

1976年7月1日来诊。

主诉：颈部震颤2年，每天发作无数次。去年冬天好了数月，今春开始复发，迄今未止。

诊见：神清，面色正常，六脉沉缓。

诊断：颈部震颤。

治疗：眼针取双上焦区埋藏皮内针。

效果：7月20日复诊，主诉埋藏皮内针后一次未发生过震颤。去针休息 1 周，于 7 月 27 日第 2 次在双上焦区埋藏皮内针，8 月 3 日来复查据说一直未发生震颤，其病已愈，去掉皮内针。

【验案三】

薛某，男，54 岁，干部。

1976 年 9 月 16 日来诊。

主诉及病史：患神经衰弱多年，于 4 年前发生两上肢震颤，以手为严重。饮食尚佳。

诊见：神清，面色微赤，舌质干而有白苔，脉来沉细。试让其写字，颇不能成形，手颤特甚。

诊断：书痉。

治疗：眼针取双上焦区。沿皮横刺以达全经。

效果：针 3 次震颤有所好转，6 次震颤渐止；1 个疗程（10 次），已恢复大半；至 10 月 23 日手颤已不明显，以后因公外出。至 12 月 1 日，薛某同志给我写了一封信，字体颇有风格。

五、消化系统疾病

【验案一】

赵某，男，53 岁，工人。

1975 年 6 月发生胃痛，非常剧烈，痛不可忍，服药无效。来本院急诊室，注射杜冷丁亦未能止痛。翌日上班后来科诊治。

诊见：神疲面黄，舌质干，有黄苔。坐在椅子上，不能正

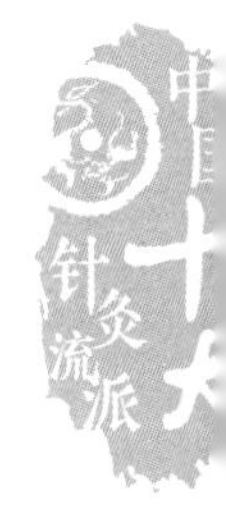

坐，斜靠呻吟，痛苦已极。诊其六脉沉数，按其腹部拒按。

诊断：实热胃痛。

治疗：眼针刺双中焦区。

效果：针后其痛立止。

摘自《眼针疗法病案选》

【验案二】

祁某，男，55岁，公务员。

1976年6月17日来诊。

主诉：患左侧少腹痛10年。左季肋下亦痛。有前列腺炎病史，排尿困难。

诊见：神清，面黄，舌质干，舌边有齿痕，脉来细数。

辨证：症属瘀血阻滞，经络不畅，气血瘀结，“不通则痛。”因前列腺炎之故引起少腹痛，其痛昼夜不止，缠绵不愈。看眼双下焦区络脉变粗而色紫，延伸到肾区。

诊断：少腹痛。

治疗：眼针7次，取双下焦区、肾区。

效果：眼针7次后即觉轻松，逐渐痛止。又做眼针数次，疼痛痊愈。

【验案三】

富某，女，53岁，工人。

1967年因生气，发生膈肌痉挛，经常发作，其声甚大，胸腹闷胀，行步维艰，痛苦万状。使用体针针刺内关、中脘、膈俞等穴，针后20分钟其呃逆可止，但每逢生气惊吓，其病立即发作，不能除根。1977年2月，呃逆复发，苦不可言，久为其治疗，知为肝胃郁结，气滞不行，而因病在危急，当即用眼针刺其双中焦区。

效果：针刺入以后，呃逆即时停止，胸腹之气下降，轻松愉快，立竿见影，恢复常态。

摘自《眼针疗法病案选》

【验案四】

赵某，女，44岁，工人。

1975年12月6日来诊。

主诉：打嗝很厉害，每次只觉胸间似有抽搐感觉，打起来无法停止。从4月27日发病，迄今不愈。

诊断：呃逆。

治疗：病属胃经，病位则在胸腹之间，针内关、足三里、巨阙、膻中，呃逆减轻，但不能完全控制。改用眼针中焦区，2次治愈。

摘自《针灸秘验与绝招》

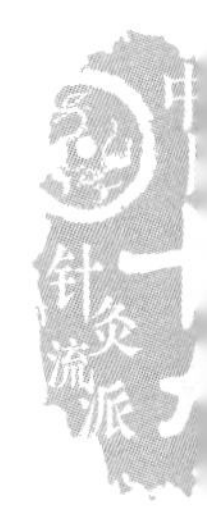

【验案五】

王某，男，74岁。干部。

1977年患心肌梗死，经某医院抢救治疗，转危为安。唯膈肌痉挛不止，服药无效，谓受心肌之影响。3月5日，邀余会诊治疗。

诊见：精神不振，面色赤，舌质干，六脉细弱，似有似无。胸闷不已，痛苦不堪。看眼双中焦区有络脉从心区延伸而来，颜色赤，心区络脉转细而色较淡，去脉重而来络转轻，系心肌梗死渐愈，累及膈肌，发生痉挛。

诊断：膈肌痉挛。

治疗：针刺中焦区，内服生脉散。

效果：针1次轻，2次减，3次止，6次逐渐恢复。服生脉散6付，脉亦有力。现住北京，与常人无异。

【验案六】

赵某，男，38岁，工人。

1977年6月7日来诊。

主诉：20年前在部队演习受凉，发生膈肌痉挛。每次发作，连续七八天，坐卧不宁。每隔月余即发作1次，连年不愈。用各种方法，治疗不效。当时有一日本医生，介绍一单方，发作时连喝水3碗，可以制止，但喝后胃脘难受，以后犯病也不愿意再用喝水疗法。来沈公出，突然发病，2天不止，比过去为重，昼夜不宁，来此求治。

诊见：神疲面黄，形态消瘦，舌润无苔，脉来沉而无力，右关尤甚，属脾虚气滞。看眼脾区络脉向中焦方向延伸，颜色浅淡。

诊断：脾虚呃逆。

治疗：针刺双脾区穴。

效果：针后呃逆立即消失，精神振奋，欢喜而去。

【验案七】

壬某，男，47 岁，教师。

1990 年 10 月 27 日初诊。

主诉：1 年来出现胸膈痞满，胸骨后部疼痛，咽下不利，近 2 个月来病情加重，以至汤水不入，靠鼻饲管维持。伴神疲乏力，大便干结，多处求治均无明显效果。

诊见：诊见形体消瘦，肌肤干枯，舌红少津，脉沉涩无力。此属肝郁气滞瘀血内结，治当开郁散结活血祛瘀。

诊断：噎膈。

治疗：柴胡 10g　香附 15g　枳壳 15g　桃仁 15g

当归 15g　生地 15g　川芎 15g　赤芍 10g

红花 15g　桔梗 10g　甘草 10g，3 剂，水煎服。

二诊：药后病势不减，出现胸闷，恶心呕吐，舌红，脉沉弦。虑其呕吐药难留，改用针灸治疗，采用眼针双上焦区，每日 1 次，留针 10 分钟。三诊：针 3 次后胸疼减轻，可饮牛奶、豆浆等流质食物，舌质红，脉沉弦有力。针双上焦区，加灸膻中穴 10 分钟，每日 1 次。四诊：针灸 2 次后胸疼消失，可饮稀饭，

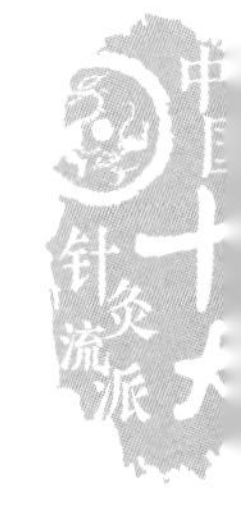

鼻饲管已拔掉，舌微红，脉沉弦。

预后：予以针刺双上焦区，加服血府逐瘀汤加减6剂，饮食恢复正常而病愈。随访半年未见复发。

摘自《彭静山验案4则》

【验案八】

一人溏泻4年，每食后即泻，大便不能成形。曾用过参苓白术散、四神丸、桃花汤，健脾、补肾、固脱均无效。看眼则肝区血管怒张，其色紫红。知为肝郁，木盛则克土，使脾失消化功能，遂久泻不愈。乃用逍遥散，平肝理脾，其大便每天1次，亦见成形。看眼则肝区血管转为淡黄色，形亦细弱。

摘自《关于"眼针疗法"一些问题——对读者来信的答复》

【验案九】

王某，男，41岁，工人。

1989年10月3日来诊。

1天前因吃海鲜后出现胃脘部频发阵痛，腹泻5次，已服黄连素片2片2次无效，来诊时呈阵阵痛苦面容。诊为"急性胃肠炎"，选取双中焦区，针后即刻疼痛频率明显减少，约2分钟后疼痛消失，再未复发，腹泻止。告愈。

摘自《眼针对五种痛证的临床疗效观察》

【验案十】

勾某，女，42岁，工人。

1977年10月6日来诊。

主诉：1975年8月经某医院确诊为胃、十二指肠球部溃疡，手术切除胃及十二指肠一部分。术后感到腹胀，手足发凉，大便溏泄，每天1次。周身疲倦，久治不愈。

诊见：精神疲惫，形体消瘦，六脉沉迟，右寸尤甚。腹部柔软，无反射力，左少腹喜按，经常腹痛。看眼大肠区络脉弯曲而颜色淡红。

诊断：虚寒久泻。

治疗：针刺双大肠区穴。

预后：针1次，腹痛止，大便略成形。共针13次，逐渐恢复正常，一切症状消失，食量增加，身体渐壮。

摘自《眼针疗法》

【验案十一】

陈某，男，28岁，服务员。

1977年3月12日来诊。

主诉：患十二指肠球部溃疡，球部穿孔，做过手术。上腹部经常隐隐作痛。痛则终日卧床，不能工作。

诊见：神疲形瘦，有痛苦表情，食少倦怠，六脉沉细，右关明显。看眼右小肠区有络脉隆起一条，颜色浅淡。

诊断：十二指肠球部溃疡手术后遗症。

治疗：针刺右小肠区。

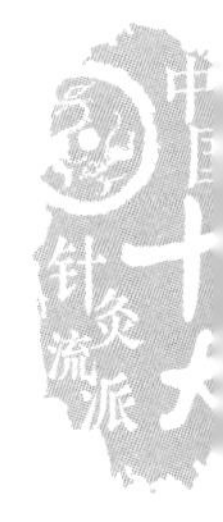

效果: 1 次痛减，2 次痛止，共针 6 次，感觉精神充沛，可照常上班工作。他说 5 年来每春发病，即卧床不起，今治疗，并未休息，工作效率亦较往年为佳。

六、心系疾病验案

【验案一】

宁某，男，48 岁，技术员。

心跳间歇，自觉怔忡不安，周身疲倦，不能工作。病已很久，经治不效。

1980 年 5 月 20 日来诊。

主诉: 心中常觉难受，出现间歇脉时，自己有感觉。

诊见: 脉象: 50 次 / 分，脉结代，每分钟停 10 余次，停时，患者感觉非常难受。看眼心区血管弯曲，颜色鲜红。

治疗: 在双心区刺入眼针 2 支，再诊脉则 60 次 / 分，每分钟间歇 3 次。自觉症状显著减轻。每隔四五天来诊 1 次，治法相同。1 个月后，看眼心区血管变细色淡，脉无结代现象，一切正常。

半月后因运动过度，发生反复，脉结代，每分钟间歇两次。又按前法治愈。嘱其劳逸适度，可以适当运动，但不可过累，睡眠更宜充足。迄今未来。电话随访，已愈。

摘自《针灸秘验与绝招》

【验案二】

王某，女，38岁，工人。

1975年6月8日来诊。

主诉：胸下苦闷，拒按，气短，头晕。病程月余，服药不效。

诊见：神疲形瘦，面色晄白，舌无苔而赤，六脉沉迟，左寸无力。脉搏54次/分。看眼则心区有改变。

辨证：证属心阳虚。心主血脉，心阳不足，故面色晄白，心动过缓。血虚则气不能畅行，气滞则拒按，假实真虚，从六脉沉迟而可知，左寸无力，为心虚的脉象。

诊断：心阳虚怔忡。

治疗：眼针刺其双心区。

效果：针入以后，眩晕立止，头目清爽，针刺2次后主诉胸中舒畅，气短的症状消失。脉来沉而略迟，来去有神，70次/分。仍针刺双心区。6月11日四诊时一切症状消失。看眼则心区血管变细而色淡，脉来有力。仍针心区，以求巩固。针双心区，感到眼球酸胀，而周身轻快。

摘自《眼针疗法病案选》

【验案三】

宁某，男，47岁。

1980年5月10日来诊。

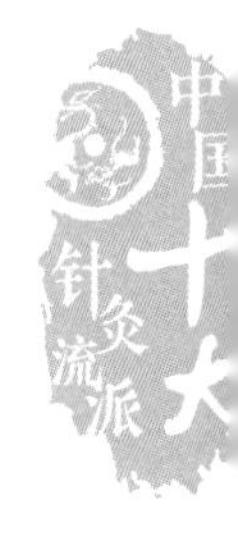

主诉：患有冠心病，心区经常有不适感，脉搏时停，停时心区更觉难受。身体倦怠，睡眠不安。曾做心电图，西医诊为冠心病。

诊见：面色黄白，形体略瘦，舌质干，舌尖赤，脉迟缓而结代，50 次 / 分，切脉 50 至，左右手各停 5 次。看眼心区络脉弯曲而鲜红。

诊断：怔忡。

治疗：针刺双眼心区。

效果：针后即觉心区舒畅，脉搏 62 次 / 分，50 至中左手结代 3 次，右手 2 次。留针 5 分钟，起针后更觉心清神爽，共针 12 次痊愈。1981 年 6 月又因劳累复发，依法针心区穴 5 次而愈。

【验案四】

吴某，男，38 岁，工人。

1975 年 12 月 26 日来诊。

主诉：高血压 2 年余，服用中西药物维持。

诊见：神疲，面黄形瘦，食少，消化不佳，脉来沉而无力，右关更明显。属于胃虚型高血压。血压 150/108mmHg。采用看眼取穴，其肝区改变最为明显。眼针直刺其双肝区。血压下降为 140/90mmHg。治疗 11 次，血压稳定在 128/90mmHg。追踪观察，一直未再复发。

【验案五】

郑某，男，50 岁，职工。

1976 年 10 月 18 日来诊。

主诉：患高血压 5 年，经常头晕目眩、眼干。左眼角膜白斑，右为义眼。

诊见：神清，面赤，舌质红少有白黄苔，脉弦，左关明显。血压 170/100mmHg。

治疗：采用太渊脉刺，针体微颤，起针后量血压为 156/90mmHg。

复诊时血压为 160/100mmHg。因其脉弦，改用眼针刺其双肝区，留针 10 分钟，血压下降为 150/98mmHg。

三诊：主诉症状减轻，头目清明，精神清爽。血压为 120/80mmHg。仍刺双肝区，术后血压无改变。经验证明，凡血压在正常范围内时，针刺后亦不再降。

四诊：血压 150/90mmHg，按年龄计算，仍在正常范围，故无任何症状。再针眼肝区，针后血压则为 130/90mmHg。

【验案六】

温某，男，51 岁，工人。

1975 年 12 月 4 日来诊。

主诉及病史：去年患高血压，经针灸治愈。经过年余，于 1975 年 8 月复发，头目眩晕胀闷，精神恍惚不安。曾用针灸治

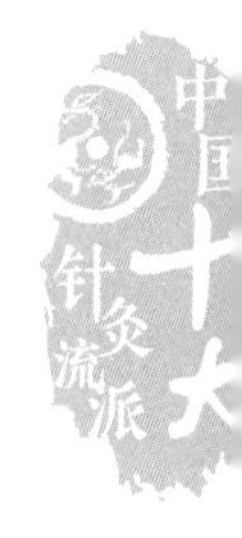

疗 1 个疗程，效果不显，改服降压片，血压可以暂下降，但眩晕不除，来诊时已服降压片。

诊见：体壮，面色赤，舌有黄苔，六脉弦数，左关尤甚。乃系肝阳上亢，引起上述症状。看眼双肝区络脉均有赤色怒张，与脉症相符。

诊断：眩晕（肝阳上亢）。

治疗：眼针取双肝区。直刺。

效果：针前血压 158/110mmHg，针后 140/100mmHg，嘱其停服降压片。

二诊，主诉：治疗以后，头目清爽，但因未服药，今又有症状出现。测量血压及眼针后情况：术前血压 170/95mmHg，刺双眼肝区后血压 140/90mmHg。留针 15 分钟，起针后血压 135/85mmHg。患者自述，症状消失。继续治疗 7 次，血压不再上升。嘱其注意调摄。6 个月后，通信随访，未复发。

七、其他杂病验案

【验案一】

黄某，男，21 岁。

1990 年 5 月 27 日就诊。

主诉：失眠多梦 1 个月。于 1 个月前因学习紧张致失眠多梦，表现为入睡困难，注意力不易集中，晨起感乏力，梦中情景常清楚叙述，胃纳一般，曾口服地西泮、谷维素治疗，效果不佳。查见神疲，言谈自如，二便正常，舌黯淡苔薄白，脉稍细。双眼球见上焦区血管纹理隐见，淡黯。

处方：给予归脾丸口服，眼针取双心区、双肾区及上焦区向肝区方向透刺，并配双内关针灸治疗，每日 1 次。

治疗经过：3 次后睡眠改善，仍时多梦，晨起乏力消失。针 14 次后症状缓解。后以归脾丸合逍遥丸善后。后复诊述一切正常。

摘自《名老中医学术经验传承——名医针灸特色疗法》

【验案二】

关某，女，24 岁，工人。

1976 年 4 月 11 日来诊。

主诉：7 天前在院内被三楼上掉下来的石头打伤左侧头部，头皮未破。当时昏迷两小时之久。过了 6 天，右腿不能走路，记忆减退，经治无效，由数人抬进诊室。

诊见：神清，语言流利，舌质淡无苔，脉来沉缓。唯右腿丝毫不能活动。看眼几个经区均有改变。

辨证：神清脉缓，脏腑无病。乃因打伤头部，伤及经络，阻滞瘀塞，影响运动，发生功能障碍。

诊断：外伤性瘫痪。

治疗：根据有改变的经区用眼针疗法。针刺双下焦区、胆

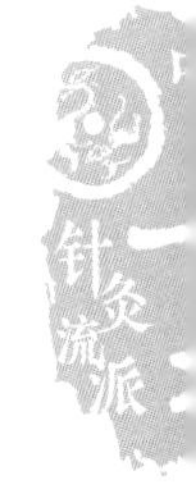

区、右膀胱区。

效果：针后右腿略能活动，自述全腿酥酥地有上下窜动的感觉，知已得气，自当有效。配太冲以舒筋。针后能抬腿，腿上部仍痛，又针髀关、足五里，由别人搀扶能够走路。

随访：针1次，以后未来。2个月后，用电话询问该厂卫生所，据说，治后回厂逐渐能够走路，遂在厂卫生所治疗，已接近痊愈。

摘自《针灸秘验与绝招》

【验案三】

王某，男，20岁，公社社员。

1976年8月6日晚8时入院。

主诉：地震时，腰部被房木打伤，经救出后，赤脚医生给予四环素、止痛片，送救灾医疗队。诊断为腰椎骨折。由政府空运至辽宁省中医院。

主要症状：腰痛、活动受限。

诊断：腰$_5$椎骨体粉碎性骨折。腰$_{3\sim5}$椎左侧横突骨折。

治疗：8月12日做椎板减压术，术中采用中药麻醉。术后14天拆线，一期愈合。初步能排二便，阴茎亦能勃起。患者未做棘突钢板固定，故可8周后离床活动，5周后床上开始活动。

8月28日开始眼针治疗。两下肢不全瘫，右腿能抬30°角，左腿不能抬起。采用眼针治疗，针刺双下焦区。针入后，右腿能抬 90° 角，左腿不能动。再针左胆区，针后足跟离床 2 寸许。在双下焦区埋藏皮内针。自述左大腿后侧有一处作痛，用局部针刺，针后痛减。

8 月 30 日右腿伸直腿根能抬至 90° 角，左腿能抬起 30° 角。去掉皮内针，刺双下焦区、左胆区，针后左腿能抬至 35° 角。当日下午 2 时针双下焦区，两腿运动同上午。试令下地，由两人扶持能迈一步，但腰腿无力。

8 月 31 日，针双下焦区，双腿运动同前。

9 月 1 日，针双下焦区后两腿均能抬至 90° 角，膝关节以下无力，左腿及腰均有疼痛感觉。两脚由踝关节以下不能动。

9 月 3 日，又经过 2 次眼针双下焦区，已能下地扶床自己行走。踝关节运动功能未恢复。改在踝关节用电针治疗，并进行功能锻炼。

摘自《针灸秘验与绝招》

【验案四】

李某，女，28 岁，公社社员。

1976 年 8 月 6 日入院。7 月 28 日地震被砸伤。诊断：腰椎骨折，伴有弛缓性完全性截瘫。同下肢运动功能完全消失。皮肤感觉腹股沟以下减退，大腿中段以下感觉消失。二便能自行排出。

眼针治疗情况：

9 月 8 日，骨科检查，针刺双眼下焦区。

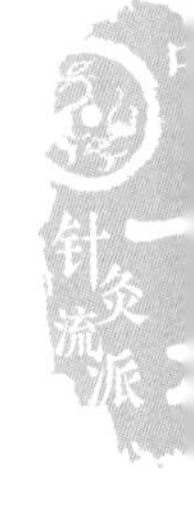

9月9日，下肢能稍微活动，不能离开原位，仍针双下焦区。

9月10日，两足跟相并靠拢，可以外展6cm。针刺双下焦区后，能外展14cm。膝关节均能活动，左膝活动较大，似有足跟离床之势。

9月13日，双足外展10cm，针双下焦区后，可以外展22cm。两膝以下可离床10cm。

继续治疗至9月21日，两足外展达56cm，膝以下离床，左为四横指，右为三横指。足跟还不能离床。以后由综合病房转到骨科，未继续用眼针，结果不明。

【验案五】

崔某，男，38岁，工人。

1977年6月6日来诊。

主诉：1975年从高处摔下，第一、第二腰椎压缩性骨折。经过整复，未完全接好，从而导致双下肢截瘫，二便失禁。

诊见：神清，体胖，面色微赤，舌无苔，语言正常，六脉沉缓，两足无力。腰椎以上，无何改变。由第一腰椎水平线以下，失去知觉。久治不效。由陪护人背进诊室，下肢全瘫。

看眼双下焦区、左胆区均有改变。

治疗：用眼针刺双下焦区、左胆区。

效果：两脚靠拢，针后能离开四横指，留针15分钟，能外展20.5cm。

6月8日，未针前，两足外展34cm。针双胆区后，能外展42.5cm，但足踝不能抬起。

6月10日，两脚外展30cm，针双下焦区后，可外展33.5cm。用力抬腿，臀部可以离开床面，左膝关节能稍挛屈。

6月13日，前天感到腿根前方疼痛，努力抬腿，可使臀部离开床面四横指，两脚外展47cm。

6月15日，努力上抬，由臀至膝可以离床，足跟仍不能抬起。

【**验案六**】

牛某，女，15岁，学生。

1977年10月7日来诊。

主诉: 3天前由于受风，发生右侧口眼歪斜，吃饭不得劲，喝水从口角漏出。

诊见: 神清，面色微黄，舌有薄白苔，额纹消失，眼睑不能闭，鼻唇沟消失，闭口鼓腮由唇透气，六脉浮紧。看眼双侧上焦区的络脉弯曲而粗，颜色鲜红。脉症合参，由于卫气不固，寒风侵伤经络，导致口眼变形。

诊断: 风中于络，口眼歪斜。

治疗: 风寒是其诱因。针落睑穴，颊车穴甩针挂钩疗法，并在右上睑点刺。

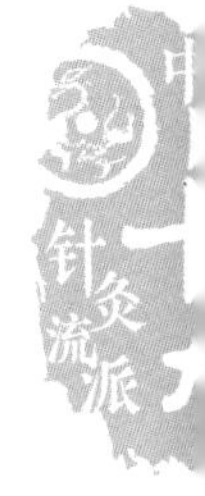

效果: 复诊诉针后有效，但不明显。改为眼针双上焦区、右

胃区。因面部属上焦，面部为胃经的巡行线路，针后咀嚼便利，闭眼时只露一窄缝。共针 7 次痊愈。眼针循经取穴法。

【验案七】

谭某，女，18 岁。

1977 年 5 月 9 日来诊。

主诉：病程 2 年，左腿有瘀血成片，颜色赤，周身发热，踝关节肿胀，经常发凉。有红斑一片，在膝上下游走不定。近半月以来，每夜体温 39℃以上，曾注射青霉素、链霉素，体温不降。

诊见：面赤舌干，脉数。赤斑如掌大，夜间发热，其病在心，心主血脉。看眼心区、下焦区均有变化。

治疗：针眼双下焦区、双心区。

效果：治疗前血常规检查：白细胞 15 000，分叶 82。

留针 20 分钟以后，化验检查：白细胞 10 000，分叶 61。

复诊：诉夜间热退，赤斑色淡。眼针如前。共针 4 次，红斑全退，体温正常。看眼心区、下焦区血管颜色淡黄，为病愈之候，回大连上学。

【验案八】

李某，女，19 岁。

1977 年 6 月 10 日来诊。

主诉：腿起红斑两块，夜间发热 39℃，曾注射青、链霉素未效。

诊见：神清，体胖，面赤，舌质干，脉来浮数。看眼肺区有络脉怒张，其色红中带黑。

辨证：面赤舌干，平素健康。忽于腿上起红斑如掌大，扪之在于浅表。脉浮数，右寸甚，属于肺热。肺主皮毛，夜间发热，肺属阴脏，故而昼轻夜重。看眼肺区脉络变粗而红中带黑，是新病转热之势。

诊断：丹毒。

治疗：针刺肺区穴。

效果：针前血常规化验：白细胞 15 300，分叶 85，淋巴 26。针后 20 分钟对照化验：白细胞 10 000，分叶 61，淋巴 39。当夜退热，次日红斑色浅。针刺 3 次痊愈。

【验案九】

毕某，女，34 岁。

1990 年 3 月 7 日初诊。

主诉：舌体红点渐起，逐日加重 2 个月余。病由春节前，因家起火，焦虑万分。舌体中央渐生红点，尔后成小泡，干涩不适，饮食受限。并伴有头痛、咽干、心烦、失眠、胃内灼热、周身无力、大便干燥等症。曾于发病后 1 周到市某医院口腔科求治，未予明确诊断。令服螺旋霉素片、牛黄清心丸等药对症治疗，经治月余无好转。又用口腔溃疡膏及冰硼散 1 个月，舌体较前润泽，但红点水疱始终不退。今来针灸科诊治。

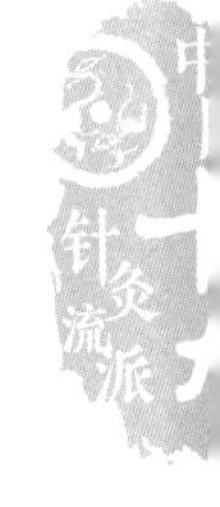

诊见：神疲面黄，舌苔干燥，中间生有红色粒状物及水疱，

形如草莓。看眼左肾区及双心区络脉异常。

诊断：草莓舌（口腔溃疡）。

治疗：针刺左肾区、双心区、廉泉。

治疗经过：3月8日二诊时，自述针后舌体干涩稍好转。前穴加金津、玉液点刺出血。3月10日三诊时，舌面肿物较前减少。自述针后感觉良好，舌体日趋润泽，但饮食仍有不适感。针刺双上焦、心区。3月12日四诊：舌面突起之物已大部分消失，能品饮食之味，针刺穴同前。3月14日五诊时，舌苔已恢复正常，为巩固疗效，再针2次。穴同前。已无不适感，停止治疗。

摘自《名老中医学术经验传承——名医针灸特色疗法》

【验案十】

童某，女，38岁，幼儿教师。

1990年11月24日初诊。

主诉：双睑眨眼不止4个月。缘4个月前因与同事发生口角，自觉委屈而流泪，经电风扇吹一下午后出现双眼睑眨眼不止，闭目则止。与人交谈，遇风、光时尤甚。自感两目干涩，眼睑酸胀不适，有时视物模糊，纳食不佳。

诊见：面色萎黄，形体消瘦，言语繁琐，善太息，两眼睑上闭下合不停，观察瞬目每分钟15～40次，睫毛正常。舌淡红苔薄白、脉弦。眼科检查排除眼疾。查双眼球肝区、心区血管纹理黯淡，左眼中焦区见一黯红色纹理，较粗，延伸至心区。

诊断及治则：瞬目综合征，证属肝郁脾虚夹风，治以疏肝健脾。

处方：给予口服柴胡疏肝丸配合眼针治疗。取双眼肝区、脾区及中焦区透刺心区，并配以双三阴交针刺治疗，均留针15分钟，不施手法，每日1次，7次为1个疗程。

治疗经过：1个疗程后述胃纳增加，眨眼动作明显减少。2个疗程后患者述饮食及睡眠均正常，与人们一般交谈时眨眼在每分钟3次左右，仅在情绪激动时可达10次/分。治疗4个疗程后症状缓解。后未再行针，定期心理疏导及嘱其适当健体运动。1年后复诊述一切正常。

摘自《名老中医学术经验传承——名医针灸特色疗法》

【验案十一】

苏某，女，30岁，工人。

1992年12月4日就诊。

主诉：双目刺痒、红赤1年余。

去年11月起目刺痒且红赤，流泪，畏冷风，经五官科多次诊治，诊为“结膜炎”，用“可的松眼药水”“利福平眼水”“四环素可的松眼膏”等滴眼及内服“息斯敏”等药，用药时症状稍减轻，停药后即复作，均未获效，目诊可见双内眦部有淡红色隆起一条。

诊断：结膜炎。

治疗：双下焦区、双肝区，眶内直刺，留针20分钟。

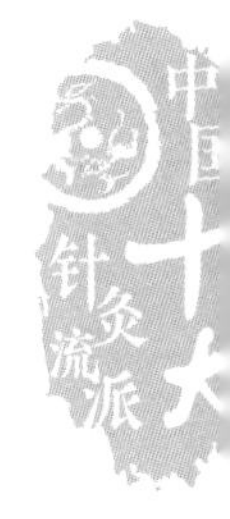

结果：共针刺6次，第1次针刺后即感双目舒适，刺痒感大减轻，第6次针后症状消失，听诊观察，至今未再发作。

摘自《眼针对五种痛证的临床疗效观察》

【验案十二】

刘某，女，64岁。

1年前无明显诱因，出现有尿意时竟控制不住，经常尿裤子，苦恼异常，久治不愈。主诉：饮食无异，大便正常，睡眠良好。

诊见神清，面色略呈暗黑，颏间尤为明显，六脉沉而两尺无力，看眼则丝络由肾区延伸到下焦，其色较灰黯，知久病之象。此人无寒热，脉不浮，非属表证。饮食大便均佳，胃肠无恙。睡眠良好，唯一的症状即小便不能控制，脏腑辨证，当属于肾，“肾与膀胱相表里”，“肾开窍于二阴”。观眼识病是眼针疗法的第一道诊断程序。十二经脉除肺、脾、肾、心包四经以外有八条经脉以眼为集散之地，加上表里关系，十二经直接间接都与眼有着密切关系。眼的球结膜（白睛）系半透明状。动脉和静脉，在人体周身各部位，上下深浅，纵横交错，大小粗细，互相衔接，以心脏为总的枢纽，循环不已。外有皮肤，内有黏膜，除有的部位如手背、颈部等在皮肤表面隐约可见，在耳壳根部，用手扯耳时亦可见到，其他部位绝大多数是肉眼难以看见的。唯独在球结膜上的血管正常人细而不明显，若隐若现，影影绰绰，儿童的球结膜，则洁白纯净。如果生了疾病，则球结膜上的血管形状和颜色就出现明显的变化，扒开眼皮，肉眼可见，由其形状颜色可验病在何脏腑，名为“观眼识病”，是后汉时华佗所提出来的。气血是通过经络而与脏腑相联的，共分八区，各与相关脏腑相通。此人眼球的肾区出现血管丝络深红，极为明显，业且由肾延伸到下焦区，而其根部仍甚明显，则其病源在于肾虚，膀胱与肾为表里，是其症状在于膀胱，而病源在于肾。治病必求其本，在肾经原穴太溪行呼吸补法，针感直达小腹，出现温暖之感，留针 5 分钟，行手法千余次，起针后立觉小腹微热，次日有尿亦稍能控制。行针 3 次，排尿正常，脉来两尺有力，面色无暗黑而微赤，从此竟愈。这是属于经络辨证的病例之一。略举一斑，以知全豹。

摘自《脏腑辨证碎语》

【验案十三】

王某，男，45 岁，干部。

1981 年 3 月 5 日来诊。

主诉：数年来尿中带血，轻时亦可见尿微赤，化验时则红细胞满视野。久治不愈。

诊见：精神尚好，面色微赤，形体略胖，饮食如常。舌根部色赤而干，六脉沉数，两尺尤甚。看眼膀胱区有络脉怒张，颜色深红而带紫。

诊断：血尿。

治疗：针刺双侧膀胱区。

效果：针 5 次，肉眼所见之尿亦无赤色，化验尿有红细胞 4 ~ 5 个。又针 3 次痊愈。1 个月后，未治而复发，仍为尿赤，化验尿则红细胞满视野。针膀胱区，每天服鸦胆子仁 50 粒。半

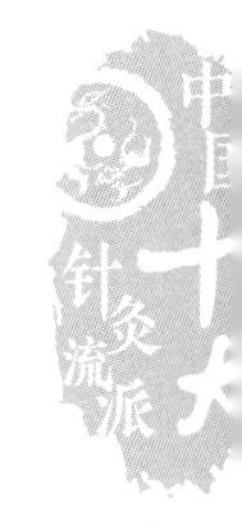

月后痊愈。

【验案十四】

刘某，女，37岁，医生。

1976年12月4日来诊。

主诉及病史：患过敏性喘息18年，每逢遇见尘埃、碎棉花，则发生喘息不止。吃药可以缓解。最近日渐严重，吃药无效，每天都喘。

诊见：神清，面色黄，舌无苔，脉来细数，右寸尤为明显。看眼则上焦区络脉呈鲜红色怒张。

治疗：眼针取双上焦区。沿皮横刺。

效果：1976年12月21日复诊。自诉自前次针后，喘息一直未发，也未吃药。唯有时胸闷气短，有时出现结脉。诊其脉沉缓，看眼上焦区络脉颜色转淡。针双上焦区、双心区。以后未再发作。

【验案十五】

王某，男，37岁，工人。

1977年4月16日来诊。

主诉及病史：2个月前患感冒，又因喝酒过多，发生过敏性鼻炎。每逢遇到凉风呛鼻或用凉水洗手，立刻涕泪交流。西医诊断为过敏性鼻炎，服用扑尔敏、土霉素有控制作用，但头目眩晕，不堪其苦。

诊见：神清，面色淡白，舌质淡，微苔，右脉沉弱，右寸更甚。看眼，肺区、上焦区均有络脉淡红。

诊断：鼻渊。

治疗：眼针取双上焦区。沿皮轻轻横刺。

效果：针后让其以冷水洗手，涕泪未出，针穴处有发热感觉。15 分钟后起针，再让他用冷水洗手，亦无涕泪，2 个月来的过敏性鼻炎一次消除。

【验案十六】

赵某，女，40 岁，医生。

1977 年 5 月 4 日来诊。

主诉及病史：3 年来被荨麻疹困扰，缠绵不愈。受凉即起，瘙痒异常，不起时很少，久治不效。

诊见：神清，面色黄白，舌有白苔，六脉细数。看眼双心区、右肝区均有明显赤络。荨麻疹正在发作，皮肤皮肤划痕征阳性。

诊断：荨麻疹。

治疗：眼针取双心区直刺，右肝区横刺。

效果：针后约 2 分钟，荨麻疹消失，瘙痒全止。5 月 5 日又针 1 次，未起荨麻疹。2 个月后随访荨麻疹未犯。

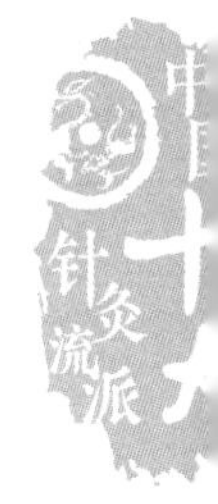

【验案十七】

高某，男，22 岁，歌舞团演员。

1976 年 11 月 29 日来诊。

主诉：发病已1年半，每天下午7时开始低热延续到9时为止。但如午睡，则由3时热到6时，发热时体温在37.2～37.5℃之间，周身难受，饮食、二便、睡眠均无异常。经理化检查，找不出原因，久治不愈。

诊见：神清，面色微黄，舌质润，微白苔，六脉皆沉，两寸无力（70次/分）。看眼则心区与下焦区络脉明显。

知热感度测定：

肺3/5，大肠3/3，心包2/3，三焦2/3，心3/6，小肠2/3（知热感度测定符号“-”上为左，下为右）据此可知其病因在于心肺虚热。心主血脉，肺主皮毛，心肺虚则血液循环较迟缓，肺气不充而发生低热。

诊断：血虚低热。

治疗：眼针刺左肺区，再测肺为5/5。

效果：12月1日二诊。主诉：针后一直未发热，自量体温2次，均在37℃以下，周身舒适。知热感度测定：肺3/4，大肠3/3，心包3/3，三焦3/3，心3/3，小肠3/3，眼针左肺区，术后再测为3/3。

12月4日三诊。主诉自从针灸后再也没有发热，不论午睡与否，每天下午测量体温均在正常范围内。知热感度测定手六经均出现左右平衡，从此竟愈。此为眼针平衡经络的病例。